Rosemarie Tüpker; Hans Hermann Wickel (Hg.)
Musik bis ins hohe Alter
Fortführung, Neubeginn, Therapie

W0076294

Rosemarie Tüpker; Hans Hermann Wickel (Hg.)

# Musik bis ins hohe Alter

## Fortführung, Neubeginn, Therapie

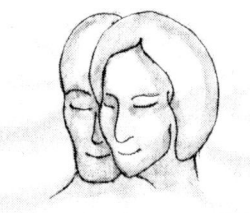

Universität Münster
Institut für Musikwissenschaft und Musikpädagogik

Umschlagbild: Theresia Schrowange
Tuschezeichnungen im Buch: Manfred Kühn

**Bibliografische Information der Deutschen Bibliothek**
Die Deutsche Bibliothek verzeichnet diese Publikation in der Deutschen
Nationalbibliografie; detaillierte bibliografischen Daten sind im Internet über
http://dnb.ddb.de abrufbar.

2. Auflage, 2009
Herstellung und Verlag: Books on Demand GmbH, Norderstedt, Deutschland
ISBN 978-3-8391-0108-7
1. Auflage Lit-Verlag 2002

# Inhalt

# Vorwort zur zweiten Auflage

Es hat sich viel getan seit der Veröffentlichung dieses Buches vor sieben Jahren: Musiktherapie mit alten Menschen ist längst kein „Studentenjob" mehr, wie dies noch im Einführungsvortrag zur Tagung beklagt wurde, die der Erstauflage dieses Buches vorausgegangen war (s. S. 12ff). Es gibt musiktherapeutische Dienstleistungsunternehmen, die in verschiedenen Alteneinrichtungen qualifizierte Musiktherapie anbieten und die Kultur in angemessenen Formen in die Einrichtungen bringen, so z.B. das in Münster gegründete Unternehmen „Musik auf Rädern" mit Zweigstellen im gesamten Bundesgebiet, die Gruppe „Grammophon – Mobile Musiktherapie" in Magdeburg und viele freiberuflich tätige Musiktherapeuten, die auf Honorarbasis in Seniorenheimen arbeiten.

Das Chorangebot für alte Menschen hat sich ebenso deutlich erhöht wie das Interesse der InstrumentallehrerInnen an älteren Menschen, die ein Instrument neu erlernen oder wieder aufgreifen möchten. 2007 nahm sich der Deutsche Musikrat des Themas an mit einer Tagung unter dem Titel „Es ist nie zu spät – Musizieren 50+". Auch wenn das Umdenken von einer leistungsorientierten zu einer am Menschen orientierten Musikerziehung nach wie vor schwer fällt, bildet sich doch ein wachsender Kreis von MusikpädagogInnen heraus, die durch eigene Erfahrungen mit älteren SchülerInnen merken, dass es hier nicht nur einer veränderten Methodik des Unterrichtens bedarf, sondern dass ein solches Umdenken auch Chancen für das eigene Leben mit der Musik birgt.

Die Zusammenarbeit zwischen Fachhochschule und Universität Münster setzte sich fort mit der Gründung der Kontaktstelle „Musik bis ins hohe Alter" am Institut für Musikwissenschaft und Musikpädagogik der Westfälischen Wilhelms-Universität und der Weiterbildung Musikgeragogik am Fachbereich Sozialwesen der Fachhochschule Münster. Musikgeragogik versteht sich als eine neue Fachdisziplin im Schnittfeld von Musikpädagogik und Geragogik, die sich mit musikbezogenen Vermittlungs- und Aneignungsprozessen sowie musikalischer Bildung im Alter beschäftigt. Die einjährige berufsbegleitende Weiterbildung richtet sich an Fachkräfte aus den Bereichen Soziale Arbeit, Pflege und Musikpädagogik. Sie wurde 2006 mit dem Förderpreis des Deutschen Musikrates „Inventio" und der Yamaha Stiftung für herausragende musikpädagogische Innovationen ausgezeichnet. Ähnliche Weiterbildungen konnten in Mainz an der Landeszentrale für Gesundheitsförderung Rheinland-Pfalz und in Rendsburg mit dem Landesverband der Musikschulen Schleswig-Holstein e.V. initiiert werden.

2005 luden wir deutsche und niederländische Musiktherapeutinnen und Musiktherapeuten zu einem Arbeitstreffen ein und gründeten das „Netzwerk Musiktherapie mit alten Menschen", welches sich seither in eigenständiger Regie jährlich trifft und sich gegenseitig berät und unterstützt. Das Netzwerk findet bundesweit eine große Resonanz, denn trotz der finanziell eingeschränkten Mittel ist eine deutlich wachsende Nachfrage nach Musiktherapie innerhalb der Pflege festzustellen, und es werden allerorten kreative Mittel und Wege gefunden, die Musiktherapie in angemessener Weise zu bezahlen.

Angesichts dieser erfreulichen Entwicklungen schien uns einerseits eine Neuauflage gerechtfertigt, andererseits hätte eine Anpassung der einzelnen Artikel an die jeweils aktuellen Entwicklungen den Charakter des Buches allzu sehr verändert. Wir haben daher entschieden, die Artikel bis auf kleinere Korrekturen unverändert zu übernehmen und den Band lediglich durch eine Literaturliste zu ergänzen, die auf die wichtigsten neuen Bücher zu diesem Thema verweist, die nach der ersten Auflage dieses Buches erschienen sind. Sie enthält auch die entsprechenden Diplomarbeiten des Studiengangs Musiktherapie an der Universität Münster, soweit sie über den Bestellservice verfügbar sind, und Webadressen der hier erwähnten Neugründungen. Zusätzlich sind neuere thematisch bezogene Aufsätze und Buchbeiträge der einzelnen AutorInnen am Ende der jeweiligen Artikel aufgeführt.

Für das Umschlagbild danken wir Frau Theresia Schrowange, die es im Alter von 87 Jahren malte.

Rosemarie Tüpker, Hans Hermann Wickel
Mai 2009

# Vorwort der ersten Auflage

Seit einigen Jahren bildet die Auseinandersetzung mit musiktherapeutischen Konzepten in der Arbeit mit alten Menschen einen neuen Schwerpunkt im Zusatzstudiengang Musiktherapie an der Universität Münster. Durch die Zusammenarbeit mit der sozialpädagogischen Ausbildung an der Fachhochschule Münster mündete dies in die gemeinsame Tagung „Musik bis ins hohe Alter. Fortführung – Neubeginn – Therapie", die vom 11. – 12. Mai 2001 in Kooperation mit dem Förderverein Musiktherapie in den Räumen der Fachhochschule stattfand.

Die Arbeit mit älteren und alten Menschen rückt durch die gestiegene Lebenserwartung und die Veränderungen in der Altersstruktur unserer Gesellschaft immer stärker in das Zentrum therapeutischen wie auch sozialpädagogischen Engagements. Die Gerontologie entwickelt Modelle und Interventionsverfahren für ein erfolgreiches und produktives Altern, die Gerontagogik setzt auf die Entwicklungspotentiale im Alter und die praktische Altenarbeit zielt verstärkt auf Selbstbestimmung und den Erhalt, den Aufbau oder die Wiederherstellung von Fähigkeiten, Fertigkeiten und Zuständen ab. Der überholte defizitäre Ansatz ist abgelöst worden durch eine kompetenzorientierte Sicht des Alters und Alterns.

Damit kann auch die Musik im Rahmen der psychosozialen Betreuung alter Menschen eine wichtige Rolle spielen. Singen, aktives Musizieren und assoziations- und erinnerungsstimulierendes Musikhören helfen, das Selbstvertrauen, die Kommunikations- und die Kontaktfähigkeit zu stärken und damit einer Isolation und Vereinsamung entgegenzuwirken. Musiktherapie als ein neueres Psychotherapieverfahren, welches über das Gespräch hinaus andere Ausdrucksmittel zur Verfügung stellt, kann dazu beitragen, dass auch im hohen Alter die Möglichkeit einer Psychotherapie bestehen bleibt bzw. geschaffen wird. Der Kontakt mit Musik erhöht die Lebensqualität der alten Menschen, musikalische Arbeit ist in den Alten- und Pflegeheimen oder bei den Altennachmittagen hoch willkommen und führt unmittelbar zu einer verstärkten Kommunikationsbereitschaft. Bei der sonst überwiegend körperlichen Betreuung setzt die Begegnung mit Musik immer wieder bei den sozialen und emotionalen Bedürfnissen an.

Im beruflichen Handeln gibt es für MusiktherapeutInnen und Sozial-pädagogInnen eine Menge an Berührungspunkten und Möglichkeiten einer gewinnbringenden Zusammenarbeit. Schon deshalb lag es nahe, einmal diese beiden Ausbildungsbereiche in einer interdisziplinären Tagung zusammenzu-führen. Die Vorträge boten Themen von der Psychologie des Alterns über musiktherapeutische und sozialpädagogische Fragen bis hin zu den Möglich-keiten des Musikunterrichts und persönlichen Berichten über Musik als alltägliche Selbstbehandlung auch im höheren Alter. In Workshops bestand außerdem die Möglichkeit des Erprobens freier Formen des Musizierens. Ein Büchertisch, die Möglichkeit zu einem Hörtest und verschiedene Poster-präsentationen ergänzten das Angebot, und am Abend gab es Live-Musik von „Alten" und „Jungen": dem Seniorenorchester Münster und der Band der Fachhochschule Münster. Als besonders förderlich für die Diskussionen und Gespräche erwies sich die Tatsache, dass die TeilnehmerInnen der Tagung aus verschiedenen Altersgruppen und unterschiedlichen Berufen kamen.

Die nun vorliegende Buchpublikation ist ein weiteres Ergebnis dieser Zusammenarbeit, wobei Tagungs- und Buchbeiträge nicht identisch sind: Zum einen konnten aus verschiedenen Gründen nicht alle Vorträge Eingang in diese Veröffentlichung finden, zum anderen wurden zwei Beiträge (Dehm-Gauwerky und Tüpker 2) ergänzt. Auch die übrigen Beiträge wurden für die schriftliche Fassung gründlich bearbeitet und erweitert. Wir haben allerdings auch versucht, mit diesem Band die Thematik „Musik bis ins hohe Alter" in ihrer Breite zu erhalten, ohne dass wir damit den Anspruch erheben, die vielen hier interessierenden Bereiche abzudecken oder gar erschöpfend zu behandeln. Vielmehr sehen wir dies als einen Anfang an, der hoffentlich zu weiteren Ausdifferenzierungen anregt.

Danken möchten wir an dieser Stelle für die Zusammenarbeit während der Tagung sowohl den ReferentInnen, LeiterInnen der Workshops und den MusikerInnen als auch den vielen Studierenden und sonstigen HelferInnen, die bei der Vorbereitung dabei waren und die praktische Organisation über-nommen haben. Der Buchhandlung Krüper danken wir für einen spannenden Büchertisch und der Hörgerätefirma auTec auch für die finanzielle Unter-stützung der Tagung. Bei der Finanzierung diese Buches halfen der Förder-verein Musiktherapie an der Universität Münster e. V. und ein anonymer Spender, denen ebenfalls an dieser Stelle gedankt sei.

Persönlich möchte ich, Rosemarie Tüpker, die Arbeit an diesem Band meiner Mutter widmen, deren vorbildliches persönliches wie soziales Engagement mir nicht nur ein wichtiger Anstoß für die Beschäftigung mit der Thematik der Tagung sowie des Buches war, sondern auch Ermutigung dafür ist, auf die Verwandlungsfähigkeit im höheren Alter zu vertrauen.

In meinen Eltern sehe ich, Hans Hermann Wickel, ein Vorbild für die Kunst des „erfolgreichen Alterns": die Kraft, die Hürden des Alters mit großer Gelassenheit und Zuversicht anzugehen, ist sicherlich ein Resultat liebevoller Pflege der Beziehungen zu ihren Mitmenschen, aber auch der Tätigkeiten wie Malen, Klavierspielen und Musikhören. Ich möchte ihnen meinen Anteil an diesem Projekt widmen.

Rosemarie Tüpker, Hans Hermann Wickel
Mai 2002

---

**In diesem Buch werden viele Begegnungen mit Menschen geschildert. Zur Wahrung der Anonymität wurden dabei alle Namen geändert.**

# Musik bis ins hohe Alter

## Rosemarie Tüpker

Vier Impulse bildeten den Rahmen für die Vorträge und Arbeitsgruppen der Tagung. Sie sind auch zu verstehen als Standortbestimmung und persönliche Stellungnahme derer, die sich zur Entstehung der Tagung wie auch dieses Buches zusammengefunden haben.

- Es ist nie zu spät, ein Instrument zu lernen.

- Jeder hat das Recht auf Kultur. In jedem Alter und auch unter den Bedingungen von Krankheit, altersbedingten Einschränkungen und Desorientiertheit. Jeder kann Musik machen.

- Es gibt kein Alter, in dem eine Psychotherapie – allein aufgrund des Alters – nicht mehr indiziert, nicht mehr möglich, nicht mehr sinnvoll ist. Musiktherapie kann eine geeignete Form der Psychotherapie für alte Menschen sein.

- Musiktherapie mit alten Menschen sollte methodisch flexibel und individuell sein. Sie darf nicht weniger professionell und reflektiert sein als jede andere Musiktherapie.

## 1. Es ist nie zu spät, ein Instrument zu lernen.

Als ich mit 18 Jahren bei meinem Eintritt ins Kölner Konservatorium Gambe als Zweitinstrument wählen wollte, bekam ich die Auskunft, dafür sei ich zu alt. Leider war ich damals zu jung – und zu unerfahren – um zu widersprechen. Wenn heute jemand mit sechzig oder siebzig zu einer Musikschule kommt und Gambe lernen will, dann hoffe ich, dass man ihm nicht sagen wird, er oder sie sei dafür zu alt. Und falls man es tut, so kann ich nur empfehlen, es nicht zu glauben, sondern auf einem anderen Wege einen Lehrer zu suchen.

Die Musiktherapie hat uns als MusikerInnen hier einen neuen Begriff von Musik eröffnet: Sie hat uns gezeigt, oder uns daran erinnert, dass Musik *für* Menschen ist und dass sie etwas *zwischen* Menschen sein kann, eine zusätzliche Möglichkeit der Verständigung, des Miteinanders, des Beisammenseins, in der modernen Sprache: der menschlichen Kommunikation (vgl. Tüpker 2001). Das ist im Musikleben unserer Zeit in vielen Bereichen verloren gegangen. Die TeilnehmerInnen der Tagung konnten diese Art des Musizierens in den Workshops ausprobieren, auch wenn sie zuvor noch nie ein Instrument in der Hand hatten oder nie „mitsingen durften" – eine Erfahrung, die doch erschreckend vielen Menschen aus der Schulzeit in Erinnerung ist.

Es ist nie zu spät ein Instrument zu lernen, wenn wir nicht den Leistungsgedanken in den Mittelpunkt der Musik stellen, sondern uns fragen, was die Musik einem Menschen geben kann, wobei sie ihm helfen, was sie ihm ermöglichen kann, wozu er sie braucht. Denn Musik ist für den, der sie macht, aber auch für den, der sie hört, sich mit ihr beschäftigt, eine Form der Selbstbehandlung im Alltag.

Mit Selbstbehandlung im Alltag ist psychologisch gemeint, dass wir alle ja uns im Alltag immer schon selbst behandeln – vor aller Therapie (vgl. Salber [1980] 2001, S. 17f). Behandlung ist ja zunächst nicht gleichzusetzen mit Therapie, sondern meint unser Handeln in der Welt, unseren Umgang mit ihr. Alltagsbehandlung meint die Art, wie wir uns auf die Welt einlassen und sie in uns einlassen: Wir *behandeln* uns, unsere Mitmenschen, aber auch unsere Möbel, unser Geschirr oder unseren Hund. Die Umgangssprache nutzt hier Begriffe, die auf durchaus interessante psychologische Zusammenhänge verweisen: So sprechen wir davon, dass manche Menschen ihr Werkzeug mit großer Sorgfalt *behandeln,* ihre Mitmenschen aber eher oberflächlich, manche *pflegen* ihre Beziehungen, andere ihre Möbel. Und umgekehrt behandelt unser Umgang mit den Dingen, den Mitmenschen und der Welt wiederum uns selbst, prägt uns, verwandelt uns, macht uns zu dem, was wir sind. Wir *widmen* uns einer Sache, *beschäftigen* uns mit ihr und ehe wir uns versehen, hat sie uns im Griff, raubt uns *unsere* Zeit oder schenkt uns Momente des Glücks oder der Zufriedenheit oder hat uns über etwas hinweggeholfen, was mit dieser Sache gar nichts zu tun hatte.

Über Formen der Selbstbehandlung mit Musik (auch) in lebensgeschichtlichen Krisen berichten in diesem Band Doris Brandt-Eschenbach, Lieselotte Elfering und Susanne Noltenius in Zusammenarbeit mit Hans Hermann Wickel (s. S. 204ff)

In der Vorbereitung der Tagung wie auch in den musiktherapeutischen Gruppen in der Klinik habe ich von vielen (älteren) Menschen gehört, dass sie *immer schon* die Sehnsucht hatten, selbst Musik zu spielen, zu lernen.

Und dass dies eine alte und tiefe Sehnsucht ist. Doch oft war das Geld zu knapp, dann kam der Krieg, vielleicht die Flucht, der Aufbau, der Beruf, die Kinder .... Aber nun, nun ist dies vielleicht die Zeit, dieser Sehnsucht nachzugehen? Mit der Tagung sowie diesem Buch wollen wir ermutigen, dies zu tun, sich auf Musik einzulassen, auch aktiv, und nicht zu denken, nun sei es zu spät. Musik, gehörte wie selbst gespielte, kann – auf jedem „Niveau" – dazu dienen die eigenen Stimmungen, Sehnsüchte, Wünsche und Sorgen zu behandeln. Natürlich, so heißt es an dieser Stelle oft, kann man kein Musiker mehr werden.

Dabei haben die meisten Menschen dann Bilder im Kopf von einem Menschen (Musiker) auf der Bühne, der mit seiner Musik die Gefühle derer, die da im Publikum sitzen, beeinflussen kann, der sie froh oder traurig stimmen, sie tief bis ins Innerste berühren kann. Und wenn wir uns nach der Musik sehnen, so sind dies oft auch solche Träume des Bewegens- und Bewirken-Könnens. (Etwas auf die männliche Seite verengt, aber auch auf den Punkt gebracht ist dies in dem Liedtext: „Man müsste Klavier spielen können, wer Klavier spielt hat Glück bei den Frau'n ...") Aber Musiker-Sein bedeutet auch noch etwas anderes, eher die umgekehrte Seite: nämlich sich bewegen *lassen*, sich verwandeln *lassen*. Wenn jemand täglich ein Instrument spielt, übt, wenn er dies vielleicht sogar mehrmals am Tag tut, dann macht das etwas mit ihm. Wir finden dies in den Karikaturen über Musiker, in denen der Flamencogitarrist ein Knäuel von Fingern hat, der Geiger zum Triller oder der Cellist zu einem Teil seines Cellos geworden ist: Musik „*bildet*" – denjenigen, der sie macht *um*, bisweilen nicht nur in den Karikaturen bis ins Leibliche hinein. Musik machen, aber auch Musik hören, sich auf Musik einlassen, die zunächst fremd erscheint, sie sich vertraut zu machen, verwandelt den, der das tut, der sich darauf einlässt. In diesem Sinne möchte ich daran zweifeln, dass man im fortgeschrittenen Alter kein Musiker mehr werden könne.

„Musik bis ins hohe Alter" als Motto meint die Ermutigung, sich immer wieder – ohne Altersbegrenzung – auf solche Verwandlungen durch Musik einzulassen und für sich in der Musik neuen Sinn zu entdecken.

Für diesen Band hat Barbara Walsleben aus instrumentalpädagogischer Sicht dargestellt, welche Aspekte beim Musikunterricht im fortgeschrittenen Alter zu berücksichtigen sind (S. 42ff) Die Darstellung Michael Schmuttes zum Singen im Alter berührt sowohl den Chorbereich, der vielleicht von den meisten älteren Menschen in der aktiven Musikausübung genutzt wird wie auch den Übergang zur Musiktherapie (S. 26ff). Auch die Ausführungen zur Improvisation von Natalie Hippel und Friedemann Laabs sind ebenso für den therapeutischen wie auch den Bereich der allgemeinen Musikausübung im hohen Alter zu verstehen (S. 57ff).

## 2. Jeder hat das Recht auf Kultur: In jedem Alter und auch unter den Bedingungen von Krankheit, altersbedingten Einschränkungen und Desorientiertheit. Jeder kann Musik machen.

Mit diesem Impuls wenden wir uns an die Verantwortlichen der Altenheime, der Altenpflege und vor allem an diejenigen, die verantwortlich sind dafür, wie diese Gesellschaft mit alten Menschen und insbesondere mit schwer kranken, altersverwirrten, sozial isolierten alten Menschen umgeht. Damit natürlich auch an uns selbst als Teil unserer Gesellschaft in eben dieser Verantwortung.

Die Musiktherapie hat Methoden entwickelt, mit denen es möglich ist, mit Hilfe von Musik auch schwer kranken alten Menschen Erleben, Ausdruck und Kommunikation zu ermöglichen. Dazu findet sich Genaueres in einzelnen Beiträgen dieses Buches. (Wickel S. 76ff, Tüpker S. 93ff, Dehm-Gauwerky S.149ff, Herrlich S. 162ff)

Dass Musiktherapie mit alten Menschen in Deutschland aber dennoch ein Stiefkind ist, liegt daran, dass es bisher außerhalb von Kliniken, das heißt außerhalb des Bereichs der Gerontopsychiatrie, kaum Stellen für MusiktherapeutInnen gibt. Und auch dort betreut meist ein Musiktherapeut mehrere Stationen einer großen Psychiatrie und kommt vielleicht ein- oder zweimal in der Woche für ein oder zwei Stunden auf die „Altenstation". In der ambulanten Pflege hat sich eine musiktherapeutische Arbeit fast überhaupt noch nicht etablieren können, weil sie in keinem der Sozial- und Gesundheitssysteme vorgesehen ist. (Das gleiche gilt auch für andere Formen wie Kunsttherapie etc.) Und in stationären Alteneinrichtungen (dem klassischen Altenheim wie auch in neueren Formen), finden musiktherapeutische Angebote fast ausschließlich als „Studentenjob" oder in vergleichbaren „Beschäftigungsverhältnissen" statt, die in Wirklichkeit keine sind. Das führt dazu, dass Erfahrung sich nicht etablieren und weiterentwickeln kann, da die von Studierenden begonnene Arbeit für sie selbst mit dem Examen und der Notwendigkeit, eine realistische Stelle suchen zu müssen, endet. Konkret heißt das für die betroffenen alten Menschen natürlich auch, dass therapeutische Kontakte immer wieder abgebrochen – und bestenfalls vom „nächsten Studenten" weiter geführt werden.

Anfragen von Alteneinrichtungen nach musiktherapeutischen Angeboten, die ich in meiner Funktion als Studiengangsleiterin erhalte, bewegen sich ausschließlich auf diesem Niveau und häufig mit „Honorarangeboten", die man gewerkschaftlich nur als Schwarzarbeiterlöhne bezeichnen könnte. Auch Räume und Instrumentarium sind eher selten vorhanden. Dass sich dennoch immer wieder Studierende für diese Arbeit finden, hat wirklich viel mit Engagement und Idealismus zu tun, was schön ist – einerseits. Zugleich zeigt diese Situation aber auch das zu geringe gesellschaftliche Interesse an den hier betroffenen hilfsbedürftigen alten Menschen. So lobenswert Idealismus oder Altruismus Einzelner sein mögen, das hier propagierte Recht auf Kultur hieße für die Betroffenen wie ihre Familien auch, nicht auf Barmherzigkeit angewiesen zu sein.

Musiktherapie mit alten Menschen darf kein Studentenjob bleiben. Es muss möglich sein, dass MusiktherapeutInnen langfristig und gezielt, d.h. auch indikationsspezifisch mit alten Menschen arbeiten können (s. auch Tüpker, S. 101f) Daneben müsste es selbstverständlich werden, dass Alteneinrichtungen – möglicherweise im Verbund – eine Kulturarbeit leisten die nicht dem Zufall überlassen bleibt, sondern die gewährleistet, dass die Teilhabe an der Kultur ebenso selbstverständlich wird wie eine ausreichende körperliche Ernährung und Pflege. Das schließt ehrenamtliche Kräfte nicht aus, sondern hier ist eine gute Zusammenarbeit zwischen verschiedenen Berufsgruppe und den Ehrenamtlichen gefragt, wie auch Wickel dies in diesem Band darstellt (S. 76ff). Das meint übrigens natürlich nicht, dass alten Menschen Musik oder anderes „aufgezwungen" werden darf. Auch in jüngeren Jahren geht nicht jeder ins Konzert und es ist wichtig, sich immer wieder bewusst zu machen, dass Individualität im Alter nicht weniger wird. Kultur, wie sie hier gedacht ist, meint immer auch persönliche Wahl, auch eigener „Geschmack", wie immer der sein mag, freie Teilhabe, Vielfalt und Selbstbestimmung.

### 3. Es gibt kein Alter, in dem eine Psychotherapie - allein aufgrund des Alters - nicht mehr indiziert, nicht mehr möglich, nicht mehr sinnvoll ist. Musiktherapie kann eine geeignete Form der Psychotherapie für alte Menschen sein.

Eng mit dem vorigen Gesichtspunkt hängt auch die gesamte Frage der Psychotherapie mit alten Menschen zusammen. Denn auch hier gibt es einen fachlich nicht länger zu vertretenden Bruch, durch den eine schwerwiegende Lücke in den psychotherapeutischen Hilfsangeboten ab einem gewissen Alter in unserem Gesundheitssystem entsteht.

Dazu möchte ich zunächst eine kleine Therapiegeschichte erzählen: Als ich vor einigen Jahren in der psychosomatischen Klinik Frau Hein aufgenommen hatte, fragte mein Chef gleich zu Beginn der Behandlung: „Was machen Sie denn nun mit *der*?" „Sie kommt mit in die Gruppe und begleitend bekommt sie Einzelgespräche!" war meine Antwort. Das entsprach genau dem, was für die meisten unserer PatientInnen üblich war. Amüsiertes Erstaunen bis Skepsis war die Reaktion, auch bei verschiedenen KollegInnen. Was war an Frau Hein so besonderes, dass das Übliche hier auf eine solch erstaunte bis kritisch-ironische Reaktion stieß? Eigentlich gar nichts, außer dass sie 76 Jahre alt war. Damit war sie zu dieser Zeit die erste Patientin höheren Alters in dieser Klinik. Das Durchschnittsalter derer, die aufgrund seelischer Erkrankungen in unsere Klinik kamen, lag rechnerisch um die 40 Jahre, wobei jeweils eher wenige sehr junge Patienten kamen und kaum solche, die über 60 waren. (Das lag an den Rahmenbedingungen der Zuweisung durch die BfA. Die sog. psychosomatischen „Kuren" dienen offiziell der Wiederherstellung der Arbeitsfähigkeit.)

Die Reaktion in der Klinik spiegelte genau das wieder, was über Psychotherapie und ältere Menschen damals üblicherweise gedacht wurde, dass Psychotherapie ab einem gewissen Altern einfach nicht mehr geht, weil man „dafür" irgendwann zu alt ist, sich nicht mehr verändern kann oder will, keine seelischen Wandlungen mehr möglich sind. Freud, der Vater aller Psychotherapie, meinte noch, bis 45 wäre Psychotherapie sinnvoll, später ging das hier angegebene Alter etwas rauf. Aber 76?

Frau Hein konnte überhaupt nur zu uns kommen, weil sie bei einer der wenigen Kassen versichert war, die uns – neben der BfA – PatientInnen schickte. Wie sie es genau geschafft hat, trotz ihres Alters zu uns zu kommen, weiß ich nicht. Zu mir kam sie, weil ich damals für die Kassenstation zuständig war und in dieser Woche „dran war", neue PatientInnen aufzunehmen. Also alles Zufall. Auch ich war natürlich neugierig und gespannt, ob es möglich wäre, Psychotherapie mit einem Menschen zu machen, der älter ist als wir es gewohnt waren und wie es mir, ich war damals 34 Jahre alt, mit einer Patientin gehen würde, die ich innerlich der Generation zwischen meinen Eltern und Großeltern zuordnen würde. Bevor ich dann Frau Hein selbst kennen lernte, hörte ich schon von den Schwestern, dass sie „total süß", eine „richtige Oma" sei, aber auch Schwierigkeiten verspreche, einen Gehstock mithabe, sich aber weigere, ihn zu benutzen, worüber es schon eine wohl heftige Auseinandersetzung zwischen ihr und dem Chefarzt, der übrigens im Rollstuhl saß und der sie kurz begrüßt hatte, gegeben hatte.

In der ersten Begegnung traf ich dann eine wütende ältere Dame, die gar nicht süß war, sondern offen und grimmig mit Suizid drohte. Anstelle irgendwelcher „süße-Oma-Assoziationen" verlangte das nun sofort und unmittelbar etwas ganz anderes von mir, nämlich meine ganz normale, aber auch meine *ganze* Professionalität. Vor allem auch, weil ich sie für ernsthaft suizidgefährdet hielt und die hinter ihrer Aggressivität verborgene Depression und Verzweiflung spüren konnte. Vielleicht war es gerade die Heftigkeit und das Tempo dieser ersten Begegnung, was mir half erst einmal jenseits aller Vorurteile zu reagieren: Ich „kämpfte" mit ihr – um ihr Leben, ihr Im-Leben-Bleiben – auch nicht anders als ich dies sonst eher von sehr jungen suizidalen PatientInnen gewohnt war. Sie verließ mich nach diesem Gespräch eher noch wütender, aber ihre Wut war nicht mehr diffus und gegen sich selbst gerichtet, sondern richtete sich nun auf einen konkreten anderen Menschen, nämlich auf mich. So ging sie zornig, aber mit dem persönlichen Versprechen „in die Hand", sich nicht umzubringen, sondern sich zu melden, wenn diese Gefühle, wieder stärker würden.

Das vielleicht auffälligste an der weiteren Behandlung war, dass sie sich ziemlich wenig von anderen Behandlungen unterschied. Zumindest konnte ich einen generellen Unterschied aufgrund des fortgeschrittenen Alters nicht ausmachen. Frau Hein nahm an der zu diesem Zeitpunkt beginnenden neuen Gruppe teil, die zweimal in der Woche bei mir Musiktherapie hatte und – immer im Wechsel – zweimal Kunsttherapie. Mehrmals in der Woche sah ich Frau Hein ferner bei der zweimal wöchentlichen Visite, beim Stationstreffen, zu einem Einzelgespräch einmal in der Woche und wenn sie es drüber hinaus wünschte. An der Gruppe nahmen sieben PatientInnen teil, wobei die meisten von Frau Hein aus gesehen eine Generation jünger waren, eine sehr junge Patientin ihre Enkelin hätte sein können.

Zu Beginn meinte übrigens auch Frau Hein, dass sie nicht in die Gruppe passe. Im Grunde hatte sie die gleichen Vorurteile umgekehrt: Die seien alle zu jung und könnten ihre Probleme sowieso nicht verstehen. Im Laufe der zur Verfügung stehenden Zeit entstand aber dann eine sehr intensive Gruppenarbeit und es zeigte sich, dass Frau Hein auch mit dem Gebrauch der beiden Medien, nämlich der freien musikalischen Improvisation in der Musiktherapie und dem Malen und Plastizieren nicht mehr und nicht weniger Schwierigkeiten hatte als alle anderen auch. Eindrucksvoll für alle in der Gruppe war es, dass gerade die Jüngste und die Älteste im Laufe der Zeit das Gefühl bekamen, einander aufgrund verwandter Kindheitserfahrungen zu verstehen. Über einen Altersunterschied von 54 Jahren hinweg hatten sie den Eindruck, gleiche Gefühle grenzenloser Einsamkeit als Kind erlebt zu haben, sich ausgeschlossen zu fühlen, nutzlos und nicht gewollt.

Einsamkeit, sich ausgeschlossen fühlen, nutzlos, nicht gewollt und zusätzlich nicht in der Lage, durch eigene Aktivität etwas daran ändern zu können. Das ist eine Empfindungsgestalt, wie wir sie durchaus als eine soziale Situation kennen, die im Alter entstehen kann. Das ist schlimm genug. Noch einmal schlimmer aber ist es, wenn eine solche Empfindungsgestalt *reaktiviert* wird, wenn sie also als eine frühkindliche Konstellation den Lebensanfang geprägt hat und nun *noch einmal* auftaucht. Dann steigern sich die alten Empfindungen und neuen Erlebnisse wechselseitig und es besteht die Neigung, dass das Unbewusste alle Erfahrungen, die nur entfernt mit dieser Gestalt zu tun haben, in dieser alten Form erlebt, in gewissem Sinne auch *in* diese Form bringt. Bei Frau Hein war dies so: Reale Situationen der Einsamkeit im Alter warfen sie in die bodenlose Einsamkeit ihrer Kindheit zurück.

Mit dem Ende dieser Kindheit, genauer mit der Begegnung mit ihrem Mann, war für sie eine traurige Zeit überwunden und beendet. Sie erlebte eine lange glückliche Zeit der Gemeinsamkeit. Die Kindheit war in der Ehe nicht vergessen, eher aufgehoben. Sie erzählte, dass sie mit ihrem Mann oft stundenlang über ihre Kindheit gesprochen habe. Mit dem Tod ihres Mann vor anderthalb Jahren war sie – psychologisch gesehen – wie in einer üblen, nicht gewollten Zeitreise, zurückgerutscht in die Empfindungswelt ihrer Kindheit. Und dies in aller Heftigkeit und ohne Möglichkeit der distanzierenden Reflexion. Damit meine ich, dass sie nicht das Gefühl hatte, jetzt erlebe ich etwas, das fühlt sich an *wie in meiner Kindheit*, sondern sie erlebte *dieselben kindlichen Gefühle als etwas Aktuelles*, als heutige Situation. (Das ist es, was wir psychoanalytisch mit den Begriffen der Übertragung bzw. des Wiederholungszwanges bezeichnen.)

Wie diese Kindheit aussah, lässt sich mit einer Szene ins Bild rücken, die Frau Hein einmal erzählte: Sie war Einzelkind und bis auf Schule und ähnliche Pflichtveranstaltungen war ihr kaum ein Kontakt zu anderen Kindern erlaubt. Sonntags nachmittags gingen die Eltern aus und sie blieb alleine zurück. Und das auch noch mit einer an die elterliche Herrschaft bindenden Aufgabe: Sie musste die ganze Zeit häkeln und bei Rückkehr wurde die Anzahl der Reihen gezählt. Psychologisch spürt man hier eine Art diktatorischen Bann: Ihr wird sowohl der Kontakt als auch die Entwicklung eines Eigenen verwehrt. Sie wird verlassen, darf sich aber zugleich nicht entfernen, nicht trennen. In ihrer Erzählung in der Gruppe führt sie aus, wie sie da sitzt, mit verkrampften Fingern häkelnd und sich die Nase plattdrückt an der immer mehr von ihrem Atem beschlagenen Fensterscheibe und weinend zusieht, wie die anderen Kinder da draußen, wo das Leben ist, spielen.

Die psychotherapeutische Aufgabe bestand hier darin, bewusst und erlebbar werden zu lassen, was am heutigen Erleben aus dieser schrecklichen und einsamen Kindheit stammt und wie die Selbstwerdung damit behindert wurde. Damit versuchen wir in der Psychotherapie das alte Leiden vom neuen zu trennen, es als innewohnende Vergangenheit zu erkennen und aus der Gegenwart zu lösen. Neu war für mich daran die Erkenntnis, dass gerade auch bestimmte Erlebnisse des höheren Alters geeignet sein können, frühkindliche Schädigungen und Mängel wieder zu beleben, die in den *besseren Zeiten dazwischen* ruhen, nicht ins Erleben dringen. Wenn man das Seelische und seine Nöte *so* ansieht, wie es hier angedeutet wurde, dann gibt es keinen Grund, weshalb das in irgendeinem Alter oder ab irgendeinem Alter anders sein sollte. Auch nicht dafür, dass das gemeinsame einfühlende Verstehen solcher Prozesse etwas ist, was hilft.

Inzwischen ist die Psychotherapie mit älteren Menschen[1] stärker zu einem Thema der Fachdiskussion geworden (vgl. Radebold 1983, 1992, 1997,

---

[1] Weil es in manchen Zusammenhängen fast schon zum Fachterminus geworden ist, benutze ich, wie hier, bisweilen auch den Terminus „ältere Menschen". Dass ich demgegenüber häufiger unverblümt von „alten Menschen" spreche, wird hoffentlich

Radebold, Schweizer 1996, 1997; Heuft 1998), auch wenn die Erfahrungen immer noch in den Anfängen stecken. Auch ist das Gesundheitssystem sicherlich noch nicht auf diese Veränderungen eingestellt. Es stellt sich die Frage, welche Aussichten ein normaler Antrag auf Psychotherapie hat, wenn der Patient über 60, 70 oder 80 Jahre ist.

Die Praxis in den Kliniken hat inzwischen gezeigt, dass Musiktherapie mit ihren über das Wort hinaus erweiterten Möglichkeiten eine besonders geeignete Form der Psychotherapie auch mit alten Menschen sein kann, wie Markus Münstertcicher dies an einem weiteren Fallbeispiel darlegt (S. 174ff).

Damit diese Eignung der Musiktherapie sich aber auch mit den alten Menschen realisiert, die dement sind, einen Schlaganfall erlitten haben, von anderen schweren Erkrankungen des Alters betroffen sind oder am Ende ihres Lebens stehen, gilt es als vierten Gedanken eine Forderung an die Musiktherapie zu stellen.

## 4. Musiktherapie mit alten Menschen sollte methodisch flexibel und individuell sein und darf nicht weniger professionell und reflektiert sein als jede andere Musiktherapie.

Mit der Tagung und diesem Buch möchten wir auch Studierende der Musiktherapie wie KollegInnen für den Bereich der Altenarbeit interessieren und zur methodischen Reflexion anregen.

Wir möchten aufzeigen, dass wir bei Musiktherapie mit alten Menschen nicht nur an das Singen vertrauter Lieder denken dürfen und nicht dem

---

nicht als unhöflich empfunden. Es scheint mir aber ein eher unwirksames Mittel (und sprachlich ein Ideologem) gegen ein negatives gesellschaftliches Bild des Alters zu sein, wenn man lediglich das Wort „alt" durch neu geschaffene Begriffe ersetzt (wie vielleicht auch Senioren?). Bezüglich des Begriffes der „Älteren" zeigt sich dies m. E. besonders frappierend, weil hier das, was sprachlich eine Steigerung ist, vorgibt eine Abschwächung zu sein: So ist eine ältere Frau jünger als eine alte Frau? Oder erklärt sich der Begriff „die Älteren" als Abweichung von der Durchschnittsnorm, also: älter als üblich, älter als vorgesehen, älter als wir selbst, die wir „normal alt" sind? – Das macht es auch nicht besser.

Phantasma verfallen sollten, dass die Arbeit mit Menschen ab einem bestimmten Alter immer ganz anders zu sein hat als wir es sonst kennen.

Während der Planung der Tagung wurde deutlich, welch vielfältige Themen in der Musiktherapie mit alten Menschen berührt sind, so z.B. die Frage
der Hörschädigungen im Alter (s. Prause S. 183ff), die in der musiktherapeutischen Arbeit zu berücksichtigen sind oder die Arbeit mit aphasischen
PatientInnen (vgl. Schmutte S. 33 u. Tüpker S. 116), Fragen der Arbeit mit
alten geistig behinderten Menschen (s. Herrlich S. 162ff) oder mit alten
Menschen, die aus einem anderen Kulturkreis stammen. Nicht alle Themen
konnten Eingang in die Tagung bzw. in dieses Buch finden. Wichtig schien
es uns auch, einerseits zu verdeutlichen, was Musiktherapie im engeren Sinne
sein kann, aber ebenso die Übergangsbereiche darzustellen.

Mit meinem eigenen zusätzlichen Artikel für dieses Buch habe ich versucht, diesen vierten Impuls nun detaillierter in der Konzeptentwicklung der
Musiktherapie aufzuzeigen (Tüpker, S. 93ff) Mit der folgenden Fallszene aus
der Arbeit mit einer dementen Patientin wurde diese Einführung in die
Tagung abgeschlossen.

Sie stellt dar, wie es möglich ist, Musiktherapie auch im Sinne einer Kriseninter-
vention einzusetzen. Auch wenn ich die Arbeit von Susanne Schneberger-Nowitzky, der dieses Beispiel entnommen ist, im Folgenden (S. 120) noch ausführlicher darstellen werde, soll dem Leser, der Leserin diese eindrucksvolle Fallvig-
nette an dieser Stelle nicht vorenthalten werden. Wie so oft wirkt das Geschehen
einer solchen gelungenen Kommunikation ebenso einfach wie gekonnt. (Dargestellt nach Schneberger-Nowitzky 2001, S. 50ff)

## Fallbeispiel Frau T.

Frau T. leidet an Alzheimer Demenz. Sie wird von der Autorin als körperlich noch recht mobil, aber zeitlich, örtlich und situativ völlig desorientiert
beschrieben. Sie spricht fast nicht mehr. „Auffällig ist, dass Frau T. sehr
häufig, mit durchdringender, hoher Stimme laut und langgezogen ‚aahhh'
schreit, was Mitbewohner der Station sowie auch das Pflegepersonal immer
wieder an die Grenzen ihrer Belastbarkeit stoßen lässt. Es ist des öfteren auf
Grund ihres unablässigen Schreiens sogar zu physischen Angriffen von Seiten verschiedener Mitbewohner auf Frau T. gekommen." Es wird vereinbart

in einer solchen Situation den Versuch einer musiktherapeutischen Intervention zu unternehmen.

„Eine Mitarbeiterin führte Fr. T., die seit ca. 20 Min. unablässig geschrieen, und so wieder einmal den Zorn vieler Mitbewohner auf sich gezogen hatte, in ihr Zimmer". Die Musiktherapeutin betritt das Zimmer, Frau T. schreit in diesem Moment nicht mehr, sitzt in ihrem Sessel, sieht traurig und verängstigt aus.

- „Die Musiktherapeutin begrüßt sie freundlich lächelnd. Sie hockt sich vor sie hin und schaut ihr in die Augen: ‚Guten Tag Frau T., ich sehe, dass sie traurig sind.' Sie streckt Frau T. die Hand entgegen.

- Fr. T. ergreift ihre Hand, verzieht das Gesicht und schreit.

- Die Musiktherapeutin singt in ihren Schrei hinein, etwas leiser, aber in der gleichen Tonhöhe. Sie streichelt ihre Hand, sagt: ‚Es ist schlimm!'

- Fr. T. blickt die Therapeutin an, hält ihre Hand fest umklammert und sagt dann leise und einfühlsam: ‚Kuckuck'.

- Die Musiktherapeutin erwidert ihr Kuckuck lächelnd in der gleichen Art und Weise und ergänzt singend: ‚Kuckuck, Kuckuck, ruft's aus dem Wald'

- Fr. T. lächelt. Sie scheint sich etwas zu entspannen und lässt die Hand der Therapeutin los.

- Die Musiktherapeutin singt nun die erste Strophe des Kuckuckssliedes und spielt dazu auf der Handtrommel: ‚- lasset uns singen, tanzen und springen, Frühling, Frühling wird es nun bald.'

- Fr. T. hört ihr aufmerksam zu und strahlt über das ganze Gesicht. Dann steht sie auf, geht ans Fenster und schaut hinaus.

- Die Therapeutin stellt sich neben sie und schaut ebenfalls hinaus. Sie sagt: ‚Das dauert aber wohl noch, bis der Frühling kommt.' Dann stimmt sie ein neues Lied an: ‚Winter Ade ... ‚ .

- Fr. T. summt nun leise mit und klopft dazu den Takt auf ihrem Oberschenkel mit. Danach seufzt sie laut und setzt sich wieder in ihren Sessel. Sie lächelt jetzt und sieht zufrieden und glücklich aus.

- ‚Ich freue mich, dass es Ihnen wieder besser geht, Frau T.', sagt die Therapeutin.

- Fr. T. antwortet seufzend: ‚Ja, ja'

- ‚Ja, ja, wir haben schön gesungen', sagt die Therapeutin.

- Fr. T: ‚Ja, gesungen'

- Die Musiktherapeutin wiederholt und ergänzt: ‚Ja, gesungen und gespielt'

- Fr. T. nickt.

- Die Therapeutin nickt ebenfalls.

- Fr. T. lehnt sich zurück, seufzt und schließt die Augen.

- Die Therapeutin streichelt noch einmal ihre Hand mit den Worten: ‚Ich lasse sie jetzt allein' und verlässt dann das Zimmer

Nach Aussagen des Pflegepersonals war Frau T. im weiteren Verlauf des Vormittags viel entspannter und schrie nicht mehr."

## Literatur

Heuft, Gereon (1998): Gerontopsychosomatik und Alterspsychotherapie. In: PPmP Psychotherapie, Psychosomatik, med. Psychologie 48, Thieme Verlag, Stuttgart, 232-242

Radebold, Hartmut (1983): Gruppenpsychotherapie im Alter. Erfahrungen mit unterschiedlichen Ansätzen, einschließlich der therapeutischen Gruppenarbeit mit alten Menschen und ihren Angehörigen. Vandenhoeck & Ruprecht, Göttingen

Radebold, Hartmut (1992): Psychodynamik und Psychotherapie Älterer. Springer Verlag, Berlin

Radebold, Hartmut (1997): Die therapeutische Beziehung zwischen Jüngeren und Älteren. In: Musiktherapeutische Umschau 18, Vandenhoeck & Ruprecht, Göttingen, 114-120

Radebold, Hartmut; Schweizer, Ruth (1996): Der mühselige Aufbruch – über Psychoanalyse im Alter. Geist und Psyche S. Fischer, Frankfurt a. M.

Salber, Wilhelm [1980] (2001): Konstruktion psychologischer Behandlung. Bouvier, Bonn

Schneberger-Nowitzky, Susanne (2001): Die Anwendbarkeit von Musiktherapie in Abhängigkeit vom Fortschreiten dementieller Erkrankungen. Diplomarbeit Studiengang Musiktherapie Universität Münster

Tüpker, Rosemarie (2001): Zum Musikbegriff der musiktherapeutischen Improvisation. In: Einblicke. Beiträge zur Musiktherapie ISSN 1615-0686; Berlin. Hrsg. BVM c/o Hanna Schirmer, Weinmeisterhornweg 105, 13593 Berlin. Heft 12, 44-69

---

Neuere Veröffentlichungen der Autorin zum Thema:

mit Barbara Keller: Musiktherapie mit alten Menschen. In: Lexikon Musiktherapie, hg. von Hans-Helmut Decker-Voigt; Eckhard Weymann. Hogrefe, Göttingen 2009

Musik und Altern. In: Psychotherapie im Alter. Themenheft Beziehungswelten, hg. von Astrid Riehl-Emde. Psychosozial, Gießen 2009

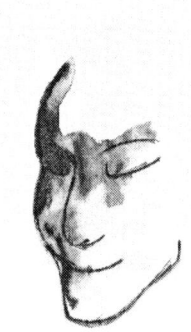

# Singen mit alten Menschen
# in Chorarbeit und Musiktherapie

Michael Schmutte

## *Einleitung*

In meiner 20 Jahre währenden Tätigkeit als Chorleiter arbeitete ich die längste Zeit davon als hauptamtlicher Kirchenmusiker mit den unterschiedlichsten Alters- und Leistungsgruppen: Kindern, jungen Erwachsenen, Chorleitungs-Studenten, einem Oratorienchor, einem Kammerchor, Kirchenchören, ein Jahr mit einem ‚Senioren-Kirchenchor‘[1], über acht Jahre mit einem Senioren-Singkreis. Derzeit studiere ich Musiktherapie an der Universität Münster und habe eine Stelle als Kirchenmusiker inne.

Dieser Beitrag will einige Aspekte des Singens mit alten Menschen beleuchten: die Bedeutung von Gesang, den Einsatz und die Veränderung der Stimme im Alter und was daraus für den Leiter erwächst. Auch soll überlegt werden, inwiefern das chorische Singen mit alten Menschen andere Qualitäten des Leiters[2] erfordert als das Singen mit anderen Alters- und Leistungsgruppen.

‚Alt‘ meint in unserem Zusammenhang ein Lebensalter von etwa 70 Jahren und älter, was dem Durchschnittsalter der von mir geleiteten Seniorenchor-Gruppen entspricht.

Manches Gesagte gilt für das Singen in der Musiktherapie, manches für den Seniorenchor-Bereich, manches für beide Bereiche – eine Trennung ist oft nicht zu ziehen, was im Folgenden deutlich wird. Der Leser mag hier selber entscheiden.

---

[1] Im Unterschied zu den meisten überalterten Kirchenchören nannte dieser Chor sich selbst so – womit die Frage, ob er sich aus Altersgründen auflösen solle, vom Tisch war...

[2] Aus Gründen leichterer Lesbarkeit die Entscheidung für die männliche Form; sie meint im Folgenden immer auch *die Leiterin*.

Einige Überlegungen vorweg:

- Für Menschen, die einen besonderen Wert auf die Schönheit ihrer Stimme leg(t)en, ist es oftmals nicht leicht zu ertragen, wenn die Stimme sich auf Grund des Alters verändert. Es kann zu einem nicht mehr unbeschwerten Singen kommen.

- Alte Menschen wuchsen ohne Fernsehen, Kassetten-Recorder, CD-Spieler und oft auch ohne Radio auf. Musik aus der Konserve gab es kaum oder gar nicht. Allein dadurch wuchs früher dem eigenen Singen und Musizieren eine größere Bedeutung zu als in späterer Zeit.

- Die Generation der alten Menschen hat mit Singen und mit Liedern umfangreiche Erfahrungen gemacht. Diese Singe-Erfahrungen bergen große Potentiale für therapeutische Prozesse, was in der musiktherapeutischen Landschaft immer mehr erkannt wird. Hervorgerufen wird dies sicherlich auch durch die Verschiebung der Alterspyramide bei uns in den letzten Jahren und Jahrzehnten.

## Erlebnisberichte vom Singen in früherer Zeit

Sprechen wir von alten Menschen, sprechen wir auch immer über ihre Vergangenheit, über ihr So-geworden-Sein. Im Folgenden möchte ich Erfahrungen von heute alten Menschen mit dem Singen vorstellen, um die Bedeutung des Singens für ihre Biographie transparenter zu machen.

Wie sehr das Singen den früheren Alltag vieler heute alter Menschen mitgeprägt hat, mögen folgende Erlebnisberichte veranschaulichen:

### Mädchen im Dorf / in der Freizeit

„Ich hatte nur am Sonntagnachmittag ein paar Stunden frei. Das schönste Sonntagserlebnis war, wenn ich mit den Nachbarsmädchen singend durch das Dorf gehen konnte. Oft gingen wir auch auf den Berg, welcher gleich ober dem Dorf steil anstieg, und sangen unsere Lieder auf einem Stein sitzend in das Dorf hinunter. Dies hörten auch manche Burschen im Dorf, und waren bald in unserer Nähe, aber sie sangen nie mit. Später daheim wurde ich von Vater sehr beschimpft. Er ... meinte, ich wolle nur einen Kranz Buben um mich haben. Dies war ein arger Dämpfer, aber das nächste Mal sangen wir wieder." (Anna Rubin bei Muthesius 1999, S. 15)

In diesen Zeilen anerkennt der Vater durch seine Unterstellung die betörende Kraft, die im Gesang der Mädchen liegt. In einer Zeit ohne Radio und CD-Spieler, Fernsehen oder Kino beschreibt die Autorin das gemeinschaftliche Singen als „das schönste Sonntagserlebnis". Diese Erfahrung ist eine, die wir Jüngeren nicht mehr erleben. Das Beispiel macht auch deutlich, wie das Singen in der Öffentlichkeit zurückgegangen ist. Bezeichnend ist in der Schilderung auch, dass die Buben nie mitsangen. Zum einen könnte der Gesang der Mädchen sie zu einem „seligen Lauschen" gebracht haben; zum andern ist es meine Erfahrung, dass früher wie heute mehr und eher Frauen als Männer singen. Oft werden Knaben mit einer klaren schönen Sopranstimme von ihren Kumpels gnadenlos als „Mädchen" verurteilt; Singen ist nur etwas für Mädchen, hörte ich häufiger.[3]

Ein Beispiel eines Burschen, der keinen freien Sonntag hatte: „Sonntag morgens um 5 stehe ich am Waschfaß und tummle mich, damit meine Eltern und mein Bruder beim Aufstehen keine allzu ungemütliche Wohnung vorfinden. Während meiner Arbeit höre ich Fußgetrappel wie von vielen Menschen. Auf einmal ertönt vor meinem Fenster das Lied „Brüder, zur Sonne, zur Freiheit ..." Es ist die Arbeiterjugend, die da auszieht zum frohen Wandern, um den schönen Sonntag in der freien Natur zu verleben. Wer da mitkönnte!" (Muthesius 1997, S. 55)

Wer aber mitkonnte, der berichtete: „Beim Singen des Liedes „Es murmeln die Wellen" wird das Geschirr abgewaschen. Und der Weg zum Bahnhof wird wieder mit Singen verkürzt." (diess.)

## Krieg

Eine Österreicherin erzählt über die Bedeutung des Singens im Krieg, 1938, zum Zeitpunkt des „Anschlusses" Österreichs an das Deutsche Reich:

„Jetzt dröhnte uns deutsche Marschmusik um die Ohren. Was Neues. Wir plärrten und pfiffen mit – zack – zack. Die „Melodien" waren leicht zu merken, die Texte lieferte der Schulunterricht. Dreizehnjährig erlag ich der faszinierenden Marschmusik großdeutschen Geistes. Wie alle jungen Leute damals – möge es keiner leugnen ... (Es) ergab sich ein beeindruckendes Bild

---

[3] Interessant sind in diesem Zusammenhang die Männerchöre: Singt „Mann" unter seinesgleichen eher? Wenn ja, warum?

von Unbesiegbarkeit ... Zwischen ‚Schö-ö-nem Westerwald‘, ‚Panzer rollen in Afrika vor‘, ‚Flieger, grüß‘ mir die Sonne‘ und wie sie alle hießen, die Lieder, die wir begeistert sangen. ‚Deutschland, Deutschland über alles‘ gab uns den Rest. Wir waren mitten drin. Es war nicht zuletzt die Eindringlichkeit dieser Musik, die vieles andere vergessen ließ.“ (Ernestine Wollner bei Muthesius 1999, S. 7)

Singen als Droge für ein ganzes Volk! Lieder und Texte, die von wirklich allen gekonnt und gesungen wurden, die im ganzen Volk ein unglaubliches Wir!-Gefühl erzeugten. Wir Jüngeren können diese alle und alles mitreißende Kraft dieser Lieder nur erahnen – die alten Menschen haben ihre Sogwirkung am eigenen Leibe erlebt. Eine solche Mobilisierung der Massen mit dem Mittel des Singens ist heute unvorstellbar. Wieder eine reichere Singe-Erfahrung der Alten! Von den Machthabern des Naziregimes wurde das Singen in dieser Zeit als Mittel zur Manipulation missbraucht. Auch wenn die Ideologie, die mit diesen Liedern kolportiert wird, abzulehnen ist, stellt sich die Frage, wie man heute in Therapie oder Singkreis mit dem Wunsch umgeht, ein solches Lied zu singen. Ich denke, dem Wunsch kann man als Leiter - wenn überhaupt - nur dann nachgeben, wenn sich innerhalb der Gruppe (und auch beim Leiter persönlich) kein Widerstand regt und ein Gespräch über das Problematische dieser Lieder erfolgt.

## Arbeit

Eine Akkordarbeiterin einer Fabrik, für die ein schnelleres Arbeiten mehr Lohn bedeutete, berichtet: „Wir alle hörten beim Arbeiten gern Musik und sangen soviel, weil wir dabei das Monotone unserer Beschäftigung nicht so merkten, und weil wir nach Musik schneller und gleichmäßiger arbeiten konnten. Wir sangen z.B. an Schlagern: „Wenn du einmal dein Herz verschenkst“, „Sonny boy“, „In einer kleinen Konditorei“; aber auch ältere Gassenhauer „August, deine Haare“, „Puppchen, du bist mein Augenstern“. An Volksliedern waren sehr beliebt: „Am Brunnen vor dem Tore“, „Ich weiß nicht, was soll es bedeuten“, „In einem kühlen Grunde“, „Das Wandern ist des Müllers Lust“ u.a. Es ist ähnlich wie beim Marschieren. Wenn der Wanderer müde ist und anfängt zu stolpern, singt er sich ein Marschlied. Dann empfindet er die Mattigkeit nicht mehr so stark. ... Ebenso ging es uns an den Maschinen. Waren wir bei der Arbeit müde geworden, so daß wir langsame und ungleichmäßige Bewegungen ausführten, dann sangen wir häufig zusammen. Durch den Rhythmus des Liedes wurde das Arbeitstempo wieder schneller und regelmäßiger und wir selbst fühlten uns wohler." (diess.)

Singen als Stimulation für die Arbeit. Dieses zu der Zeit vor der allgemeinen Musikberieselung durch allgegenwärtige Lautsprecher, die alle und alles übertönen, jeden Impuls zum Singen unterdrücken. Weiter weiß man im Zusammenhang von Singen und Arbeit von den Gesängen der Landarbeiter und Landarbeiterinnen, die Küchenlieder der Hausmädchen, den Liedern der fahrenden Gesellen.

## Kirche und Schule

Die früher übliche Verbindung von Kirche und religiöser Erziehung durch die Schule herrschte in der Regel in alle Lebensbereiche hinein:

Religiöse Lieder und Choräle wurden sowohl in der täglichen Schulmesse als auch im Unterricht gesungen. Der Lehrer war zugleich Organist und Chorleiter im Dorf. Die enge Verzahnung von religiösem und öffentlichem Leben wurde genährt durch ein von allen gemeinsam beherrschtes Liedrepertoire und umgekehrt.

Hierzu ein Beispiel aus Österreich: „Täglich war für uns Volksschüler eine heilige Messe in der Unterkirche; meist sangen wir die „Deutsche Messe" von Schubert. Ich liebte dieses Singen sehr. Bei der Stelle: „Wohin soll ich mich wenden ..." bekam ich immer eine Gänsehaut. In der 1. Klasse lernten wir (beim Pfarrer) noch nicht sehr viel aus der Bibel, wir sangen mehr. Damals lernten wir viele Lieder." (diess.)

Ich denke, es waren bekannte Kirchenlieder, die der Pfarrer den Kindern beibrachte.

Von einer persönlichen Erfahrung: Ich spiele in zwei Kirchen werktags Orgel im Gottesdienst. In einer Kirche sitze ich mit dem Instrument zwischen den etwa 12-15 alten Leuten. Inzwischen habe ich es aufgegeben, die Gesangbuch-Nummer vieler älterer Lieder und Kehrverse anzusagen, weil ich gemerkt habe, dass der Gesang viel freier und voller tönt, wenn statt der Nummernansage nur die ersten Worte der Strophe, mit der wir einsetzen, in den Raum gesprochen werden. Sage ich die Nummer an, schauen alle ins Buch, statt sich darauf zu besinnen, dass sie diese Lieder seit 50 oder mehr

Jahren singen und längst auswendig beherrschen, oft nicht nur die ersten Strophen!

Die Schule vermittelte den Alten neben den Kirchenliedern Volkslieder: Lieder, die das ganze Volk kannte, Lieder, deren Geist, Atmosphäre, Moral etc. sich wie ein roter Faden durch das Leben zog. Heute gibt es das kaum mehr. Viele dieser Texte sind aus heutiger Sicht fragwürdig. Diese Frag-Würdigkeit sollte m.E. ins Gespräch gebracht werden.

## Weitere Singgelegenheiten

Weitere Singgelegenheiten waren früher das Singen in der Familie und mit Freunden am Feierabend, auf den zahlreichen Wanderungen und Zeltlagern, am Wochenende und zu Festtagen.

Statistisch zugenommen hat in den letzten Jahren die Anzahl der Sänger und Sängerinnen, die im Deutschen Sängerbund, dem größten deutschen Chorverband, organisiert sind. Ebenso nimmt die Mitgliederstärke des Verbandes deutscher Konzert- und Kammerchöre zu. Hingegen erleben wir derzeit ein großes Sterben der traditionellen Kirchenchöre; auch hier wird fusioniert. Ich habe den Eindruck, dass es allgemein immer weniger Sänger und Sängerinnen gibt, diese aber immer besser oder professioneller singen und rechtlich organisierter sind als früher. Zu beklagen ist der Rückgang des Singens im häuslichen und öffentlichen Leben. Ältere Lehrer können ein Lied davon singen, wie bei den Schülern die Bereitschaft zum Singen und die Qualität des Singens im Laufe der letzten Jahrzehnte abgenommen hat.

All die bisher genannten Lebensumstände und Bräuche, mit denen die heute alten Menschen groß wurden, wollen berücksichtigt sein, wenn wir uns dem Thema Singen in der Musiktherapie oder als Musiktherapie mit alten Menschen nähern.

## *Mögliche Ziele beim Singen mit alten Menschen in der Therapie*

### Auf der physiologischen Ebene:

- Training der Atmung
  - Aufrechterhaltung einer ökonomischen Atemfunktion
  - Verlängerung der Ausatemdauer
  - Anregung der gesamtkörperlichen Sauerstoffversorgung

- Vorbeugung von Kurzatmigkeit

- Training der Stimmorgane
  - Aufrechterhalten einer stabilen Stimmfunktion
  - Vorbeugung altersbedingter Stimmschwäche
  - Training von Modulation und Lautstärkesteigerungsfähigkeit

- Anregung der Artikulationsmuskulatur
  - Förderung des Eutonus (Spannung) der Artikulationsmuskulatur
  - Entgegenwirken drohender muskulärer Erschlaffung und dadurch bedingter undeutlicher Artikulation

- Förderung der Durchblutung
  - Kreislaufanregung durch gesamtkörperliche Betätigung beim Singen

## Auf der mentalen Ebene:

- Training von Aufmerksamkeit, Konzentration und Reaktion
  - zeitliche Reaktion auf den Einsatz und auf melodisch-rhythmische Strukturen
  - Konzentration bezüglich der korrekten Realisation von Text und Melodie

- Training des Gedächtnisses für Melodien und Liedtexte
  - Erhalt bestehender Gedächtnisleistungen
  - Förderung des Neulernens von Informationen

- Anregung der Sprachverarbeitung
  - Abruf und Expression von sprachlichem Material
  - Schaffung von Sprechanlässen über Lieder, Texte oder Situationen, in denen gesungen wird

- Strukturierung zeitlicher Abläufe
  - Bewusstmachen des Nacheinanders von Liedbausteinen
  - Vergegenwärtigung des Jahres-, je nach Gruppe auch des „Kirchenjahres-Zyklus" und der Tageszeit durch die Auswahl entsprechenden Liedgutes

## Auf der emotionalen Ebene[4]:

- Wecken von Freude am Klang und an der stimmlichen Betätigung

- Zeitweises Ablenken von Sorgen, Problemen und Alltagsmonotonie

- Wiederbelebung von schönen und angenehmen Gefühlszuständen (evtl. gekoppelt mit Erinnerungen an frühere Erlebnisse)

- Anregung von eigenem Singen als Bewältigungsstrategie
  - Linderung körperlicher Schmerzen
  - Herbeiführung eines Stimmungswandels
  - Selbstberuhigung
  - Intensivierung positiver Emotionen
  - Gemeinschaftserlebnis des Singens selbst

## Auf der kommunikativen/sozialen Ebene:

Schaffung von Gesprächsanlässen
- bezüglich eigener Interessen und autobiographischer Ereignisse
- Konversation vor und nach dem Singen, in einer Pause (Hegemann 1998)

## *Singen als therapeutisches Mittel bei verschiedenen Störungsbildern im Alter*

Als therapeutisches Mittel im engeren Sinne ist das Singen im Alter vor allem bei folgenden vier Störungsbildern indiziert:

Bei der *Dysarthrie*, also einer Aussprachestörung, die aus dem Unvermögen resultiert, die Artikulationsmuskulatur über die Nervenbahnen richtig anzusteuern. Diese sprechmotorische Störung kann z.B. nach einem Schlaganfall oder bei Parkinson entstehen.

Die *Aphasie* ist eine Sprachstörung, die nicht durch die Sprachlautbildung (Artikulation) bedingt ist. Hier ist die linke Gehirnhälfte gestört (Sitz des

---

[4] Neben dem positiven emotionalen Erleben kann es vorkommen, dass auf Grund persönlicher Erlebnisse mit bestimmten Liedern negative und schreckliche Erinnerungen verbunden werden. Über den Affekt ins Gespräch zu kommen, kann sinnvoll sein.

Sprachzentrums), während die musikalisch-rhythmische Kompetenz, die sich in der rechten Gehirnhälfte befindet, bei der *Aphasie* erhalten bleibt. Durch musikalisch-rhythmische Stimulierung werden Assoziationsbahnen genutzt, um verknüpfte Regionen in der linken (gestörten) Hirnhälfte zu reaktivieren oder zu deblockieren. Hierbei hofft man, dass sich auf der emotionalen Ebene ein Gefühl von Geborgenheit und Sicherheit einstellt.

*Demenz* und *Depression* sind die beiden weiteren Krankheiten, bei denen Singen indiziert ist, was aus den oben erwähnten Zielen von musiktherapeutischem Singen unschwer zu erkennen ist. Hier sind vor allem das Ansprechen der emotionalen Ebene zu nennen.

Kontraindiziert ist Singen, wenn die durch den Gesang entstehende Nähe den Patienten psychisch überfordert und ihm bedrohlich erscheint.

### Was ist zu beachten beim Singen mit alten Menschen ?

Als Voraussetzung für das gemeinsame Singen ist neben einer allgemein positiven Einstellung dazu die eigenmotivierte Teilnahme anzuführen. Das heißt nicht, dass nicht hin und wieder ein aufmunterndes Wort des Leiters angezeigt wäre; es meint vielmehr die grundsätzliche Lust der Teilnehmer zum Singen selbst.

Ein weiterer Punkt ist die Auswahl des Liedmaterials. Hierbei sollte sich der Leiter an den Vorlieben der TeilnehmerInnen orientieren; diese Präferenzen können je nach Herkunft, Milieu, Bildung, Religion etc. der SängerInnen verschieden sein. Auch die musikalischen Vorerfahrungen sowie die momentane stimmliche und mentale Leistungsfähigkeit der Gruppe sollten berücksichtigt werden.

Neben der Chorgruppe ist auch die Einzelsituation mit einem Patienten/einer Patientin denkbar. Neben der Schaffung einer dem Patienten/der Patientin gemäßen körperlichen Ausgangslage (im Stehen singt es sich natürlich am besten – viele können dies aber nur begrenzt oder gar nicht), sind hier besonders das unterstützende Singen im Duett oder bei Gefallen auch Wechselgesang und Kanon zu empfehlen. Das baldige Auswendigsingen lässt eine tiefere Wirkung des Tuns verspüren; darum ist hierzu früh zu ermuntern.

Bei den **Voraussetzungen des Leiters** ist seine eigene Lust und Freude am Singen, sein Ganz-dabei-Sein an erster Stelle zu nennen. Mehr noch als bei vielen anderen Tätigkeiten spüren die TeilnehmerInnen beim Singen, inwiefern sich der Leiter mit der Musik identifiziert (in diesem Zusammenhang fällt mir das Wort ein, welches oft im Bereich des leistungsbezogenen Singens zitiert wird: Ein Chor ist so gut wie sein Leiter!).

Ein Ziel beim Singen mit alten Menschen sollte es sein, den alten Menschen unabhängig von seiner sängerischen Leistung ernst zu nehmen; insbesondere wenn man die Bedürftigkeit und/oder die Hilflosigkeit des alten Menschen spürt, sollte man nicht in einen Umgangston, der an Kindergarten erinnert, verfallen,

Bei der Chorgruppe können schon gemeinsame Gespräche über die Auswahl des Liedmaterials viel emotionale Bewegung bringen. Dankbar aufgenommen werden das Interesse des Leiters an mitgebrachten Liedern, besonders wenn sie ihm unbekannt sind, ebenso wie seine Bereitschaft, sich auf das Verarbeitungstempo und den individuellen Wünschen und Vorlieben der TeilnehmerInnen, was aus Rücksicht auf die Gruppe nicht in jeder Situation geschehen kann, einzulassen.

Es ist sowohl wichtig, keine gute Stimmung *machen* zu wollen und Trauer zuzulassen und auszuhalten, als auch gute und unbeschwerte Stimmung zu genießen und zu unterstützen. Das Schaffen einer vertrauensvollen und stützenden Atmosphäre ist günstig, um tiefere Schichten des Erlebens anzusprechen und die Teilnehmer zu ermutigen, ihre Stimmungen, die mit dem Lied transportiert werden, in Sprache zu bringen oder auch den Mut aufzubringen, dieser Stimmung schweigend nachzuspüren.

Als weitere Fähigkeit des Leiters ist hier anzuführen, dass er in der Lage sein sollte, den Leistungsdruck abzubauen, den die Älteren oft mitbringen (gerade wenn sie früher sängerisch aktiv waren) oder unter den sie sich und ihre Umwelt zuweilen setzen. Wenn es gelingt, dass die Musik schön klingt, sollte bei aller Freude nicht ihre Qualität an erster Stelle stehen, sondern die Art und Weise wie diese erreicht wurde und was sie an Affekten auslöst. In einer unverkrampften, entspannten, wohltuenden und nie harten oder kalten Atmosphäre fühlt sich jeder Mensch am wohlsten! Diese innere Haltung des Leiters erfordert eine nicht unbeträchtliche Reife und unterscheidet sich zum Beispiel von der leistungsbezogenen Arbeit mit einem ambitionierten Kammerchor.

Allein die Erinnerung der alten Menschen an das Singen in der Jugend ist für die Therapie bedeutsam, weil jene oftmals mit starken Affekten verbunden ist. Dies anzuerkennen und im Blick zu haben, ist Aufgabe des Leiters.

Neben Kenntnissen in Atemschulung und Stimmbildung sind Grundkenntnisse in der Chorleitung sowie auch das Beherrschen eines Begleitinstrumentes von Vorteil. Oftmals wirkt instrumentale Begleitung allerdings störend, lässt eine intime Atmosphäre nicht aufkommen: Hier ist das Gespür des Leiters gefragt, wann Begleitung angezeigt ist und wann nicht. Hat man die Wahl, ist zum Beispiel die Gitarre dem Klavier in der Regel vorzuziehen, da man als Leiter mit dem Instrument im Sing*kreis* sitzen kann und somit auch ein sichtbares Mitglied der Gruppe ist.

Aus dem bisher Gesagten wird deutlich, dass von dem Leiter sowohl Kommunikations- als auch Organisationsfähigkeit verlangt wird.

## Die Veränderung der Singstimme im Alter

Im Alter verändert sich Stimme; Veränderungen haben dabei verschiedene Ursachen:

- Die erste betrifft die muskuläre Situation im Kehlkopf: Die Feinspannung des Stimmmuskels, des musculus vocalis, lässt im Alter nach. Daraus folgt ein unvollständiger Stimmlippenschluss (der von Mensch zu Mensch verschieden stark ausgeprägt ist); dies hat wiederum zur Folge, dass zur Schwingung ungenutzte „wilde" Luft strömt, die Stimme klingt heiser oder belegt.

- Ebenfalls mit dem Nachlassen der Feinspannung verbunden nimmt die Fähigkeit zur raschen Tonhöheneinstellung ab.

- Ein weiterer Faktor ist hier der kleiner werdende Umfang der Stimme (die Tonhöhe wird nach oben durch Spannung der Stimmbänder, die durch die Kontraktion von Kehlkopfmuskeln erreicht wird, bestimmt – wie beim Stimmen eines Saiteninstrumentes; werden die Stimmbänder durch entsprechende Bewegungen der Kehlkopfmuskeln entspannt, entstehen weite, langsamere Schwingungen und damit tiefere Töne).

- Das Zittern in der Stimme alter Menschen resultiert ebenfalls aus der muskulären Veränderung: Es ist die akustisch hörbare zitternde Bewegung der Stimmlippen.

- Die Randkanten an den Stimmlippen sind verantwortlich für Obertonreichtum und Brillanz der Stimme; beides nimmt wegen der Veränderung der Stimmlippenbewegungen im Alter ab.

- Die Schleimhäute im Kehlkopf werden im Alter weniger durchblutet und befeuchtet. Dadurch wird die Stimme weniger tragfähig und stumpfer.

- Atmung: Durch die nachlassende Muskelspannkraft im Zwerchfellbereich wird dieser schlaffer, dies hat Kurzatmigkeit zur Folge.

## Die Bedeutung der Liedtexte

Die Liedtexte sind häufig Anknüpfungspunkte für Erinnerungen. Der Text kann persönliche Erfahrungen widerspiegeln. Dorothea Muthesius (1999, S. 8) erzählt von Frau Schulz: In dem Lied „Ich hatt einen Kameraden", wo es heißt: „Bleib du im ewgen Leben mein treuer Kamerad" spiegelte sich Frau Schulz' ganzer Lebenslauf: Der im Krieg verlorene Ehemann, mit dem sie nur ein halbes Jahr verheiratet war, dem sie ewige Treue geschworen hatte: Sie heiratete nicht wieder. Viele Menschen, die im Krieg einen Angehörigen verloren haben, standen mit diesem Lied an dessen Grab.

Ähnliche biographische Erfahrungen gemacht zu haben, vermittelt ein Gefühl der Verbundenheit. Dabei spielt auch eine Rolle, dass die ähnlichen Erfahrungen aus der Vergangenheit bis in die aktuelle Lebenssituation hineinreichen: Das jetzige Alleinsein im Alter, das auf einer anderen Ebene Heimatlosigkeit bedeutet.

„Wie dicht eine Kommunikation werden kann, soll ein Gespräch zwischen zwei Patienten zeigen, das sich nach dem Singen des Lieds ‚Im schönsten Wiesengrunde ist meiner Heimat Haus' entspann.

- Herr A: Ich bin in meinem Leben gerne nach Hause gefahren, nach Westpreußen, hatten wir Landwirtschaft (...) Ich hätte anderswo hinfahren können, aber ich bin immer wieder nach Hause gefahren. Das war immer schön.

- Frau B: Zu Hause sein ist immer schön.

- Herr A: Die Eltern lebten noch. (sehr gerührt)

- Frau C: Kann man nie vergessen.

- Herr A: J. (...)

- Frau B: Mein Mann ist auch gestorben, mein Sohn ist weg, lebt jetzt in Amerika. Da ist man ein bißchen verlassen.

- Herr A: Sind Sie allein?

- Frau B: Ja, ich bin allein, ich hatte ja nur den einen Sohn. (...)

- Herr A: So ist das Leben! (...) Ich war zehn Jahre in Russland. (sehr bewegt) (...) Als Kriegsgefangener.
- Frau B: Zehn Jahre? Au! (...) Waren Sie da schon verheiratet?
- Herr A: Ja. (...) Singen wir jetzt ‚Guten Abend, gut' Nacht'?" (ebd., S. 10)

Dorothea Muthesius deutet das Gespräch auf folgende Weise: „Dieses Beispiel verweist auch noch auf etwas anderes: Die Patienten selbst haben ein sehr sicheres Gefühl für die Dimensionen, an denen sie anknüpfen wollen. Hat bei dem Lied ‚Im schönsten Wiesengrunde' der *Text,* das Thema Heimat, eine verbale Reflexion ausgelöst, so beschließt Herr A das Gespräch mit einem Vorschlag, bei dem vorrangig die *Stimmung* des Lieds Relevanz hat. Die Besinnlichkeit von ‚Guten Abend, gut' Nacht', die Gefühle von Geborgenheit und Vertrautheit birgt, macht die Bedeutung des vorangegangenen Gesprächs erst vollends klar: Sowohl das Thema Heimat, wie auch die Tatsache, daß hier eine Gruppe von Menschen auf diese Art miteinander sprechen kann, ermöglicht ein Gefühl von Vertrautheit und Sicherheit, wie es vor allem aus der Kindheit erinnert wird (in der das Lied gelernt wurde)." (diess.)

Andere Liedtexte fordern direkt auf, Moral und Lebensregeln einzuhalten. Mittels der Liedtexte wurden Normen und Werte transportiert, die die alten Menschen in der heutigen Welt oft vermissen.

Wurde in ihrer Jugend der Begriff Vaterlandsliebe durch die Nazis pervertiert, leiden auch viele alte Menschen darunter, dass die gemeinsame innige Liebe des Volkes zur Heimat bei der Mehrheit der jüngeren Menschen fast erloschen zu sein scheint.

### Einige Liederbücher

Es gibt heute eine Menge sehr unterschiedlicher Liederbücher zu kaufen. Nachstehend sind einige besonders bewährte aufgeführt. Interessant ist es, auch die Liederbücher, die die alten Menschen damals benutzten, zu kennen und zu besitzen oder sie sich von den alten Menschen zeigen zu lassen. Es ist für diese eine schöne Erfahrung, ein altbekanntes Liederbuch singend wiederzuentdecken (meine 83-jährige Mutter hütet ihr Liederheft, in das den Schülerinnen damals die Liedtexte diktiert wurden, wie einen Schatz).

Angemerkt sei auch, dass immer mehr alte Menschen in die Musiktherapie kommen, die nicht aus Deutschland stammen und einen anderen kulturellen Hintergrund haben. Ihre zumeist auswendig mitgebrachten Lieder können nicht nur musikalisch und atmosphärisch Bewegung in die Gruppe bringen, sondern auch Anlass sein ins Gespräch zu kommen.

Ein (sicherlich unvollständiger) Überblick:

1.  Die Gesangbücher der christlichen Kirchen; die beiden bedeutendsten:
    *   Das Gesangbuch der Evangelischen Kirche in Deutschland (Stammteil mit jeweils regionalem Anhang)
    *   „Gotteslob", das katholische Gebets- und Gesangbuch (Stammteil mit jeweils regionalem Anhang)

2.  „Es tönen die Lieder" – Volkslieder aus acht Jahrhunderten, hrsg. von Kurt Pahlen; sowohl Klavierausgabe als auch Instrumentalausgabe, 1983, Schott-Verlag Mainz, Lizenzausgabe f. Bertelsmann, Bestellnr. 021022. *Reichhaltige Auswahl und Großdruck, dazu leichte Klavierbegleitung.*

3.  „Kein schöner Land" – Liederbuch im Großdruck, Strube-Verlag München, Bd. 1: 1984, Bd. 2: 1987 *Gute Auswahl, auch einige geistliche Lieder.*

4.  „Das Buch der Weihnachtslieder" – 151 Deutsche Advents- und Weihnachtslieder, hrsg. von Ingeborg Weber-Kellermann, Schott 1982, ED 7061. *Lieder teilweise mit zweiter Stimme; neben der Klavierausgabe gibt es eine Melodieausgabe und verschiedene Instrumentalausgaben; Anmerkungen über die Geschichte eines jeden Liedes.*

5.  „Der Zupfgeigenhansl" – Das Liederbuch der Wandervögel, Gemeinschaftsproduktion Piper-Schott, Mainz.

6.  „Deutsche Lieder" – Texte und Melodien. Ausgewählt und eingeleitet von Ernst Klusen. insel TB 1032. *Ca. 1200 (!) Lieder mit Anmerkungen zu jedem Lied.*

7.  „Mein Heimatland" – Die schönsten Volkslieder. Hrsg. von Ludwig Andersen. Schott-Verlag Mainz. *Textausgabe separat erhältlich; gute Auswahl, kaum ein Lied, das die ältere Generation nicht kennt; kleineres, handliches Format.*

8. „Liederbuch. Volksliedertexte" Vorwort und Zusammenstellung von Manfred Fortmann, 1996, 60 Seiten, Vincentz-Verlag Hannover. *Groß-schrift, jedoch nur Liedtexte, keine Melodien.*

## Schlussbetrachtung

Vergleiche ich die medizinisch-physiologisch nachweisbaren Verände-rungen der Singstimme im Alter mit den Erfahrungen jahrelangen Singens im Seniorenchor-Bereich, habe ich folgende Beobachtungen gemacht:

1. Eine zittrige vibratoreiche Stimme ist auch noch im Alter fähig, durch adäquate Übungen - begrenzt - korrigiert zu werden. Singende Menschen mit stärkerem Vibrato werden zu Solisten in der Gruppe, oft von ihrer Umgebung „schlecht ausgehalten", weil man als NachbarIn den richtigen Ton kaum mehr orten kann und das eigene Singen gestört wird; das Zu-sammensingen ist stark beeinträchtigt.

   Beim Versuch der Korrektur spreche ich zunächst möglichst freund-lich die Bitte aus, die zu singende Stelle ohne Vibrato zu versuchen, „ganz schlank und rein" und nicht so laut zu singen und singe die Stelle möglichst in diesem Charakter vor.

   Die Tonhöhe und die Lautstärke bestimmen die Intensität des Vibra-tos entscheidend mit. Das Vibrato hängt ebenfalls vom jeweiligen Druck ab, unter den die älteren Menschen sich setzen oder sich gesetzt fühlen; wichtig ist wiederum die Atmosphäre: den Druck nehmen durch freund-liche Ermunterung, auch durch Lob, wenn's klappt.

2. Ich ermuntere immer wieder zum Leise - Singen, wobei sofort das Zuhö-ren verbessert wird. In der Regel wird zu laut gesungen und somit das Lauschen auf den Gesamtklang verhindert. Nach einiger Zeit ermahnen sich zuweilen die Älteren untereinander, doch bitteschön! nicht so laut zu singen. Eine laute unangenehme Stimme ist unangenehmer als eine leise unangenehme Stimme.

3. Wie schon oben bei den Voraussetzungen, die ein Leiter mitbringen sollte, erwähnt, kommt es zu einem nicht zu unterschätzenden Maße auf seine eigene Lust und Freude am Tun, seinem Ganz-dabei-Sein an. Auf dieser Basis stellen sich oftmals schöne, von den Sängern und Sängerin-nen nicht erwartete Ergebnisse wie von selbst ein. Ich habe das Gefühl, dass durch die oftmals dadurch entstehende Freude, Wachheit und Kon-

zentration bei den Choristen deren musculus vocalis noch mal ein Einsehen hat und die Stimmlippen zusätzlich zu besonders schönen Schwingungen stimuliert!

4. Hat jemand in seinem Leben lange in einem Chor mitgesungen, beflügelt diese gute Erfahrung aus früheren Zeiten und kann beim Singen im Alter vorhandene positive Spannkraft freisetzen. Bei manchen Menschen habe ich den Eindruck, dass der/die Betreffende diese außerhalb des Singens so nicht mehr oder selten erlebt.

In der Tatsache, dass bei uns immer mehr Menschen immer älter werden, liegt auch allgemein für das Singen mit alten Menschen eine Chance. Deren Lebensqualität und seelische Gesundheit zu verbessern, ist hier vornehmliches Ziel. Die Gründe wurden genannt. Diesen Bereich für Therapie und Freizeitgestaltung auszuloten, besteht Handlungsbedarf.

## Literatur

Adamek, Karl (1996): Singen als Lebenshilfe. Waxmann–Verlag, Münster/ New York

Hegemann, Anja (1998): Unveröffentlichtes Skript der Diplom-Sprachheilpädagogin zum Vortrag „Musiktherapie mit Senioren", Köln

Muthesius, Dorothea (1997): Musikerfahrungen im Lebenslauf alter Menschen. Vincentz-Verlag, Hannover,

Muthesius, Dorothea (1999): Musik und Biographie – Lieder und Singen im Lebenslauf. In: „Beiträge zur Musiktherapie". Eigenverlag Deutsche Gesellschaft für Musiktherapie, Berlin

Schäffler, Arne / Schmidt, Sabine (1998): Mensch – Körper – Krankheit. 2., überarb. und erw. Auflage. Gustav-Fischer-Verlag, Stuttgart/Jena /Lübeck/Ulm.

# Im fortgeschrittenen Alter
# ein Musikinstrument lernen

Barbara Walsleben

## *Einleitung*

Musizieren schafft Individualität und liegt damit im Trend der Freizeit-
philosophie. Diese Freizeitgestaltung ist unabhängig von Altersstrukturen.

Da der Ausdruck „fortgeschrittenes Alter" sehr dehnbar ist, wird zunächst
eine Eingrenzung vorgenommen. Diese Ausführungen beziehen sich auf ein
Lebensalter ab ca. 55 Jahren. In die Lebenszeit von 55 bis 65 Jahren fallen in
der Regel gravierende Lebensveränderungen, wie z.B. der beginnende Ruhestand oder Auszug der Kinder aus dem elterlichen Hause. Zu diesem Lebens-
zeitpunkt wird häufig nach einer interessanten, anspruchsvollen Beschäftigung gesucht. Oft entsteht der Wunsch, ein Musikinstrument zu erlernen, sei
es, um sich einen Kindheitstraum zu erfüllen – jeder hat sicher schon einmal
die Aussage vernommen: ‚Ich hätte als Kind so gerne Klavier gespielt' – sei
es, um einmal Gelerntes wieder aufzufrischen und zu vertiefen, sei es, um
neue Kontakte zu bekommen.

Es folgen einigen Aussagen von Personen, die im fortgeschrittenen Alter
mit dem Klavierspiel anfingen, bzw. das Klavierspiel nach vielen Jahren
wieder aufnahmen:

Frau C.:   Als Kind habe ich so gespielt. Die Stücke gefielen mir oft nicht. Nach
zwei Jahren habe ich aufgehört. Als Erwachsener wollte ich wieder anfangen. Im Gegensatz zu früher erweitere ich selbständig eine Übesyste-
matik, die ich als Kind nicht wahrnam. Allerdings bin ich heute schneller
frustriert, wenn etwas nicht klappt trotz intensiver Auseinandersetzung -
vielleicht ein zu hoher Anspruch an mich selbst.

Frau A.:   Als Kind hatte ich Klavier spielende Freundinnen und wollte es auch
lernen. Aber meine Eltern konnten es mir nicht ermöglichen. Der Wunsch
blieb. Irgendwann bekam ich von meinem Mann ein Klavier geschenkt.
Das Üben macht mir Freude – sonst würde ich es ja nicht tun. Meine

Übeweise ist sehr analytisch-intellektuell geprägt. Ich habe Hemmungen vorzuspielen, genieße aber das Spiel für mich. Mit dem Fortschritt meines Spiels bin ich zufrieden, wenn ich auch weiß, dass es langsamer geht als bei Kindern.

Herr I.: Ich wollte immer schon Klavier spielen. Als Heimkind hatte ich aber keine Möglichkeit, es zu erlernen. Schwierig finde ich häufig die Theorie, da sie für mich eine zusätzliche Beschäftigung bedeutet und ich viel anderes zu tun habe. Die Praxis macht mir viel Spaß und es fällt mir nicht schwer. Welche Grenzen im Laufe der Zeit kommen, wird sich zeigen. Bisher war ich einmal frustriert. Die Funktion und Ausführung einer Übetechnik war nach dem Unterricht nicht im Kopf, also nicht verinnerlicht - und ließ mich zweifeln. Aber auch das wurde mir dann klar. Ich finde es toll, Zeit zum Üben zu haben, es ist Spaß und Entspannung und es ist gut, angefangen zu haben.

Frau U.: Klavier zu spielen ist ein ganz lang gehegter Kinderwunsch von mir. Meine sportlichen Beschäftigungen fallen mehr in den Sommer. Klavierspielen kann ich das ganze Jahr über. Musik hat für mich einen hohen Stellenwert. Müsste ich mich entscheiden, steht sie an erster Stelle. Ich übe täglich ganz systematisch nach dem Frühstück und habe meinen eigenen Lernanspruch – z.B. eine Zeile, bis sie bis auf einen Fehler klappt. Das Klavierspielen ist etwas ganz für mich alleine und es macht mir Spaß und bringt mir Entspannung vom Alltag. Frustriert war ich bisher noch nicht. Viel bedeutet mir vor allem die Musikgeschichte und ihre Zusammenhänge. Viele Personen in meinem Umkreis wissen nicht, dass ich mit dem Klavierspiel begonnen habe, denn die denken sicher, das macht man nicht mehr mit Ende 50.

Frau W.: Als Kind lernte ich Blockflöte und 2 Jahre Akkordeon, weil es da war. Der Unterricht und das Üben waren nicht sehr motivierend. In der Jugend lernte ich sehr begeistert Schlaggitarre. – Immer, wenn ein Klavier da war, habe ich darauf gespielt und später mit dem eigenen Klavier improvisiert. Der Klang gefällt mir und die Möglichkeit, gleichzeitig Melodie und Begleitung zu spielen. Dann kam der Wunsch, es ,von der Pike auf' zu lernen. Ich merke, dass ich den Unterricht - den sanften Druck brauche. Das Üben ist geistige Anregung und Bestätigung, der Kopf wird frei.

Frau E.: Ich wollte immer ein Instrument spielen – einfach etwas Schönes machen – und ich mag den Klang des Klaviers. Doch sehe ich meine Grenzen. Sie sind relativ nah, es ist mehr Üben als Erfolg – im Vergleich dazu, wie meine Tochter Fortschritte gemacht hat. Frustrierend ist die mangelnde Beweglichkeit, wenn das Stück im Ohr ist, aber nicht in die Finger will. Das Üben ist schon eine Pflicht, wenn es läuft, macht es Spaß und ich kann mich entspannen. Und ein Lernerfolg ist ja vorhanden.

Frau R.:    Ich höre gerne Klaviermusik. Eigentlich wollte ich immer Klavier spielen. Als Kind lernte ich einige Zeit Akkordeon. Es war kein Ersatz und nicht negativ besetzt. Ich wäre nie auf die Idee gekommen, meinen Eltern zu sagen: Ich möchte Klavier lernen. Aber immer, wenn irgendwo ein Klavier war, bin ich ran. Alleine vorzuspielen ist für mich immer noch stressbelastet, da Akkordeon Gruppenunterricht war – aber ich werde lockerer. Das Üben ist für mich geistige Anspannung, Freude, Spaß und Entspannung.

Wie aus den genannten Äußerungen resümiert werden kann, bietet ein Beginn einer Instrumentalausbildung im fortgeschrittenen Alter gegenüber dem Beginnen als Kind folgende Vorteile:

- Die Entscheidung für das Erlernen eines Instrumentes ist freiwillig und wird gewünscht.

- Der Wunsch, ein Instrument zu erlernen, ist lange vorhanden.

- Die Intensität der Instrumentalausübung ist selbstbestimmt und unterliegt keinem Fremdzwang.

- Der finanzielle Background ist im Gegensatz zu mancher damaligen Kindheit in der Regel gegeben.

- Die Zeit zum Üben ist ohne Druck einplanbar und wird nicht negativ empfunden.

- Ein Mensch im fortgeschrittenen Alter hat Lernstrukturen entwickelt, die der Optimierung des Lernens zugute kommen und das verlangsamte Lernen auffangen.

- Erwachsene haben durch die rezeptive - also hörende - Beschäftigung mit Musik meistens ein musikalisch analytisches Hörvermögen entwickelt und interessieren sich eher für musikgeschichtliche Zusammenhänge.

Aber wer kennt nicht die Äußerungen:

- Was Hänschen nicht lernt...

- Meine Finger sind nicht mehr beweglich.
- Das kann ich doch gar nicht mehr alles behalten.
- Was sollen die bloß denken, wenn ich so stümpere?
- Ich werde nie einen Mozart spielen können.
- Musikunterricht ist nur was für Kinder, die nehmen uns doch gar nicht.

Diese Gedanken oder auch Vorurteile untermauern die Hemmschwelle, überhaupt mit einem Musikinstrument anzufangen, obwohl der Wunsch da ist. Einfacher ist es dagegen für Mütter und Väter, die früher ihre Kinder wöchentlich zum Musikunterricht gebracht haben, und somit schon mit der Institution einer Musikschule vertraut sind.

Nun gibt es aber eine veränderte Gesellschaftsstruktur, die den Spruch ‚Musikunterricht ist nur was für Kinder, die nehmen uns doch gar nicht' ad absurdum führt, denn die ältere Generation ist das Schülerpotential von morgen. Einer Studie des Bundesinnenministeriums zufolge wird bis zum Jahr 2040 das Unterrichtsklientel an Kindern und Jugendlichen um 7 Millionen schrumpfen und die Anzahl der über 60-jährigen soll um 7 Millionen steigen (vgl. Lindemann 2000). Das würde bedeuten, dass sich MusikpädagogInnen längerfristig von einer reinen Kinder- und Jugendpädagogik verabschieden müssen. Erfreulicherweise gibt es Tendenzen zu Fortbildungen in dem Bereich des Erwachsenenunterrichts an Hochschulen, die zumindest im Ansatz schon Aspekte des Unterrichts mit älteren Menschen berühren (Freis 2001).

Inhaltlich werden mit den oben genannten Äußerungen zentrale Punkte angesprochen, die das Phänomen „Musizieren" ausmachen, nämlich das Zusammenwirken von Körper, Geist und Seele.

Jedem dieser Punkte wird im Folgenden ein eigener Abschnitt eingeräumt, um die Möglichkeiten – und auch Grenzen – aufzuzeigen.

### *Musizieren als Zusammenspiel von Körper, Geist, Seele*

Das Musizieren ist eine komplexe Tätigkeit, die sich zusammensetzt aus:

- körperlicher Arbeit – durch bestimmte Bewegungsabläufe,
- geistiger Arbeit – durch spezielle Denkstrukturen
- und seelischem Empfinden – um als Medium Emotionen auszulösen.

## Körper

Das primär benötigte Werkzeug eines Musikers ist die Hand, die mit ihren 27 Knochen und den damit verbundenen Muskelgruppen und Sehnen für die technische Ausführung hauptverantwortlich ist. Wenn dann noch über die Größe und Breite der Hände nachgedacht wird, die Beweglichkeit der Gesichtsmuskeln überprüft werden muss, die Zahnstellung in die Betrachtung mit einbezogen wird, der Atemapparat berücksichtigt werden muss und bestimmte allergische Reaktionen in Bezug auf Nickel oder Holzarten abgeklärt werden müssen, wären vielleicht viele Musiker allein aus körperlicher Sicht gar nicht für ihren Beruf geeignet (vgl. Blum 1995).

Da ein Mensch im fortgeschritten Alter normalerweise nicht ein Musikinstrument erlernen will mit der Prämisse, täglich vier bis sechs Stunden zu üben, fallen die körperlichen Unzulänglichkeiten des menschlichen Körpers für ein Instrument, bzw. die Unzulänglichkeit eines Musikinstrumentes für den menschlichen Körper nicht so gravierend ins Gewicht.

Einem gesunden Erwachsenen stehen alle Möglichkeiten offen, frei ein Musikinstrument auszuwählen. Es besteht ein eindeutiger Vorteil der Erwachsenen gegenüber den Kindern, denn mit Ausnahme der Streichinstrumente Achtel-, Viertel-, Halbe-, Dreiviertel-Größen und in einigen Reformversuchen im Bereich der Holzblasinstrumente, sind die Musikinstrumente für Erwachsene gemacht. Die körperliche Konstitution für bestimmte Instrumente ist vorhanden und somit sind die notwendigen Voraussetzungen überprüfbar, sei es

- die Handspanne für das Klavier,
- das Lungenvolumen für die Querflöte,
- die Lippenpolsterung für die Trompete,
- die entsprechende Körpergröße für ein Cello,
- der leichte Überbiss für die Klarinette oder das Saxophon.

Allerdings können bei Menschen im fortgeschrittenen Alter krankheitsbedingte Veränderungen des Bewegungsapparates, der Atemwege oder des Kieferbereiches vorhanden sein, die eine Instrumentenwahl beeinflussen. Als medizinischer Laie kann ich hier nur bedingt Hinweise geben.

Einige Beispiele:

Ein Blasinstrument zu erlernen kann schwierig werden mit einer Zahnprothese oder chronischen Nasennebenhöhlenerkrankungen.

- Das Halten der Geige wird schwierig bei Nacken- und Schulterproblemen.

- Die Haltung beim Cello- oder Harfenspiel kann sich nach Einsatz eines künstlichen Hüftgelenks oder Oberschenkels als ungünstig erweisen.

- Die Beinarbeit bei der Kirchenorgel wird mit einem Knieschaden schwierig.

- Ohrnahe Instrumente, wie Geige oder Querflöte, werden evtl. von Menschen mit Ohrgeräuschen (Tinnitus) als unangenehm empfunden.

- Schwere Instrumente, wie Akkordeon oder Tuba, die im Stehen gespielt werden, sind nach einem Bandscheibenvorfall nicht geeignet.

- Klavier spielen kann für einen Menschen mit starker Sehschwäche (z.B. auch Gleitsichtbrille) schwierig werden.

- Instrumente, die eine Intonation erfordern, sind u. U. für Menschen mit einem eingeschränkten Hörvermögen ungeeignet.

- Ein Musikinstrument zu erlernen, kann für Menschen mit Arthrose unmöglich werden.

Es empfiehlt sich, bei körperlichen Beschwerden oder Einschränkungen einen Arzt aufzusuchen. In der Regel ist es der Orthopäde, Zahnarzt, Kieferorthopäde, aber auch der HNO- oder Augenarzt. Ein Blick ins Branchenbuch weist zwar eine Reihe von Sportmedizinern auf, der Begriff „Musikmediziner" findet sich nicht. Gerade Laienmusiker oder zukünftige Laienmusiker vermissen oft die nötige Akzeptanz für ihre Beschwerden.[1] Mit Antworten wie: „Vielleicht ist es einfacher Sie hören sich Musik an." / „Überschlagen Sie doch bei Beethoven zwei Seiten." / „Es drängt Sie ja nichts, machen Sie ein paar Wochen Pause" ... wird dem Wunsch zu musizieren ein Stein in den Weg gelegt, indem sich eine Hemmschwelle aufbaut, ob überhaupt die Berechtigung besteht, sich in Bezug auf ein Hobby medizinisch beraten zu lassen. In so einem Fall sollte der Arzt gewechselt werden, denn die Medizin weiß inzwischen viel über die Gesundheitsprobleme von Musikern.

---

[1] Hinweis: 1994 wurde die „Deutsche Gesellschaft für Musikerphysiologie und Musikermedizin" gegründet.

Die Musikmediziner beschäftigen sich überwiegend mit gesundheitlichen Beschwerden von Musikern, die ihr Instrumentalspiel als Kind begannen. In der Kindheit ist die körperliche Entwicklung noch nicht abzuschätzen. Wenn dann klar wird, dass das Instrument von der körperlichen Konstitution im Endeffekt nicht die beste Wahl war, sind die Spieler oft schon weit fortgeschritten oder müssen von der Ausübung leben (vgl. Lahme 2000). Ein zweiter Aspekt ist das Wissen um übe- und spielbedingte körperliche Störungen. Nicht nur ein Sportler hat trainingsbedingte Verletzungspotentiale wie z.b. einen Tennisarm, auch bei Musikern können spezifische körperliche Störungen auftreten. Bei einem Erwachsenen mit einem gemäßigten Überhythmus treten solche Störungen kaum auf. Bestehen aber bei einem erwachsenen Menschen körperliche Einschränkungen, wird ein der Musikmedizin kundiger Arzt aufgrund seiner Erkenntnisse kompetente Hinweise geben können in Bezug auf die gewünschte Instrumentenwahl. Es besteht für den im fortgeschrittenen Alter beginnenden Musiker der Vorteil, prophylaktisch die Eignung für die Wahl eines Musikinstrumentes einschätzen zu können. Wer das Cello nicht wird spielen können, entscheidet sich vielleicht für die Geige. Wer das Akkordeon nicht tragen kann, wählt vielleicht das Keyboard. Eine Alternative zur Orgel ist vielleicht das Klavier. Wer Schwierigkeiten mit dem Gehör und der Intonation hat, kann auf Instrumente zurückgreifen, bei denen die Tongebung vorgegeben ist, z.B. das Klavier. Menschen mit einer Arthrose werden vielleicht die Liebe zum Gesang entdecken oder anfangen zu komponieren. Und es ist weniger schmerzlich, sich frühzeitig umzustellen, als nach zwei bis drei Jahren zu merken, dass die Instrumentenwahl für den Körper falsch war. Diese Entscheidungsmöglichkeit ist eines der großen Vorteile für die Instrumentenwahl im erwachsenen Alter.

## Geist

‚Musik macht intelligent' ist ein gängiger Slogan, für den vor allem Eltern sehr zugänglich sind. Bisher gibt es noch wenig wissenschaftlich fundierte Beweise für die positive Auswirkung des Musizierens auf die Intelligenz. Eine wissenschaftliche Studie zur Verifizierung dieser These liegt bei Bastian vor, der auch ein Konzept für alternativen Schulmusikunterricht entwickelt hat (vgl. Bastian 2000). Wird auch die Steigerung der Intelligenz durch das Musizieren noch kontrovers diskutiert, wird keiner abstreiten, dass das Musizieren zu den schwierigsten geistigen Leistungen gehört. Altenmüller weist dieses nach durch Messungen einer gesteigerten Gehirnaktivität von Musizierenden im Vergleich mit Kontrollgruppen. Es wird kein Mensch auf die Idee kommen, Musik zu machen, um intelligent zu werden. Musik wird gemacht um ihrer selbst willen (vgl. Altenmüller 2001). Natürlich hat das Musizieren positive Auswirkungen auf das Leben und die geistige Aktivität. Nach Gieseke werden vier Gedächtnisleistungen beim Musizieren erbracht:

- das *Hörgedächtnis* oder *Auralgedächtnis* – der Spieler weiß wie das Stück zu klingen hat,

- das *Greifgedächtnis* oder *haptische Gedächtnis* – die Finger wissen, was sie zu tun haben,

- das *visuelle Gedächtnis* mit seinen Unterscheidungen:

  - Instrumentenaufsichtgedächtnis: Töne, Griffe, Fingersätze und Bewegungen der Hände werden visuell abgespeichert durch den Blick auf das Instrument,

  - Notenschriftgedächtnis: Das Notenbild ist vor dem inneren Auge, auch das ‚fotographische' Gedächtnis genannt,

- das *musiktheoretische Gedächtnis* – der Spieler speichert nach tonsetzerischen Begriffen beim Üben, z.B. Grundakkord mit Tonleiter, Dominantseptakkord (vgl. Giesecke 2001). Die genannten Gedächtnisarten werden bei der komplexen Ausübung des Musizierens gleichzeitig in Anspruch genommen – mit den von Spieler zu Spieler unterschiedlichen Schwerpunkten.

Bei einem Menschen im fortgeschritten Alter sind häufig bestimmte Gedächtnisstrukturen besonders ausgeprägt. Wer im Leben viel zuhören musste, wird weniger Schwierigkeiten haben, sich zu merken, wie ein Stück klingt – es ist im Ohr und kann durch den abgespeicherten Klang korrigiert werden. Berufsgruppen wie z.B. UhrmacherIn, ChirurgIn, SekretärIn profitieren durch eine Fingerbeweglichkeit und ausgeprägte Feinmotorik, was der Virtuosität zugute kommt. Ein Mensch, der viel mit Texten zu tun hatte, wird evtl. einen Bezug zum Notenbild haben. Wer gewohnt ist zu konstruieren, wird vielleicht in erster Linie den graphisch erkennbaren Aufbau eines Musikstückes analysieren.

Die Komplexität des Musizierens lässt sich auch darlegen durch das Intelligenzmodell von Howard Gardner (1983). Neben der sprachlichen, mathematischen und räumlichen Intelligenz, die in herkömmlichen Intelligenztesten abgefragt werden, existieren für Gardner noch die musikalische Intelligenz, die Bewegungsintelligenz, die intrapersonale Intelligenz und die interpersonale Intelligenz. Sechs der angesprochenen sieben Intelligenzen werden durch das Musizieren gefördert. Eine Ausnahme bildet die sprachliche Intelligenz, da unsere Sprache nicht vom Musizieren profitiert.

- Mathematische Intelligenz: Wer sich mit Rhythmus auseinandersetzt, versteht rechnerische Grundzusammenhänge.

- Räumliche Intelligenz: Bewegungen im dreidimensionalen Raum bilden die Grundlage für das Spielen eines Musikinstrumentes.

- Musikalische Intelligenz: Durch das Spielen eines Musikinstrumentes wird die Musik besser verstanden, der Mensch reagiert schneller auf musikalische Strukturen.

- Bewegungsintelligenz: Das intensive Training der Feinmotorik überträgt sich in der Regel auf den Alltag (eine Ausnahme bilden die Musiker mit den sogenannten zwei linken Händen).

- Intrapersonale Intelligenz: Wer mit Musik Gefühle ausdrücken will, muss sie vorher bei sich gespürt haben.

- Interpersonale Intelligenz: Wer mit anderen Menschen musiziert, sei es im kleinen Kreis, Ensemble oder Orchester, muss diese Menschen wahrnehmen können und sich auf die Mitspieler einstellen (vgl. Altenmüller 2001).

Im Gegensatz zu Kindern sind bei Menschen im fortgeschrittenen Alter, bedingt durch die Lebenserfahrung, vor allem die intrapersonale und die interpersonale Intelligenz – also die sozialen Intelligenzen – ausgebildet. Der erwachsene Mensch ist dadurch frühzeitiger fähig zum Zusammenspiel mit anderen Musikern. Zusätzlich hat der erwachsene Mensch gelernt, sich zu konzentrieren und ausdauernd langfristige Ziele zu verfolgen.

Das Zusammenwirken der verschiedenen Intelligenzen für den Vorgang des Musizierens macht deutlich, warum sich das Instrumentalspiel, vor allem das Klavierspiel, als das geeignete Medium des Gedächtnistrainings etabliert hat.

Körper und Geist sind Voraussetzungen und Werkzeuge des Musizieren. Das Instrumentalspiel wird erst zur Musik durch ihre Wirkung auf die Seele.

## Seele

Wer kennt nicht die Bemerkungen zur Milchsteigerung bei Kühen oder das produktivere Eierlegen der Hennen durch Musikberieselung mit klassischer Musik. Mögen nun die genannten Beispiele wissenschaftlich begründet sein oder nicht, was Musik zur Musik macht, ist vor allem die Wirkung auf die Psyche – sei es im positiven oder negativen. Musik ist als Kunstform ein Medium, auf das fast jeder Mensch reagiert, unabhängig von Alter, Lebenserfahrung oder Umfeld. Dadurch erfährt die Musik eine große Popularität. Überwiegend ist der Bezug zur Musik positiv gefärbt. Menschen im fortgeschrittenen Alter haben auch im Hinblick auf die Auswahl der Musikrichtung die Freiheit, sich klar äußern zu können, was ihnen gefällt und gut tut – und was nicht.

Sucht ein Mensch in erster Linie eine körperliche Betätigung, bietet sich der Sport an. Sucht der Mensch eine mehr geistige Betätigung, bietet sich z.B. das Sprachen lernen an. Sucht der Mensch eine Betätigung um Emotionen zu verarbeiten oder zu erleben, bietet sich die Kunst an.

Eine Möglichkeit ist das Erlernen eines Musikinstrumentes. Allerdings erfordert dieses Lernen eines Musikinstruments in der Regel die Zusammenarbeit mit einem Lehrer. Der Instrumentalmusikunterricht ist nicht mit anderen Unterrichtsformen vergleichbar. Der Schüler ist mit dem Lehrer im Zweierverbund für eine gewisse Zeit in einem Raum, und beide Personen beschäftigen sich mit der sehr emotional wirkenden Musik (vgl. Klier 1998). Damit die gemeinsame Beschäftigung mit der Musik erfolgreich ist, muss die „Chemie" zwischen Schüler und Lehrer stimmen. Bei Kindern und Jugendlichen erleben die Lehrer – oft als Bezugspersonen – Persönlichkeitsentwicklungen und auch Konflikte mit und auf der musikalischen Ebene sind die Lehrer mitverantwortlich für den Erfolg oder auch Misserfolg eines Schülers.

Bei der musikalischen Arbeit mit Erwachsenen steht die Eigenbestimmung des erwachsenen Schülers im Vordergrund, mit seinen musikalischen Vorstellungen und seinem geplanten Zeit- und Energieaufwand für die Beschäftigung mit Musik.

Erwachsene stehen im Leben und sind gewohnt, etwas zu leisten. Von daher gehen sie häufig mit einem zu hohen Anspruch an sich in die Unterrichtssituation. Schnell ergibt sich eine Diskrepanz zwischen den Fortschrittserwartungen des Schülers und den realen Möglichkeiten. Ein Erwachsener weiß z.B. wie ein Chopinwalzer klingt und wird im ersten Moment erschrecken, wenn er hört, wie viele Jahre er üben muss, um ihn zu spielen. Darum muss dem Menschen im fortgeschrittenen Alter klar sein, bzw. klargemacht werden, dass die Lernfortschritte – zumeist in technischer Hinsicht – gegenüber den Kindern verlangsamt sind. Auch die Relation zum Alter ist zu bedenken. Ein fünfjähriges Kind, das nach 15 Jahren seinem Lernziel nahe kommt, ist dann 20 Jahre alt. Ein erwachsener Mensch, der mit 65 ein Instrument erlernt, ist nach 15 Jahren 80. Da der erwachsene Mensch – wie schon genannt – in der Regel gelernt hat, langfristige Ziele zu verfolgen, wird er ohne Frustration mit dieser Realität leben können und vorerst auch musikalische Freude an einfachen Stücken finden.

Bei einem Schüler im fortgeschrittenen Alter besteht kein möglicher Karrieredruck mehr, der eine Standardausbildung erfordert. Jeder am Erwachsenen orientierte Instrumentallehrer wird auf die musikalischen Vorlieben seines Schülers eingehen und diese in das Unterrichtskonzept einbauen. Zusätzlich lassen sich gerade auch Erwachsene von notwendigen Übemethoden überzeugen, oder für Musikstile begeistern, wenn der Unterricht mit dem jeweiligen geschichtlichen und künstlerischen Umfeld in Verbindung gebracht wird (vgl. Lindemann 2000).

Der erwachsene Mensch hat gegenüber vielen Kindern und Jugendlichen die große Möglichkeit einer freien Lehrerwahl, um durch einen geeigneten Pädagogen den musikalischen Wünschen näher zu kommen und die Wirkung der Musik durch eigenes Spiel zu erleben, sei es,

- um sich vom Alltag zu lösen,
- um zur Ruhe zu kommen,
- um etwas für sich zu haben,
- um die Stimmung aufzuheitern,
- um andere zu erfreuen,
- um Gemeinsamkeit zu erleben,
- um sich zu verwirklichen,
- um Spaß zu haben.

## Musikinstrumente

Zunächst folgt eine grobe Einteilung der Musikinstrumente. Grundsätzlich wird unterschieden in folgende Hauptgruppen:

a) Holzblasinstrumente: z.b. Querflöte, Blockflöte, Klarinette, Saxophon, Oboe, Fagott

b) Blechblasinstrumente: z.b. Trompete, Posaune, Horn

c) Streichinstrument: z.b. Geige, Bratsche, Cello, Kontrabass

d) Schlaginstrumente: z.b. Schlagzeug, Pauken, gestimmte Schlaginstrumente wie Xylophon

e) Eigenständige Instrumente: z.b. Klavier, Orgel, Cembalo, Harmonium, Keyboard, Akkordeon, Gitarre, Harfe

Die ersten vier Gruppen, die sogenannten Soloinstrumente bzw. Melodieinstrumente werden überwiegend im Zusammenspiel mit anderen Instrumenten eingesetzt und von daher von Menschen bevorzugt, die mit anderen Menschen zusammenspielen möchten.

Die Gruppe der ‚eigenständigen Instrumente' befähigt den Spieler, Melodie und Begleitung gleichzeitig zu spielen und eignet sich von daher in erster Linie für Menschen, die für sich alleine spielen möchten (vgl. Ben-Tovin u.a. 1986). Musiklehrer geben eine kompetente Beratung über die einzelnen Instrumente.

## Instrumentenauswahl

Die Instrumentenauswahl bei Kindern wird zunächst häufig von den Eltern bestimmt: „Da ist noch meine Blockflöte von früher" / „Wir haben doch das Klavier." – Oder sie richtet sich nach Personen: „Die Blockflötenlehrerin spielt auch Oboe." / „Meine beste Freundin spielt Klarinette."

Für Kinder gibt es Untersuchungskriterien, die geistige, körperliche und persönliche Voraussetzungen für ein Musikinstrument überprüfen (vgl. Ben-Tovin u.a. 1986). Für Erwachsene, die ein Instrument erlernen, kann man vielleicht eher von einer freien Wahl sprechen, die dann vermutlich beeinflusst wird von einer Suche nach einem zu Selbstkonzept und Lebensumständen ‚passenden' Instrument (vgl. Nohr 1998). Erwachsene, die sich für ein Musikinstrument entscheiden, wissen in der Regel, auf welchen Klang sie ansprechen und welche Musikrichtung sie bevorzugen. Wer die Barockmusik liebt, wird die Oboe wählen, bevor er die Klarinette nimmt, für die es erst Literatur ab der Klassik gibt. Wer den Jazz oder den Bigbandsound bevorzugt, will lieber das Saxophon als die Blockflöte lernen. Ein geselliger Mensch wird ein Instrument auswählen, mit dem er schnell mit anderen musizieren kann, ein zurückgezogen lebender Mensch wird Instrumenten den Vorzug geben, die zur Gruppe der eigenständigen Instrumente gehören.

Erwachsene orientieren sich mehr am Klang der Instrumente, der sie anspricht, oft in Verbindung mit einem Interpreten oder Komponisten. Persönliche Vorlieben oder Abneigungen sind dem erwachsenen Menschen bekannt. Zu einem Musikinstrument muss eine Beziehung aufgebaut werden. Dieses zunächst unhandliche, unbequeme Ding „Musikinstrument" soll im Zusammenklang mit dem Körper und den Bewegungen des Musikers eine Einheit bilden. Denn nur die Finger, die Lippen, die Luft bringen das Instrument zum Klingen. Jeder Instrumentalist wird sich noch erinnern und wundern, wie ungewohnt der Umgang mit dem Instrument in der ersten Zeit gewesen ist. Wenn der Spieler mit seinem Instrument vertraut ist und es als Partner empfindet, ist die Voraussetzung zum Musizieren gegeben. Eine Ausnahme bilden vielleicht die Tasteninstrumente, die an ihrem Platz bleiben und sich immer Töne entlocken lassen – und sei es vielleicht das Schulklavier, dessen Tasten im Vorbeigehen angeschlagen wurden. Das Klavier ist vielen vertraut und ruft von daher die geringste Schwellenangst hervor. Es gibt weit über 70 Millionen Klavierspieler weltweit, 6 Millionen in Deutschland.

Erhebliche Vorteile haben Erwachsene, die in ihrer Kindheit ein Instrument erlernt haben und wieder einsteigen wollen. Für Menschen, die im fortgeschrittenen Alter ganz neu mit einem Instrument anfangen, ist der Einsatz und Aufwand zu lernen und zu üben höher. Da es aber für den Menschen spannend ist, etwas völlig Neues zu machen, wird der Mehraufwand durch Begeisterung und Neugier kompensiert.

Wenn sich ein Mensch im fortgeschrittenen Alter für das Erlernen eines Musikinstrumentes entscheidet, gibt es

- eine Vorstellung, welches Instrument es sein soll

- oder Wünsche, wie ein Instrument eingesetzt werden soll – z.B. für sich alleine oder im Zusammenspiel mit anderen.

- Forderungen an den Lernerfolg – schnell oder als geruhsame, langfristige Beschäftigung.

Nicht immer findet ein Musiker einen Begleiter oder Mitspieler. Heutzutage gibt es aber Medien, durch die sich ein Zusammenspiel künstlich herstellen lässt, wie ,music minus one' oder ,play along'.

Der Mensch im fortgeschrittenen Alter hat alle Möglichkeiten, sich für ein Instrument seiner Wahl zu entscheiden und wird nach eingehender Information Möglichkeiten, aber auch Grenzen einschätzen können.

## *Zusammenfassung*

- Die ältere Generation ist das Schülerpotenzial von morgen und im großen Maße eigenbestimmt.

- Das verlangsamte Lernen wird kompensiert durch die Freude zu üben, durch vorhandene Lernstrukturen und eine gute Eigeneinschätzung.

- In Bezug auf die körperliche Konstitution kann der erwachsene Mensch von einem Ist-Zustand ausgehen und daraufhin ein Instrument aussuchen, wenn auch u.U. ein Kompromiss eingegangen werden muss.

- Das Musizieren hat einen positiven Einfluss auf Körper, Geist und Seele.

- Es ist nie zu spät – und sehr spannend – etwas Neues auszuprobieren.

- Das Musizieren ist eine Bereicherung des Lebens.

## Literatur

Altenmüller, Eckart (2001): Wie Gehirn Musik verarbeitet. In: Üben & Musizieren, Heft 2. S.30 -37

Bastian, Hans G. (2000): Kinder optimal fördern – mit Musik. Intelligenz, Sozialverhalten und gute Schulleistungen durch Musikerziehung. Schott, Kassel

Ben-Tovin, Atarah / Boyd, Douglas (1986): Das richtige Instrument für unser Kind. Zürich

Blum, Jochen u.a. (1995): Medizinische Probleme bei Musikern. Stuttgart

Freis, Beate (2001): Klavierunterricht für Erwachsene. In: Üben & Musizieren, Heft 2, S. 86f

Gardner, Howard (1983): Frames of mind. The theory of multiple intelligences. New York

Giesecke, Mark Andreas (1999): Clever üben, sinnvoll proben, erfolgreich vorspielen. Frankfurt a. M.

Klier, Johannes (1998): Liebe, Haß, Zuneigung, Furcht, Demütigung. In: Üben & Musizieren. Heft 2. S. 7ff

Lahme, Albrecht u.a. (2000): Berufsbedingte Erkrankungen bei Musikern. Berlin

Lindemann, Stefan (2000): Oldies but Goldies. In: Üben & Musizieren, Heft 2. S. 42f

Nohr, Karin (1998): Zwilling, Feind, Schatten, Partner. In: Üben & Musizieren, Heft 6. S. 6ff

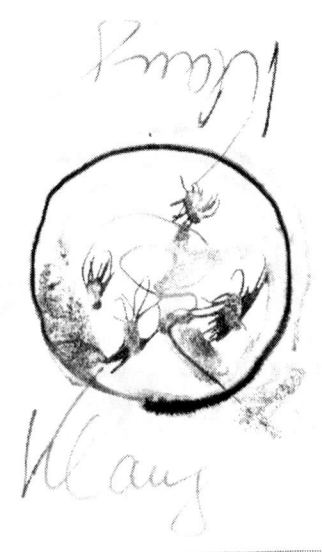

# Improvisieren mit älteren Menschen?
# Schwierigkeiten und Möglichkeiten

Natalie Hippel, Friedemann Laabs

## *1. Vorüberlegungen zum Begriff ‚Improvisation'*

> *Gefühle sind immer lächerlich,*
> *besonders aber,*
> *wenn Unbefugte sie in die Finger kriegen.*
>
> *(Elfriede Jelinek)*

Unter ‚Improvisation' wird im allgemeinen eine spontane Erfindung und Realisation von Musik verstanden; es handelt sich also um ein Augenblicks-ereignis, dessen Resultat einmalig und so nicht wiederholbar ist. Die Impro-visation ist ein ‚Stegreif-Spiel' (lat. improvisus = unvermutet; ital. unvorbe-reitetes Handeln, z.B. ‚Stegreifmusik'; vgl. Duden 2000, S. 493) und steht in ihrem offenen Charakter der Fixierung und Reproduktion entgegen (vgl. Brockhaus-Riemann 1979, S. 230ff.; vgl. Kunzler 1991, S. 547ff.). Sie hat in vielen Kulturformen und Musikrichtungen eine lange Tradition.

Innerhalb der abendländischen Musik wurde die Improvisation besonders während der Barockzeit gepflegt und kultiviert, darüber hinaus blieben Ele-mente in der Ornamentierung, der Variation und der freien Solo-Kadenz auch in späteren Epochen erhalten (vgl. Horsley 1993, S. 31ff.). Im zeitgenössi-schen Jazz spielt sie als Gestaltungs- und Ausdrucksmittel eine zentrale Rolle.

Insofern scheint die musikalische Improvisation im ausgezeichneten Maße für therapeutische Prozesse geeignet zu sein, da sie ein unvorbereitetes, spontanes Gestalten erlaubt, gleichzeitig jedoch auch kulturell verankert ist und somit nichts Fremdes oder gar Befremdendes einführt. Wir werden jedoch noch sehen, dass dies im Hinblick auf ältere Menschen nur bedingt zutreffend ist, da sie häufig nur wenige oder keine bewussten Erfahrungen mit improvisierter Musik gemacht haben.

Mit der musikalischen Improvisation hat es unserer Meinung nach noch eine andere schwierige Bewandtnis, die immanent bedingt ist. Neben dem Aspekt der Spontaneität hat die Improvisation auch einen normativen Aspekt, der sich in der sprachlichen Verwandtschaft zu dem englischen Wort ‚to improve' (verbessern) ausdrückt. Die Improvisation ist ein spontanes musikalisches Geschehen mit der Intention, etwas zu verbessern; sie setzt den Glauben voraus, dass sich in der freien ‚Augenblickseingebung' etwas Neues, ‚Besseres' und Wahreres zeigt und finden lässt. Insofern hat die Improvisation einiges mit dem Konzept der Evolution (Darwin) zu tun, auch sie setzt auf Variation, Mutation, Experiment, Veränderung und auf Selektion und Beurteilung (Reflexion) als Bausteine der Entwicklung. Daher ist „...das Improvisieren eine bewährte Methode, zu lebendigen und neuartigen Gestaltungen zu kommen" (Weymann 2000, S. 318).

Dies hier angedeutete Spannungsverhältnis wird von vielen Jazz-Musikern explizit herausgearbeitet und vertieft. Für Musiker wie John Coltrane oder John Taylor ist die geglückte Improvisation eine Vereinigung von Gegensätzen: Vollkommene Gemeinschaft und Kommunikation bei höchster Individualität und Selbstbestimmung, reine Ratio und Emotion, Spontaneität bei struktureller Klarheit, absolute Freiheit in enger Bindung und Bezogenheit; alles kann gespielt werden, wenn es im Kontext der „Verantwortung" geschieht. Die geglückte Improvisation ist eine „coincidentia oppositorium", in der die scheinbaren Gegensätze versöhnt und aufgehoben sind. Wir wissen aus der Philosophie, dass dieser Begriff das Absolute (Gott) bezeichnet (Schmidt 1978, S. 99), und genau in diesem Sinne wird er auch häufig von diesen Musikern verstanden: Die Improvisation ist der Ort, in dem Vollkommenheit als Vorgriff erscheinen kann, sie verweist auf den utopischen Ort des ‚geglückten Lebens' und der ‚geglückten Gesellschaft'. Nichts ist diesen Musikern verhasster als das ungebundene, rein subjektive Spiel ‚nur aus dem Bauch heraus'. Im Gegenteil, es ist viel mehr als emotionale Subjektivität, was da in dem Kontext der Improvisation verhandelt wird.

Nun scheint dies vielleicht auf den ersten Blick eine Spezialmeinung einiger Musiker zu sein, doch beim Stöbern in Musikbüchern fanden wir u.a. diese Stelle: „Improvisation, das unvorbereitete, aber doch formgerechte Schaffen eines kunstvollen musikalischen Gebildes [...] Gegensatz ist Phantasieren, das ungebundene Musizieren aus einer Augenblicksstimmung heraus" (Schwarz-Reiflingen 1960, Spalte 292). (In diesem Sinne war wohl im

Zeitalter des Barock die Improvisation an der Orgel der Ausdruck hoher Meisterschaft.). Neben der Spontaneität werden hier besonders formale Aspekte hervorgehoben, d.h. eine geglückte Improvisation ist ohne ein „Formgefühl", ohne eine „Verpflichtung" nicht möglich (so auch der Jazz-Pianist John Taylor in einer mündlichen Mitteilung).

In ähnlicher Weise problematisierte schon Goethe den Begriff der Improvisation in seinen ästhetischen Überlegungen. Er bemängelt, dass es den improvisierenden Künstlern der „subjektiven Richtung" (der Romantik) nur um den Ausdruck von „subjektiven Empfindungen" und „Gefühlssachen" gehe, dass ihnen das Objekt, der Weltbezug fehle, dass „...eine subjektive Natur ihr bißchen Inneres bald ausgesprochen hat und zuletzt in Manier zugrunde geht" (Eckermann 1981, S. 158). Für Goethe bedeutet Improvisation das unmittelbare Produktiv-Werden über einen zur „Aufgabe" gestellten Gegenstand, sie „... wendet sich aus dem Inneren heraus auf die Welt" (ebd. 1981, S. 159). Einem Künstler gelingt die Improvisation dann, wenn sie „objektiver Natur" ist, sich auf das „Außen", die „wirkliche Welt" bezieht: „Wenn er zum Objektiven durchbricht, so ist er geborgen: es liegt in ihm, denn er ist nicht ohne Phantasie" (ebd. 1981, S. 158). Die „Geborgenheit", die Ganzheit entsteht in der Verschränkung von Innen und Außen, in einer Polarität.

Einen ganz anderen Improvisationsbegriff verwendet hingegen John Cage, der für die Improvisationsbewegung der 70er und hierüber für die Musiktherapie von Bedeutung wurde. Für ihn ist Improvisation ein „anarchistisches Komponieren", bei dem auf „Kontrolle verzichtet" wird (Kapteina 1996, S. 138). Es gibt keine normativen Vorgaben, alles, was klingt, wird als Musik akzeptiert, die gesamte Person mit ihren Lebensproblemen kann sich einbringen. Die Musik bekommt so authentischen Mitteilungscharakter. Es entsteht ein „Werk ohne Zwang", bei der die „Würde von autonomen Subjekten" hergestellt wird: Die Klänge kommen aus dem „Zentrum der Person" (ebd. 1996, S. 139). Die Improvisation wird zu einem Weg der Selbst-Befreiung und Emanzipation.

Beide Improvisationsbegriffe stehen in einem Spannungsverhältnis zueinander. Wenn wir heute in unserem Kulturkreis von ‚Improvisation' sprechen, schwingen wohl beide Vorstellungen mit. Es ist möglich, dass die Schwierigkeiten, die manche (besonders ältere?) Menschen mit dem Improvisieren haben, auch dieses immanente Spannungsverhältnis abbilden.

## 2. Formen der Improvisation

Die *freie* Improvisation verzichtet auf jede Vorgabe und Absprache bei der Gestaltung eines musikalischen Prozesses. Alles wird nur über Klänge „verhandelt". In ihrer weiten Form bezieht die freie Improvisation alle Formen von Geräuschen (Alltagsgeräusche, Maschinen etc.) mit ein, jeder Gegenstand, jedes Material kann zum Instrument werden. In ihrer engen Form werden nur Musikinstrumente (natürlich auch Gesang) eingesetzt. Dissonante Klänge und Cluster stehen gleichwertig und gleichberechtigt neben konsonanten, es gibt keine musikimmanenten Beurteilungen, Regeln und Verbote. Die freie Improvisation findet breite Verwendung, z.B. im Free Jazz oder in der Musik von John Cage.

Eine Improvisation ist dann *gebunden*, wenn es musikimmanente Absprachen, Regeln und Vereinbarungen gibt, an die sich die Musizierenden zu halten haben. Diese können sich auf die Dynamik, Melodik, Harmonik, die Lautstärke, die Instrumentierung, die Tonlage usw. beziehen. Natürlich lassen sich die einzelnen Elemente auch miteinander kombinieren (z.B. Harmonik und Lautstärke). Häufig wird in der zeitgenössischen Musik, so im New Jazz, eine Kombination aus freier und gebundener Improvisation verwendet. Hierbei wechselt sich ein ganz freier Teil mit einem (z.B. harmonisch) gebundenen ab.

Die *bezogene* Improvisation nimmt außermusikalische Elemente mit in den Gestaltungsprozess hinein. Dies können Bilder, Skulpturen, Geschichten, Gedichte, Szenen, Träume usw. sein. Die Musik interpretiert, kommentiert, variiert und verwandelt hierbei die ‚Vorlage', sie kann dies in Anlehnung oder kontrastierend tun. Hierbei ist es auch möglich, dass Bilder oder Texte parallel zur Musik entstehen, so dass ein wechselseitiger, offener Prozess stattfindet.

Eine Unterform der bezogenen Improvisation stellt die sog. *assoziative* Improvisation dar. Hierbei werden spontan auftretende Einfälle, Ideen, Szenen und Affekte ‚in die Musik gebracht'. Diese Form der Improvisation findet eine häufige Anwendung in musiktherapeutischen Prozessen.

Wir haben an dieser Stelle Überlegungen zum Begriff der Improvisation angestellt, weil wir glauben, dass ein Teil der Schwierigkeiten, die (ältere) Menschen mit dem Improvisieren haben, mit seiner Vielschichtigkeit und Offenheit zu tun haben. Daraus entstehen Verunsicherungen und Fragen:

- Warum überhaupt improvisieren?

- Wie geht das? Kann/ Muss man das lernen oder kann das jeder?

- Spielen wir einfach drauflos?

- Und wenn es schief/ unharmonisch/ schrecklich klingt?

- Kann dabei überhaupt etwas anderes herauskommen außer Chaos?

Die Frage nach dem ‚Wesen' und ‚Sinn' der Improvisation sollte hier nur einleitend gestellt und bedacht werden, sie bedarf einer weiteren Vertiefung und Reflexion. Neben den musikimmanenten Schwierigkeiten und Vielschichtigkeiten im Umgang mit der Improvisation, wie sie oben dargestellt werden, treten auch Schwierigkeiten und Bedingungen hinzu, die sich aus den menschlichen Beziehungen innerhalb der musiktherapeutischen Arbeit ergeben. Im Folgenden sollen Zugangsweisen und Gestaltungsmöglichkeiten dargestellt werden.

### 3. Die musikalische Improvisation und der ältere Mensch

*Tief innen im Menschen spricht und treibt oft etwas,*
*uns fast unbewußt,*
*und das mag wohl bisweilen als Gedicht oder Musik ertönen.*

*(Johannes Brahms)*

Improvisieren mit älteren Menschen? Um wen handelt es sich, wenn wir von einem älteren Menschen sprechen? In welchen Situationen kommt es zu einem musikalischen Improvisieren mit älteren Menschen? Lässt sich mit älteren Menschen überhaupt improvisieren? Fragen, die mit Recht gestellt werden. Mit (älteren) Menschen zu improvisieren, erscheint zunächst fremd und ungewohnt. Während die meisten jüngeren Menschen durch das Hören von Jazz- und Rockmusik mit unterschiedlichen Formen der Improvisation vertraut sind, stellt sie für viele ältere Menschen etwas Unbekanntes, Befremdendes und ‚Unerhörtes' dar, welches in seiner Offenheit und Spontaneität oft als chaotisch erlebt wird. Unter ‚Musikmachen' stellen viele sich vielleicht mehr das Singen von Liedern oder das Spielen von auskomponierten Stücken vor. So müssen bei Überlegungen zur Improvisation mit älteren Menschen sowohl musikalische Aspekte als auch der jeweils spezifische Personenkreis und Anlass besonders bedacht werden.

Für die folgenden Ausführungen möchten wir drei Gruppen von älteren Menschen unterscheiden. Allen Gruppen gemeinsam ist, dass es sich um Menschen handelt, die über 60 Jahre sind. Zu der ersten Gruppe zählen wir die Menschen, die Interesse an Musik haben, die möglicherweise selber ein Instrument spielen oder früher mal gespielt haben, die über Musik ins Gespräch kommen wollen, kein Fachgespräch z.B. über die Interpretation eines Werkes, sondern ein Gespräch i. S. von Selbsterfahrung führen wollen. Die zweite Gruppe umfasst die älteren Menschen, die psychisch erkrankt sind, die aber weder dement sind noch unter einer psychischen Störung aufgrund einer Schädigung des Gehirns oder einer körperlichen Krankheit leiden. Zu der dritten Gruppe gehören die älteren Menschen, die dementiell erkrankt sind und sich häufig auf Gerontostationen, in Alten- und Pflegeheimen befinden. Auf diese Gruppe soll hier nicht weiter eingegangen werden. Wer sich mit diesem Thema beschäftigen möchte, der sei auf Ruth Grümme (1997, 1998) verwiesen, die sich die Mühe machte, alle deutschsprachigen Publikationen zu dem Thema Musiktherapie mit alten Menschen, besonders den dementiell erkrankten, zusammenzustellen, sowie auf die Ausführungen von Dehm-Gauwerky und Tüpker in diesem Band.

## 3.1 ‚Musik und Lebenserfahrung' mit älteren Menschen

*Musik ist der Dosenöffner der Seele.*
*(Henry Miller)*

Seit 1999 bildet „Musik im Rentenalter" im Studiengang Musiktherapie an der Westfälischen Wilhelms-Universität Münster einen neuen Schwerpunkt in der Ausbildung zum Musiktherapeuten. Neben theoretischen Inhalten, z.B. die Situation der alten Menschen in Deutschland, Psychotherapie mit alten Menschen, Demenzerkrankungen als psychosoziale Aufgabe unserer Gesellschaft, Musiktherapie mit älteren Menschen, Musiktherapie mit Sterbenden, nimmt die praktische Anwendung einen großen Raum ein.

Wir hatten die Möglichkeit, an der zweiten Staffel einer praktischen Veranstaltung mit einer Gruppe von älteren Menschen, in der improvisiert wurde, als Beobachter teilzunehmen. (Zur genaueren Beschreibung der Bedingungen und Vorgehensweise dieser Veranstaltung, s. Tüpker in diesem Band, S. 130ff). Auffallend war, wie intensiv sich die Gruppe immer wieder bemühte, eine rechte Balance zwischen ‚Tiefe' und ‚Oberfläche' selbstregulierend herzustellen. In den Lebenserfahrungen der Teilnehmer tauchten häufig leidvolle und belastende Erlebnisse und Erinnerungen auf (Kriegs- und Nachkriegszeit, materielle und emotionale Entbehrungen, Schulerlebnisse ...), die die ‚dunklen' und schmerzhaften, auch unverarbeiteten Seiten eines gelebten Lebens berührten. Oft war im Sinne der Selbstregulierung zu beobachten, dass nach einer schmerzerfüllten Erzählung eine ‚helle' oder strukturierende Musik gespielt wurde oder, dass nach einer ‚dunklen und schweren' Musik ein gelöstes und heiteres Gespräch folgte. Die Frage, ob hierdurch nicht etwas verdeckt und verdrängt wurde, ist in diesem Zusammenhang eigentlich müßig: Es war gar nicht die Absicht dieser Veranstaltung, all diese Konflikte und alten Verletzungen im Sinne einer Therapie restlos auf- und durchzuarbeiten, da es sich um eine musikalische Selbsterfahrung handelte. Und doch kam in der Musik und im Reden vieles zur ‚Sprache' – Bilder, Erinnerungen, Affekte –, das aus dem Unbewussten aufstieg und dann sicht- und hörbar werden konnte. Wenn das Unbewusste zeitlos ist – wie in einer Sitzung festgestellt wurde –, so ist das Vergangene immer auch das Gegenwärtige[1].

Interessant war zu sehen, wie unterschiedliche Improvisationstechniken und -absprachen dazu genutzt wurden, um – neben anderem wie Spaß und Experimentierlust – den ‚Tiefgang' zu kontrollieren und zu steuern. Unsere vorauszuschickende These zur Beschreibung ist die: Je offener und freier eine Improvisation strukturiert ist, um so mehr unbewusstes Material kann auftauchen. Die Struktur kann als eine Art ‚Filter' oder ‚Schleuse' fungieren.

Es wurden verschiedene Instrumentenkombinationen und Teilgruppen gebildet, um eine Vielzahl von Klang- und Spielräumen auszuloten. Neben der Erkundung von Neuem gab dies jedoch gleichzeitig Sicherheit und Halt (*gebundene* Improvisation).

---

[1] Freud schreibt hierzu: „Die Vorgänge des Systems *Ubw* sind *zeitlos*, d.h., sie sind nicht zeitlich geordnet, werden durch die verlaufende Zeit nicht abgeändert, haben überhaupt keine Beziehung zur Zeit." (Freud 2000, S. 145)

Das Spiel nach persönlich bedeutsamen Texten und Erzählungen (Gedichte, selbstgeschriebene Erinnerungen, Träume etc.) stellte einen vertiefenden emotionalen und atmosphärischen Bezug zu den auftauchenden Bildern, Erinnerungen, Geschichten her (*bezogene* Improvisation).

In der sog. *assoziativen* Improvisation, die sich aus den Gesprächsthemen und den mitgebrachten Ideen im Austausch spontan entwickelte, war das Geflecht zwischen Reden, Spielen und Hören besonders eng. Gerade hier entstand oft ein sehr offener Gruppenprozess. Überraschend war insgesamt die Unbekümmertheit, Offenheit und Experimentierfreudigkeit der Gruppe. Hierfür sind sicher Gründe zu nennen: Einige der Teilnehmer brachten aus der ersten Staffel schon improvisatorische Erfahrungen mit. Alle kamen aus mittleren und höheren sozialen Schichten (Lehrer, Ingenieur etc.) und hatten in ihrem Leben Zugang und aktive oder rezeptive Vorerfahrungen mit Musik. Die Teilnahme am Projekt „Studium im Alter" bewirkte insgesamt eine offene Haltung gegenüber Neuem. Dennoch ist ein zentraler Faktor für den neuen, improvisatorischen, experimentellen Umgang mit Musik sicherlich die Kraft und die Fähigkeit, nicht den gesellschaftlich kolportierten Bildern des Altwerdens (etwa im Sinne von Nutzlos-Sein, Unwichtig-Sein, Nicht-Gebraucht-Werden, das-Leben-hinter-sich-Haben etc.) zu erliegen, sondern im Gegenteil die Befreiung aus den festlegenden Anforderungen des Berufs und einer bestimmten Familienrolle im Alter als Chance für neue Möglichkeiten, Erfahrungen und Entwicklungen zu sehen.

Zwei Problemkreise, die in der offenen musikalischen Arbeit (Selbsterfahrung, Improvisation) mit älteren Menschen eine Rolle spielen können, und die gerade von den jeweiligen Gruppenleitern beachtet und bedacht werden sollten, möchten wir nochmals hervorheben:

1. Wie lässt sich eine Gruppenimprovisation so strukturieren, dass das Erlebnis des gemeinsamen Spiels zufriedenstellend und freudebringend ist? Oft gerät eine Gruppenleitung in die Situation, dass von ihr sinnvolle Spielvorschläge erwartet werden. Es ist für manche ältere Menschen wohl wichtig, einen Teil der Verantwortung für das Gelingen des Spiels in professionelle Hände zu legen. Dieser Wunsch kann natürlich Ausdruck eines Übertragungsgeschehens sein, muss im Rahmen dieser musikalischen Arbeit jedoch nicht immer thematisiert werden. Dies bedeutet auch, dass es manchmal für die Gruppenleitung sinnvoll ist, sich vorzubereiten und etwas ,auf Lager zu haben'.

2. Häufig tauchen im gemeinsamen Gespräch oder in der Musik sehr persönliche Themen, unverarbeitete Erlebnisse und auch abgewehrte Affekte auf, deren tiefergehende Bearbeitung zu einem musiktherapeutischen Prozess im strengen Sinne führen würde. Dies entspricht in der Regel jedoch nicht der Intention der musikalischen Selbsterfahrung, in der es wesentlich um die Verknüpfung von neuen musikalischen Möglichkeiten und eigenen Lebenserfahrungen geht. Auch die unreflektierte Verwendung der freien Improvisationsform, in der zu viel unbewusstes Material zu schnell und zu massiv zu Tage gefördert wird, kann problematisch, ja sogar bedrohlich sein. Hier ist insgesamt von der Gruppenleitung ein großes Fingerspitzengefühl gefordert, um diese Thematik in einer respektvollen und behutsamen Art und Weise zu behandeln.

## 3.2 Musiktherapie mit älteren psychisch kranken Menschen

> *Die heimlichen Wünsche eines Menschen bestimmen seine*
> *Wirklichkeit mindestens ebenso sehr wie sein bewußter Wille.*
> *Unzufriedenheit, unerkannt und verdrängt, breitet sich aus,*
> *und die seelische Armut dessen, der gegen sich selbst lebt, steckt an.*

> *(Dorothee Sölle)*

In der Musiktherapie trifft der ältere, psychisch erkrankte Mensch nicht nur auf für ihn völlig neue und unbekannte Instrumente, sondern auch noch auf einen wesentlich jüngeren Musiktherapeuten[2], der ihn evtl. zum freien Spielen auffordert. Eine Situation, die zunächst recht paradox wirkt. Ein älterer, lebenserfahrener Mensch ‚sucht' bei einem sehr viel jüngeren Menschen, der sein Enkelkind sein könnte, möglicherweise auch noch Berufsanfänger, Hilfe und Rat. Es ist nicht verwunderlich, dass ein älterer Mensch dem jüngeren Menschen skeptisch, unsicher, ablehnend gegenüber steht. Denn er weiß ja, wie es ist, jung zu sein, während ein junger Mensch nicht weiß, wie es ist, alt zu sein. Aus Geschichtsbüchern, Erzählungen, Filmdokumentationen, Biographien erfährt der junge Mensch etwas über das Leben der älteren Generation, insbesondere die Kriegszeit, einschließlich der Flucht aus Schlesien, Pommern, Ostpreußen, über die Nachkriegszeit, den Aufbau

---

[2] Der Begriff ‚Musiktherapeut' beinhaltet sowohl die weibliche als auch die männliche Form.

Deutschlands, das Leben der Gastarbeiter und die zunehmende Zahl der
älteren Flüchtlinge und Ausländer, die aus Krisengebieten nach Deutschland
einwanderten. Doch die dabei empfundenen Gefühle, seien es nun schmerzliche, traurige, beschämende, ängstliche oder auch glückliche, lebendige, fröhliche, können nicht vermittelt werden. Zum einen empfindet jeder Mensch
anders, zum anderen werden die wenig erfreulichen Geschichten und Begebenheiten des Lebens nicht unbedingt einem Außenstehenden mitgeteilt.

In der Musiktherapie begegnen uns immer wieder ältere Menschen, die
einen sehr leidenden Eindruck machen, die aber auf die Frage nach ihrem
Befinden mit „gut", „immer dasselbe", „nichts besonderes" oder auch nur
„ach ja" antworten. Beim Nachfragen fällt es ihnen schwer, sich genauer
auszudrücken. Oft wird das bereits Gesagte auf eine allgemeine Form gebracht: „Da muß man durch!", „Das ist eben so!", „Ändern kann man da auch
nichts!", „Das wird schon wieder weg gehen!". Auffallend bei den meisten
Antworten ist, dass der ältere Mensch nicht von sich als einer bestimmten
Person in Form von ‚ich' redet, sondern auf die unbestimmt-persönliche
Ausdrucksweise ‚man' zurückgreift. Es entsteht der Eindruck, als wäre es
unangemessen und nicht gewollt (Wer sollte einem das verbieten?), von sich
als einer eigenständigen Person zu sprechen.

In der Improvisation zeigt sich ebenfalls, wie schwer es den älteren Menschen fällt, diese ‚unbestimmte Persönlichkeit' abzulegen und sich auf sich
selbst, seine eigene Person, zu konzentrieren. Auf einmal kommt er in die
Situation, etwas für sich zu entscheiden. Er darf sich ein Instrument aussuchen. Gerade dieses selbständige Auswählen bereitet den meisten Patienten
große Schwierigkeiten: Nicht nur, dass hier eine eigene Entscheidung gefällt
werden darf, sondern es besteht auch die Angst und Scheu, sich ein Instrument auszusuchen, welches man nicht spielen kann. Ein Gefühl von Hilflosigkeit macht sich sowohl auf der Seite des älteren Menschen als auch auf der
Seite des Therapeuten breit. Häufig kommt der Therapeut in die Situation,
ein Instrument dem Patienten in die Hand zu geben oder vor ihn hinzustellen.
Der Therapeut ist für den älteren Menschen derjenige, der die Instrumente
spielen kann, der Musik studiert hat. Neben dem bereits angesprochenen oft
erheblichen Altersunterschied zwischen dem Therapeuten und dem Patienten
besteht so eine ‚verdrehte' Situation, in der jüngere Therapeut von dem
älteren Menschen in der Rolle des Lehrers gesehen wird und der ältere
Mensch selbst sich als Schüler sieht.

Das folgende Beispiel verdeutlicht diese ‚verdrehte Situation' zwischen Therapeut und Patient. Es stammt aus einem musiktherapeutischen Praktikum in einer Psychiatrie. Die Gruppe bestand aus vier Patienten (Durchschnittsalter ca. 60 Jahre, also die jüngeren älteren Menschen), die vor ihrer Erkrankung (Depressionen) eine leitende bzw. lehrende Position inne hatten: zwei Lehrer (Frau B und Herr S), eine Patientin, die vier Selbsthilfegruppen aufgebaut hatte (Frau R), eine Motopädin (Frau L). Frau L stand meistens im Mittelpunkt der Musiktherapiestunde. Die beiden Therapeuten waren 32 und 34 Jahre alt.

**Beispiel:**

Frau L erschien in jeder Stunde mit einem mürrischen, undurchschaubaren Gesicht und strubbeligen Haaren. Grundsätzlich setzte sie sich neben die Therapeutin, nicht neben die Gruppe, sondern direkt gegenüber. Wenn Frau L etwas zu sagen hatte, zeigte sie immer auf. Trotz mehrmaliger Erklärungsversuche einer der Therapeutinnen, dass hier kein Unterricht stattfinde und ein Aufzeigen unnötig sei, zeigte Frau L weiterhin auf. Auch die anderen Gruppenteilnehmer äußerten sich in der Therapie, als wären sie im Unterricht. So fiel immer wieder der Satz: „Es muss alles harmonisch sein, und dafür muss man Noten lesen können und die Tonart und harmonische Zusammenhänge wissen und beherrschen". In diesem Satz steckte der unausgesprochene Wunsch der Gruppe an das Therapeutenteam, um gemeinsam zu musizieren, müsste das Team ihnen erst einmal Noten und die Grundbegriffe der Musik beibringen. Wir kamen auf den Unterschied zwischen Unterricht und Therapie, zwischen Lehrer und Therapeut zu sprechen. Zunächst herrschte ein bedrückendes Schweigen. Frau L war der Ansicht, dass es kaum bis gar keinen Unterschied gibt, da beide ein Ziel für die Stunde haben, das zu erreichen sei. Die anderen stimmten ihr zu. Es war eindeutig, dass der Therapieprozess als Unterricht mit Unterrichtszielen und Lerninhalten verstanden wurde. Die Patienten fühlten sich während der Therapiestunde ziemlich verunsichert, da ihnen ein sichtbares Ziel fehlte und sie sich lieber an sichere und leistungsorientierte Strukturen festgeklammert hätten. Alles, was auf der Gefühlsebene passierte, also nicht auf der verbalen Ebene, bedeutete für sie Unsicherheit und fehlende Stabilität.

Häufig machte Frau L dem Therapeutenteam einen Spielvorschlag. Dabei zeigte es sich, dass Frau L sich als Therapeutin fühlte und auch so handelte. Aus ihrer Biographie heraus war bekannt, dass sie als Motopädin gearbeitet hatte und daher über therapeutische Erfahrungen verfügte. Hinzu kam, dass sie jetzt in der Klinik auf Ärzte und Therapeuten traf, die jünger als sie sind. Aufgrund ihrer langjährigen Erfahrung als Therapeutin, aber auch aus eigenen Lebenserfahrungen fiel es ihr sichtlich schwer, Anregungen, Deutungen und Ratschläge von jüngeren anzunehmen (Generationskonflikt). Außerdem gelang es ihr kaum, die Patientenrolle anzunehmen und sich in sie einzufühlen: In der Klinik wurde sie als Patientin aufgenommen und nicht als Therapeutin angestellt (Rollenkonflikt).

Nicht nur der Patient befindet sich in einer für ihn ungewohnten und neuen Situation, sondern auch der Therapeut. Für den jüngeren Therapeuten vertritt der ältere Mensch in der Übertragungssituation einen Elternteil. In der Therapiesituation werden die unbewusst erlebten Beziehungskonstellationen, Gefühle und Konflikte wieder belebt, sei es z.B. durch eine Ähnlichkeit in der Lebensgeschichte mit den eigenen Eltern oder Großeltern oder auch nur durch Worte („Damals, als ich noch so jung war wie Sie ..."). Es kommt zu einer „*umgekehrten* unbewussten Übertragungskonstellation" (Radebold 1997, S. 118), die in sich die Gefahr birgt, dass der Therapeut ohne Selbsterfahrung und supervisorische Begleitung der Übertragung erliegen kann. Trotz eines ungewohnten, unbehaglichen, unsicheren, manchmal auch bedrohlich empfundenen Gefühls zu Beginn einer Therapie mit einem älteren Menschen ist es für den weiteren therapeutischen Verlauf entscheidend, „eine gefühlsmäßig akzeptierende, zuverlässige und fördernde Beziehung [aufzubauen]. Erst auf ihrer Grundlage können spezifische Behandlungsverfahren und -techniken genutzt werden" (Radebold 1997, S. 115).

Warum gerade Musiktherapie für ältere Menschen? Ist es notwendig, den älteren Menschen aus seinem ‚Ruhestand' herauszuholen? Warum ihn dazu bringen, noch einmal aktiv zu werden, wo er doch sein ganzes Leben lang gearbeitet hat, produktiv war und sich bewegt hat? Hat er jetzt nicht ein Anrecht auf Ruhe, Zurückgezogenheit und Erholung von einem anstrengenden Leben?

Das Älterwerden hat viel mit Abschied zu tun: Abschied von einem Beruf, Abschied von der Familie, von der Rolle der Mutter/ des Vaters, Abschied vom Lebenspartner, von Freunden, Geschwistern, Abschied von einem bestimmten Bild von sich, von der eigenen Leistungsfähigkeit, Kraft, Attraktivität. In der heutigen Gesellschaft, in der Jugend, Schönheit und Leistung als Idealvorstellung vorherrschen, taucht für einen älteren Menschen schnell das Gefühl der Wertlosigkeit, des Nicht-Mehr-Gebraucht-Werdens auf. Seine Lebenserfahrungen scheinen in der schnelllebigen Zeit überflüssig, verstaubt und antiquiert. Der Sinn der Musiktherapie liegt in der Möglichkeit, dem älteren Menschen einen Weg aus seiner Isolation, „aus der Resignation und Antriebslosigkeit" zu zeigen, „seine Lebensfreude und seine eigenen kreativen Fähigkeiten wieder zu wecken, [...], Freude an Geselligkeit und Kommunikation, an Neugier und Interesse an anderen Menschen und Geschehnissen in der Welt zu entwickeln, [...] und in seinem Leben und Sterben einen existentiellen Sinn" (Frohne 1979, S. 384) zu finden.

In der musikalischen Improvisation zwischen Therapeut und Patient kommt es zu einem „gemeinsamen schöpferischen Spiel, welches sowohl die Erkundung von Erlebnis- und Verhaltensstrukturen des Patienten ermöglicht als auch deren Weiterentwicklung fördert" (Weymann 2000, S. 323). Weder der Therapeut noch der Patient wissen zu Beginn einer Improvisation, was passieren wird. Es passiert etwas, was jedoch nicht als ein ‚unwillkürlich Geschehendes' verstanden werden darf. Wie bereits erwähnt, haben die Klänge ihren Ursprung in dem ‚Zentrum der Person', also dem Patienten und dem Therapeuten. Beide können auf das Geschehen (das gemeinsame Spiel, die unterschiedlichen Klängen, die verschiedenen Instrumenten) einwirken oder sich von dem Geschehen berühren lassen (traurig, nachdenklich, betroffen, ängstlich, befreit, froh, erleichtert, zufrieden usw.). Es ist kein einseitiges Geschehen, das von dem Therapeuten gesteuert wird, vielmehr sind der Therapeut und der Patient für das ‚Neue', die Improvisation ‚verantwortlich'.

Wie soll es zu einer musikalischen Improvisation kommen? Diese Frage lässt sich nicht so einfach lösen, und auch wir können keine ‚Ideallösung' geben. Aber wir möchten einige Gedanken und Überlegungen darlegen.

Die Aufforderung des Musiktherapeuten, der Patient möge sich ein Instrument aussuchen und einfach mal spielen, „was ihm in die Finger kommt", wird in der Regel mit den Sätzen kommentiert: „Was soll ich denn spielen? Ich kann keine Noten lesen und ein Instrument spielen schon gar nicht!" Der Patient fühlt sich ‚klein gemacht' und auf die Kinderstufe zurückgesetzt. Hinzu kommt, dass der Patient über Musikerfahrungen verfügt, nicht unbedingt eigene und aktive Erfahrungen, sondern passive Hörerlebnisse. Er hat sich in seinem Leben bereits ein Bild von ‚gut klingender und perfekter' Musik gemacht. Jeder eigene Versuch zu musizieren verdeutlicht dem Patienten – aus seiner Sicht – sein Unvermögen, seine Unfähigkeit, sein Nicht-Können. Zu diesem angeblichen Nicht-Musizieren-Können, den ‚gut

geschulten' Hörererfahrungen, dem Ungleichgewicht im Patienten-The-
rapeuten-Verhältnis kommt noch die Auffassung hinzu, dass der Therapeut
als Helfer dem Patienten Musik ‚einflößt' oder ihn mit Musik ‚beschallt', um
die Probleme zu lösen. In der wörtlichen Bedeutung wird unter Therapeut
„Pfleger" und „Diener" (Duden 1990, S. 778) verstanden, also jemand, der
für einen anderen etwas tut, wobei der Therapeut den aktiven Part übernimmt
und das Gegenüber sich passiv verhält. Demnach beinhaltet das Wort Therapie bereits ein Ungleichgewicht: Ein im Moment ‚Kranker' kommt zu einem
‚Gesunden', ein für einige Zeit Unwissender zu einem Wissenden, ein
Nichtmusiker zu einem Musiker. Erklärt der Therapeut dem Patienten, dass
er ihn begleitet, ihn auf seiner Suche unterstützt, mit ihm auf gemeinsame
‚Entdeckungsreise' geht, so kann der Druck, etwas leisten zu müssen, von
dem Patienten zwar nicht ganz genommen, aber gesenkt werden.

Die musikalische Improvisation erfordert eigenes Tun, eigenes Handeln,
aktiv werden. Gemeinsam wird etwas produziert, geschaffen, verändert,
erlebt. Etwas gerät in Bewegung, wird neu gestaltet, beginnt zu ‚leben'. Häufig jedoch ist die freie Improvisation in der musiktherapeutischen Arbeit mit
Älteren nicht das Mittel der Wahl, da sie zu viel Offenheit anbietet und zu
wenig Halt gibt. Durch strukturierende musikalische Angebote (*gebundene*
Improvisationen) oder durch außermusikalische Impulse (*bezogene* Improvisationen) kann ein Rahmen geschaffen werden, der Sicherheit bietet und so
auch in den therapeutischen Beziehungen haltgebend wirkt. Der Wunsch,
etwas Schönes und Harmonisches zu machen bzw. die Angst vor dem Chao-
tischen und Hässlichen, die bei vielen älteren Menschen eine große Rolle
spielt, wird respektiert und aufgegriffen. So kann in dem gemeinsamen Spiel
ein ‚Werk' entstehen, das nicht befremdet und verstört, sondern sich hei-
misch und vertraut anfühlt.

## 4. Methodische Überlegungen

In überblicksartiger Form möchten wir eine kurze Auflistung möglicher
Spielvorschläge geben, die ein gemeinsames musikalisches Spiel strukturie-
ren und erleichtern können. In zwei Workshops, die im Rahmen der Tagung
‚Musik bis ins hohe Alter' am 11. und 12. 05. 2001 in Münster von ‚Profis'
(Musiktherapeuten, Sozialpädagogen), ehrenamtlich in der Altenarbeit Täti-
gen und interessierten älteren Menschen durchgeführt wurden, erkundeten

wir gemeinsam mit viel Spaß diese verschiedenen Möglichkeiten und Zugangsweisen (vgl. Hagemann, Hippel, Laabs 2001, S. 398). Dabei waren die unterschiedlichen Improvisationsformen eigenständige Gestaltungen in sich und zugleich eine methodische Brücke hin zur freien Gruppenimprovisation; sie luden dazu ein, beim nächsten Spiel ‚mehr' in Richtung Freiheit und Offenheit zu wagen. In diesem doppelten Sinne sind die folgenden Anregungen zu verstehen.

Zum Weitersuchen und -lesen verweisen wir auch auf folgende Bücher, in denen sich viele praktische Anregungen für die musiktherapeutische Arbeit finden, die auch auf das Improvisieren mit älteren Menschen angewandt und angepasst werden können: Lenz/ Tüpker (1998), Tischler/ Tischler-Moroder (1998), Tischler (1994), Hegi (1997), Nordoff/ Robbins (1986).

## Gebundene Improvisationen

- Parameter vorgeben

  Hier können gemeinsam Absprachen getroffen werden bzgl. der Dynamik, des Tempos, des Tonumfangs etc.

  *Beispiel*: Ein Stück soll mit tiefen und leisen Klängen beginnen und sich zu einem lauten und hellklingenden Schlusshöhepunkt allmählich steigern.

- harmonische/ modale/ rhythmische Vorgaben

  Es können Skalen, einfache Harmoniefolgen, rhythmische und melodische Ostinati ausgewählt werden, die das Gerüst der Improvisation bilden.

  *Beispiel*: Man einigt sich auf eine Improvisation mit der Skala ‚d-dorisch'.

- Formale/ dramaturgische Vorgaben

  Man verständigt sich auf bestimmte musikalische Formen (z.B. einfache Liedform ABA), schafft Wiederholungsteile oder legt einen dramaturgischen Aufbau fest.

  *Beispiel*: Es wird eine Rondo-Form festgelegt, in der neben einem variablen frei improvisierten Teil immer wieder eine abgesprochene Tonfolge auftaucht.

- Instrumentation

  Bestimmte Instrumentenkombinationen werden abgesprochen, sie können nach bestimmten Regeln eingesetzt werden (z.B. Solo-Tutti-Spiel, Kettenspiel, Frage-Antwort).

  *Beispiel*: Die Gruppe bildet einen Kreis, es sitzen immer ein Schlaginstrument und ein Blasinstrument nebeneinander. Das Spiel wird durch den Kreis als Kette weitergegeben, so dass immer ein Schlag- und ein Blasinstrument gemeinsam spielen.

## Bezogene Improvisationen

- Improvisation nach einem Bild / einer Skulptur

  Ein Bild wird präsentiert: Entweder beginnt die Gruppe nach einer Zeit der Betrachtung ohne vorhergehenden Austausch zu spielen oder es werden zuvor bestimmte musikalische Umsetzungsmöglichkeiten abgesprochen. Es entsteht ein ‚Klangbild‘.

- Malen und Musik

  Die Gruppe wird geteilt: Ein Teil improvisiert, der andere Teil malt dazu ein großes Gemeinschaftsbild oder mehrere Einzelbilder. Die Musiker können die entstehenden Bilder sehen, die kreativen Prozesse beeinflussen sich gegenseitig.

- Musik und Text

  Gedichte und Geschichten werden von den Gruppenmitgliedern mitgebracht und vorgelesen. Danach werden sie vertont. Man entwickelt gemeinsam eine Geschichte (z.B. eine Filmstory) und macht dazu die Musik.

  *Beispiel*: Die Gruppe sitzt im Kreis. Ein Teilnehmer eröffnet eine Geschichte mit einem frei gewählten Satz. Dann wirft er einem anderen Gruppenmitglied einen Ball zu, der die Runde macht. Jeder Fänger soll einen Satz zu der Geschichte beitragen, die sich so spontan entwickelt und oft überraschende Wendungen nimmt. Nachher wird diese Geschichte vertont.

- Musik und Stimmungen

  *Beispiel*: Der Herbst erzeugt bei den Teilnehmern einer Gruppe unterschiedliche Stimmungen. Diese werden ‚eingesammelt', man spielt einen ‚Herbstmusik'.

- Musik und Affekte

  *Beispiel*: Ein Teilnehmer kommt wütend zur Gruppenstunde. Er schildert kurz den Grund seiner Wut, die Gruppe spielt danach den Affekt.

- Musik und Träume

  Ein Traum wird mitgebracht und vorgelesen. Es folgt eine Improvisation.

## Zitierte Literatur

Brahms, Johannes (1989): In: Baumgartner, Alfred: Propyläen Welt der Musik: Die Komponisten. Bd. 1. Propyläen-Verlag. Berlin/ Frankfurt am Main, 399- 409

Brockhaus-Riemann (1992): Improvisation. In: Dahlhaus, Carl / Eggebrecht, Hans Heinrich: Musiklexikon. Bd. 2. Piper Schott Verlag. Mainz, 230-231

Duden (1990): Fremdwörterbuch. 5. neu bearb. u. erw. Aufl. Mannheim

Duden (2000): Die deutsche Rechtschreibung. Mannheim

Eckermann, Johann Peter (1981): Gespräche mit Goethe in den letzten Jahren seines Lebens. Hrsg. von Fritz Bergemann. Bd.1. Insel Verlag. Frankfurt am Main

Freud, Sigmund (2000): Psychologie des Unbewußten. Studienausgabe in 10 Bänden, Bd. 3. S. Fischer Verlag. Frankfurt am Main, 119-170

Frohne, Isabelle (1979): Musiktherapie mit alten Menschen. In: Petzold, Hilarion / Bubolz, Elisabeth (Hrsg.): Psychotherapie mit alten Menschen. Junfermann-Verlag, Paderborn, 383-395

Grümme, Ruth (1997): Eine kommentierte und systematisierte Bibliographie über die deutschsprachigen Publikationen zur Musiktherapie mit alten Menschen und zu angrenzenden Gruppe. In: Musiktherapeutische Umschau 18, 205-223

Grümme, Ruth (1998): Situation und Perspektive der Musiktherapie mit dementiell Erkrankten. Deutsche Zentrum für Altersfragen e.V. Transfer Verlag. Regensburg (Beiträge zur Gerontologie, Sozialpolitik und Versorgungsforschung, Bd.2)

Hagemeier, Beate / Hippel, Natalie / Laabs, Friedemann (2001): Musik bis ins hohe Alter - Fortführung, Neubeginn, Therapie. In: Musiktherapeutische Umschau 22, 396-398

Horsley, Imogene et al. (1993): Improvisation. In: The New Grove. Vol. 9. Macmillan. London/ New York, 31-56

Jelinek, Elfriede (2001): Die Klavierspielerin. Rowohlt Taschenbuch Verlag. Reinbek bei Hamburg

Kapteina, Hartmut (1996): Improvisationsbewegung. In: Decker-Voigt, Hans-Helmut / Knill, Paolo / Weymann, Eckhard (Hrsg.): Lexikon Musiktherapie. Hogrefe Verlag. Göttingen/ Bern/ Toronto/ Seattle, 137-139

Kunzler, Martin (1991): Improvisation. In: Jazz-Lexikon. Bd. 1. Rowohlt Taschenbuch Verlag. Reinbek bei Hamburg, 547-549

Miller, Henry (2000): zit. in: Liederwelt. Hrsg. v. Beate Dapper. Frankfurt am Main

Radebold, Hartmut (1997): Die therapeutische Beziehung zwischen Jüngeren und Älteren. In: Musiktherapeutische Umschau 18, 114-120

Schmidt, Heinrich (1978): Philosophisches Wörterbuch. 20. Auflage. Kröner Verlag Stuttgart.

Schwarz-Reiflingen, Erwin (1960): Improvisation. In: ABC der Musik. Südwest Verlag. München. Spalte 292

Sölle, Dorothee (1986): Phantasie und Gehorsam. Stuttgart

Weymann, Eckhard (2000): Neue Spielräume. Über das Improvisieren in der Musiktherapie. In: Hans-Helmut Decker-Voigt: Aus der Seele gespielt. Wilhelm Goldmann Verlag, München, 313-329

## Literatur mit praktischen Anweisungen und Beispielen

Hegi, Fritz (1997): Improvisation und Musiktherapie. Möglichkeiten und Wirkungen von freier Musik. 5. Auflage. Junfermann Verlag. Paderborn

Nordoff, Paul/ Robbins, Clive (1986): Schöpferische Musiktherapie. Gustav Fischer Verlag. Stuttgart/ New York

Tischler, Björn/ Moroder-Tischler, Ruth (1998): Musik aktiv erleben. Musikalische Spielideen für die pädagogische, sonderpädagogische und therapeutische Praxis. 4. Auflage. Diesterweg, Frankfurt am Main

Tischler, Björn (1994): Musik aktiv gestalten. Ideen für die pädagogische, sonderpädagogische und therapeutisch-orientierte Praxis. Diesterweg, Frankfurt am Main

Lenz, Martin/ Tüpker, Rosemarie (1998): Wege zur musiktherapeutischen Improvisation. LIT-Verlag, Münster

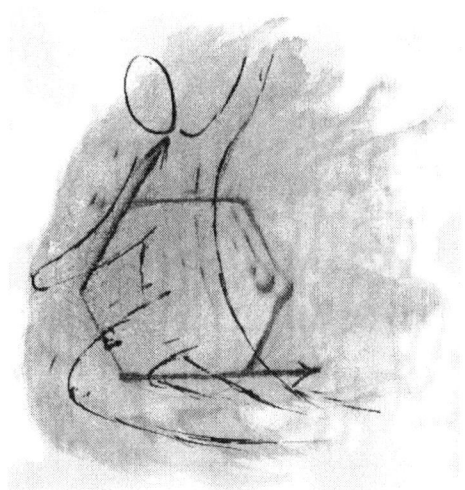

# Zur Organisation musikalischer Angebote in der Sozialen Arbeit mit älteren Menschen am Beispiel von Altenpflegeheimen

Hans Hermann Wickel

## Soziale Arbeit als Musikmanagement – Musikmanagement als Soziale Arbeit?

Wenn in diesem Beitrag von der „Organisation musikalischer Angebote" die Rede sein soll, könnte dieser Begriff auf den ersten Blick auf das weite Feld des Kulturmanagements verweisen: Auch wenn es um das Angebot von Musik in der Sozialen Arbeit geht, handeln doch die Verantwortlichen an einer Schnittstelle von künstlerisch-ökonomisch-sozialem Planen, Entscheiden und Ausführen. In gewisser Weise betreibt also die Soziale Arbeit ein Musikmanagement – hier bezogen auf den Adressatenkreis alter Menschen. Sie beabsichtigt allerdings nicht die Vermarktung des „Produktes" Musik, sondern versteht vielmehr die Musik als ein kommunikatives Medium im Rahmen einer erfolgreichen psychosozialen Arbeit. Dabei orientiert sie sich in erster Linie an den Problemlagen der Betroffenen. Die Musik nimmt hier also mit der Entfaltung ihrer ureigenen Wirkungen wesentliche Aufgaben wahr und wird für das Erreichen sozialpädagogischer Ziele zweckgebunden eingesetzt. Dazu bedarf es allerdings der Herstellung angemessener Rahmenbedingungen.

An den musikalischen Angeboten für ältere Menschen können verschiedene Berufsgruppen beteiligt sein. In diesem multiprofessionellen Prozess ist es wichtig, ein Verständnis für die Aufgaben der Nachbardisziplinen zu entwickeln, um ihr Handeln richtig einordnen und von ihren Kompetenzen effektiv profitieren zu können. Ein reger Informationsaustausch über die Problemlagen, gezielte Absprachen auf der Basis eines breiten Vertrauens sowie das Verweisen aufeinander in Beratungssituationen sind unabdingbare Voraussetzungen für erfolgreiche Hilfen in einem Kontext, in dem ohnehin schon Verwirrung durch die Vielfalt der Verantwortlichkeiten herrscht (medizinische Betreuung, pflegerische Betreuung, psychosoziale Betreuung etc.). Oder klarer ausgedrückt: Eine Musiktherapeutin z.b. muss wissen, was eine Sozialarbeiterin in der gleichen Einrichtung zu tun hat und vor welchem Hintergrund sie arbeitet – und umgekehrt. Nur so können alle Möglichkeiten im Sinne einer optimalen Betreuung ausgeschöpft werden. Da in diesem Band die Aspekte überwiegend aus der Sichtweise der Musiktherapie angegangen werden, möchte ich an dieser Stelle gezielt auf die Position der Sozialen Arbeit im Kontext einer aktivierenden Arbeit mit Bewohnern der Altenpflegeheime eingehen – natürlich stets mit dem Focus auf einen möglichen Einsatz von Musik.

## *Aufgaben der Sozialen Arbeit im Altenbereich*

Nach einer Definition von Marianne Künzel-Schön zählen zu den zentralen Aufgaben der Sozialarbeiterinnen und Sozialarbeiter in der Altenarbeit die Erhaltung des Selbstwertgefühls, der Selbständigkeit und der Selbstbestimmung des älteren oder alten Menschen, außerdem seine Integration (im weitesten Sinne) in die Gemeinschaft und Gesellschaft (vgl. Hedtke-Becker / Künzel-Schön 1995). Die vordringlichen Maßnahmen erstrecken sich in erster Linie auf organisatorisches und verwaltungstechnisches Handeln, z.B. das Anbieten von Hilfen zur Abwicklung behördlicher Gänge und Vorgänge, zu Versicherungsfragen, Unterbringungs- und Kostenregelungen. Den Rahmen dazu liefern z.b. die Sozialdienste in Heimen, Krankenhäusern oder Rehabilitationskliniken, die Sozialarbeit im teilstationären Bereich (Tageskliniken, Tagespflegestätten, Kurzzeitpflege) oder die Stadtteilarbeit (ggfs. mit Beratungs- und Freizeitstätten) und die Bildungsarbeit. Da bleibt für Beziehungsarbeit, für Gespräche, Zuwendung oder gar therapeutische Maßnahmen, also für die gesamte emotionale Unterstützung, in der Regel nur sehr wenig Zeit. Diese Entwicklung gilt auch für den Pflegebereich, der sich eigentlich auf der Basis eines ganzheitlichen Pflegeverständnisses unter der Berücksichtigung von sozialen und biographischen Bezügen gleichermaßen der „Seele" des Klienten wie der Versorgung seines Körpers zuwenden sollte. Aufgrund der Kostenentwicklungen und der engen strukturellen Grenzen, letztlich auch aufgrund der gesetzlichen Trennung von Gesundheits- und Sozialwesen, ergeben sich aber zwangsläufig deutliche Abstriche an der psychosozialen Betreuung (vgl. Neumann 2000).

## Konkrete Leistungen des Sozialen Dienstes in Pflegeheimen

Der Sozialdienst in den Pflegeheimen hat konkret vor allem folgende Aufgaben zu erledigen (vgl. Rohfritsch 1995; Belardi/Fisch 1999):

- Die Beratung von älteren Menschen und deren Angehörigen über die Möglichkeiten des Wohnens im Altenpflegeheim
- Die Betreuung des Einzugs alter Menschen ins Altenpflegeheim unter den Gesichtspunkten ihrer bisherigen Biographien, ihrer Gewohnheiten und die Weitergabe dieser Informationen an den zukünftigen Wohnbereich
- Die Integration in den Heimalltag
- Die Arbeit mit den Angehörigen
- Die Zusammenarbeit mit anderen Diensten im Haus
- Das Ausrichten von Angeboten und Veranstaltungen im Haus
- Die Vernetzung mit anderen Diensten der Altenarbeit im Gemeinwesen
- Die individuelle Beratung von Mitarbeitern und die Koordination der sozialen Aktivitäten der Mitarbeiter
- Die Werbung und Gewinnung von ehrenamtlichen Helfern
- Die Anleitung von Praktikanten
- Die Milieugestaltung (Zimmer, Gemeinschaftsräume, Flure etc.).

Die wichtigsten Zielgruppen der Sozialen Arbeit in den Heimen sind also die Bewohner, deren Angehörige, die Mitarbeiter, die Ehrenamtlichen und die Öffentlichkeit. Musik kann natürlich nur bei einigen wenigen Aspekten dieses Leistungskatalogs eine Rolle spielen, vor allem dann, wenn es um die Integration in der neuen Umgebung und um Gruppenangebote und Veranstaltungen im Hause geht.

## Kompetenzmodell und Produktive Lebensgestaltung im Alter

Zu den primären Aufgaben der Sozialarbeit gehört es also, Hilfen zur praktischen, aber auch zur seelischen Bewältigung des Alltags in den verschiedensten Formen anzubieten. Dazu zählen in erster Linie Maßnahmen, die den älteren Menschen in die Lage versetzen, möglichst selbständig, selbstbestimmt und eigenverantwortlich und auf der Basis eigener Fähig-

keiten und Kenntnisse zurechtzukommen. Diese Sichtweise, die auf ein produktives Altern hin ausgerichtet ist, hat in der Gerontologie inzwischen die
früheren, an den Defiziten der alten Menschen orientierten Verstehens- und
Verhaltensweisen abgelöst. Kompetenzen sollen gesteigert oder wieder-
gewonnen und möglichst lange erhalten werden. Das bedeutet in erster Linie
ein Hilfsangebot zur Aufrechterhaltung der Selbständigkeit und des Selbst-
hilfepotentials (vgl. Karl 1990, Erlemeier 1998). Generell rücken damit prä-
ventive Maßnahmen stärker ins Blickfeld, um der häufig zu spät kommenden
„sozialen Feuerwehr" (Karl 1990, S. 9) in Form intervenierender Verfahren,
die dann meist unter hohem Zeitdruck stehen, so weit wie möglich vorzubeu-
gen.

Darüber hinaus muss aber auch ein Raum freigehalten werden, der „Tätigkeiten und Aktivitäten, die dem reinen Nützlichkeits- und Verwertungs-
denken enthoben sind, die frei gewählt werden können, einem inneren An-
triebserleben entspringen und der Lebenszeit Inhalt und Sinn verleihen" (Erlemeier Dokumentation 1997, S. 4), zulässt. Das Ziel darf also nicht nur die
Sicherung einer notwendigen Grundversorgung mit Renten- Gesundheits-,
Hilfe- und Pflegeleistungen sein, sondern ebenso die Ermöglichung einer
produktiven Lebensgestaltung, die durchaus Raum für Weiterentwicklung
offen lässt. Es geht also nach wie vor auch um Bildungsarbeit, wobei Bildung
hier nicht nur zum Selbstzweck, sondern auch als Grundlage zur Förderung
und zum Erhalt von Alltagskompetenzen verstanden wird (vgl. Karl 1990).
Sie umfasst „all jene Angebote und Maßnahmen, die den älteren oder alten
Menschen dazu befähigen, die sich ihm stellenden Aufgaben in angemessener Weise gerecht zu werden bzw. gerecht werden zu wollen" (Klingenberger
1992, S. 28). Produktive Lebensgestaltung kann in diesem Zusammenhang
auch das Aufnehmen, Weiterführen oder Wiederaufgreifen einer kreativen
Betätigung, wie z.B. die aktive oder rezeptive Beschäftigung mit Musik,
bedeuten, entweder mit einem konkreten Ziel angegangen oder einfach
„zweckfrei" aus Liebe zur Musik, d.h. „um die Vermittlung des ästhetischen
Eigenwerts der Musik und die Freude am Musizieren" (Hartogh 1999, S.38).
„Dass im Alter musikalische Kompetenzen vorhanden sind und oftmals
musikalische Fähigkeiten und Fertigkeiten brachliegen, die auf entsprechende
Förderung und (Wieder-) Entdeckung warten, ist ein Sachverhalt, der häufig
nicht berücksichtigt wird, wenn es darum geht, ressourcen- und kom-
petenzorientiert mit alten Menschen musikalisch zu arbeiten" (ebd.).

## *Wandel der Bedingungen / Reformbedarf*

Nun hat sich in den letzten Jahren an den Bedingungen in den Altenpflegeheimen einiges geändert. Es handelt sich inzwischen zunehmend um eine Arbeit mit hochbetagten Menschen, von denen oft über zwei Drittel über 85 Jahre alt sind. Der Einzug in ein Altenpflegeheim erfolgt meist erst in oder nach einer Krisensituation. Das bedeutet auch, dass die Zahl derer zunimmt, die auf eine sehr intensive Hilfe und Pflege angewiesen sind, sich auf das Sterben vorbereiten müssen und psychisch häufig sehr verändert reagieren. Dadurch hat sich die Verweildauer in den Heimen stark verkürzt, es herrscht eine hohe Fluktuation. Diese Bedingungen haben natürlich entscheidende Auswirkungen auf psychosoziale Maßnahmen und fordern die Mitarbeiter bis an ihre Grenzen (vgl. Rohfritsch 1995), zumal die Mitarbeiter in diesem Berufsfeld ohnehin mit ihren Beziehungen und Gefühlen sehr stark gefordert sind (vgl. Belardi/Fisch 1999). Langfristige Projekte machen oftmals wenig Sinn, geschicktes situatives Reagieren und Handeln sind notwendigerweise besonders gefragt. Die meisten Angebote müssen extrem niedrigschwellig angelegt sein, damit eine Erreichbarkeit noch gegeben ist. Die Arbeit in diesem Kontext macht deutlich die Grenzen einer auf erfolgreiches Altern hin orientierten Geragogik sichtbar, ohne dass diese Erkenntnisse dazu verleiten dürfen, wieder in die überholte, defizitär ausgerichtete Perspektive zu verfallen. Es zeigt sich zudem einmal mehr die Heterogenität der Bedingungen in der Arbeit mit älteren Menschen, deren Spanne von den „rüstigen", gerade in den Ruhestand versetzten „jungen Alten" bis zu den hochbetagten, dementen, sterbenden Menschen reicht.

Hinzu kommt die Entwicklung der Bevölkerungsstruktur in den nächsten Jahren: Die Alterszusammensetzung unserer Gesellschaft ist dabei, sich grundlegend zu verändern: Im Jahre 2030 wird der Anteil der über 60jährigen an der Gesamtbevölkerung von heute ca. 21 Prozent auf voraussichtlich 35 Prozent anwachsen (vgl. Niederfranke 2000). Mit dieser Tendenz geht eine wachsende Pluralität der Lebenslagen und Lebensstile älterer Menschen bei steigender Lebenserwartung einher. Diese Entwicklung hat natürlich Folgen für die Soziale Arbeit: Trotz der immer enger werdenden finanziellen Möglichkeiten muss sie ihr Engagement verstärken und auch nach neuen Wegen suchen. In den entsprechenden Studiengängen des Sozialwesens sind längst noch nicht überall spezielle gerontologische bzw. geragogische Ausbildungsinhalte und Praxiskontakte zwingend vorgesehen. Auch hier sind Reformen dringend notwendig. Es bedarf schon langfristig einer vorausschauenden sozial- und bildungspolitischen Planung, um den Bedürfnissen der Älteren demnächst gerecht zu werden und angemessene Angebote machen zu können. Schon jetzt sind die Klagen im Pflegebereich eigentlich nicht mehr zu überhören, auch wenn sie vielerorts in der Politik weiter auf taube Ohren stoßen.

## *Ziele musikalischer Angebote*

Wir setzen voraus, dass Musik als eines der wichtigsten und wirksamsten Güter unserer Kultur den Menschen – gleich welchen Alters – erreichen und hoch wirksame emotionale Prozesse initiieren und beeinflussen kann, die sich für viele psychosoziale Hilfeangebote anbieten (vgl. Wickel 1998a). So können z.B. Singen, aktives Musizieren und assoziations- und erinnerungs- stimulierendes Musikhören helfen, das Selbstvertrauen, die Kommunikati- ons- und die Kontaktfähigkeit des älteren Menschen zu stärken und damit der Isolation und Vereinsamung entgegen zu wirken und Verluste aufzufangen. Seine psychische und physische Gesundheit kann durch Musik gefördert, seine Merk-, Konzentrations- und Koordinationsfähigkeit trainiert werden, ihm kann Trost gespendet und geholfen werden, seine sinnliche Wahrneh- mung zu steigern bzw. länger zu behalten und vieles mehr. Musik kann zur Bewegung stimulieren und die allgemeine Ausdrucksfähigkeit positiv beein- flussen.

Um von diesen Prozessen eine konkretere Vorstellung zu vermitteln, schildere ich in Ansätzen den Verlauf einer von mir abgehaltenen Singestunde (in Anwesenheit von einigen Studierenden und im Rahmen eines musikpädagogischen Seminars) in einem münsterschen Pflegeheim. Diese Veranstaltung stellte – das sei hier ganz deutlich vermerkt – kein musikthera- peutisches Setting, sondern ein Musizieren mit älteren Menschen aus der sozialpädagogischen Perspektive heraus dar:

---

15.00 Uhr:

Zwölf überwiegend hochbetagte Menschen kommen zur Singestunde bzw. werden vom Heimpersonal hergeleitet oder herein- gefahren: kaum einer spricht, ich beobachte nur eine schwache Motorik, bis auf wenige Ausnahmen (zwei „jüngere" und recht vital wirkende Damen, die sich bemühen, auch animierend und stimulierend auf die anderen zu wirken, bisweilen aber auch allzu dominant die Dinge an sich ziehen und mich stark „okkupieren") fällt mir eine durchweg erschlaffte Körperhaltung auf, schleppender Gang; bei vielen sehe ich müde, blasse Gesichter mit den deutlichen Spuren des Alters und der Alltagssituation, Lustlosigkeit; zum Teil kennzeichnen auch Missmut und eine gewisse Niedergeschlagenheit irgendwie die Situation; natürlich sind dabei auch Hemmungen vor der ungewohnten Anforderung und vor meiner unbekannten Person im Spiel; was kommt auf uns zu? Wahrscheinlich sind bei einigen auch noch die Folgen des Erwachens aus dem gerade abgebrochenen Mittagsschlaf zu spüren ...

Ich singe und spiele (Gitarre), wir singen (in der Regel auswendig, weil selbst das Lesen aus dem Großdruck-Liederbuch nicht mehr klappt und ja auch viele Texte bekannt sind, die in Verbindung mit der Melodie bestens erinnert werden) und machen kleinere und einfache Bewegungen zu den Liedern, und wir reden und erzählen ...

gegen 15.30:

Es herrscht ein wesentlich höherer Pegel an Kommunikation und Motorik, hier und da sieht/hört man ein Lächeln und Lachen, bei einigen zeigen sich deutlich erhellte Minen, gesundere Gesichtsfarbe; zum Teil fällt man sich gegenseitig ins Wort, um seinen Liedwunsch durchzusetzen oder für seine Geschichten Gehör zu finden; auch ohne Monitoring erkenne ich deutlich die positive Aktivierung des Kreislaufs, mit einem Wort: *Lebendigkeit* ist spürbar; auch diejenigen, die nicht mehr aktiv mitmachen, geben zu erkennen, dass es ihnen Freude bereitet, Musik in der Gruppe zu erleben ...

gegen 16.00:

Es muss Schluss gemacht werden, einige wirken schon etwas überfordert von der ungewohnten Anstrengung, die „jüngeren" Teilnehmerinnen würden gerne noch weitermachen und sind jetzt gerade so richtig in Fahrt gekommen; Bedauern, wann kommen Sie wieder?, zum Teil überfällt uns Rührung beim Abschiedslied, viele zufriedene Gesichter, immer noch hoher Kommunikationsbedarf, selbständiges Aufstehen und Hinausgehen ..., also ein deutlich höherer Aktivierungsgrad ...

## *Organisation von Musikangeboten*

Eine der oben geschilderten Singestunde vergleichbare Arbeit kann nur in wenigen Fällen von den Mitarbeitern des Sozialen Dienstes im Heim selbst geleistet werden: Einerseits müssen die musikalischen und gerontologischen Kompetenzen, zudem die Freude an Gruppenangeboten für ältere Menschen und ganz besonders auch Kenntnisse über die Bedingungen einer Gruppenarbeit mit älteren Menschen vorhanden sein, außerdem muss die Dienstzeit dafür zur Verfügung stehen, einer der häufigst genannten Problemfaktoren. Dennoch laufen in vielen Heimen bereits erfolgreich ähnliche Projekte ab, oftmals nur möglich durch das hohe und zusätzliche Engagement des Personals. Der Vorteil der Sozialarbeiterinnen ist, dass sie „im Haus" sind und die Bewohner und die Strukturen kennen. Das kann wiederum auch Nachteile haben, wenn es zu Rollenkonflikten oder zu Problemen mit dem Team kommt (etwas überspitzt: „Du gehst deinem Musikhobby nach und trinkst Kaffee und wir müssen arbeiten"; dazu Näheres bei Bechtler 1999).

Wer solche Angebote nicht selber machen kann, hat aber die Möglichkeit, Musik zu organisieren: Einerseits kann professionelle Unterstützung bei Musiktherapeuten angefordert werden, das erfordert aber finanzielle Mittel und zur Verfügung stehende Kräfte in der Nähe. Daher besteht auch die Möglichkeit, ehrenamtliche Hilfe in Anspruch zu nehmen, die gegebenenfalls erst angeworben und entsprechend fortgebildet werden muss. Eine solche Fortbildungsmaßnahme wird die Kluft zwischen einem professionellen musiktherapeutischen Setting und der ehrenamtlichen Hilfe, die weitgehend auf der Basis von Lebenserfahrung und musikalischer Tätigkeiten in anderen Berufen oder im Hobby anzusiedeln ist, nicht aufheben können, hat aber durchaus seine Berechtigung, wenn die Ziele entsprechend gesetzt werden und die eigenen Grenzen stets im Blickfeld bleiben.

## Projektbeispiel aus der eigenen Praxis

Im Folgenden schildere ich die Organisation und den groben Verlauf einer Weiterbildung für ehrenamtliche MitarbeiterInnen in einem großen Pflegeheim in Iserlohn. Es handelt sich um ein Projekt, dass – den Gegebenheiten angepasst – durchaus zur Nachahmung unter den jeweils möglichen Bedingungen anregen kann:

Frau Fahl, die Leiterin des Sozialen Dienstes des Seniorenzentrums Waldstadt, beschließt aufgrund einer Idee von Dr. Besler, dem Sozialdezernenten der Stadt Iserlohn, die Trägerin des Altenheims ist, eine Fortbildung zu organisieren: Es sollen ehrenamtliche Kräfte gewonnen werden, um mit älteren Menschen zu musizieren. Dabei wird zunächst an eine Unterstützung im eigenen Hause gedacht, aber auch an die regionale Versorgung. Man vermutet – zu Recht, wie sich später herausstellt –, dass es in der Stadt und ihrem Umland Menschen geben muss, die einerseits eine gewisse musikalische Kompetenz mitbringen und andererseits Spaß daran haben, mit älteren und alten Menschen Musik zu machen, u.a. auch, um ihrem eigenen Älterwerden zusätzliche produktive und sinngebende Seiten abzugewinnen.

Folgende Schritte werden eingeleitet und „abgearbeitet":

- Aufstellung der vermuteten Kosten (eigene Möglichkeiten, noch zu erschließende Finanzen)

- Aufspüren eines Dozenten (in diesem Falle der Autor dieses Artikels) aus dem Bereich Musik in der Sozialen Arbeit, der eine solche Fortbildung leiten kann

- Aufspüren eines Sponsoren

- Durch Vermittlung von Dr. Besler erklärt sich der Rotary-Club Letmathe dazu bereit, als Sponsor die Kosten für einen ersten kompletten Fortbildungstag (von den Fahrtkosten über das Honorar bis hin zum Mittagessen aller Beteiligten) und die Anschaffung eines Instrumentengrundbestandes sowie die Erweiterung des Liederbücherbestandes im Großdruck für das Heim zu übernehmen; als „Gegenleistung" wird eine Präsentation des Projektes vor der lokalen Presse vereinbart

- Durch Öffentlichkeitsarbeit (gezielte Anschreiben, Presse etc.) werden Teilnehmer gesucht und gefunden, die sich schriftlich zu der Tagung anmelden müssen; dabei werden die entsprechenden Institutionen der Stadtverwaltung, aber auch private Kontakte genutzt

- Verlaufsplanung des Fortbildungstages, Absprachen mit dem Dozenten, Besorgen von Medien und Instrumenten, Raumplanung, Logistik etc. durch Frau Fahl

- Freistellung von Mitarbeitern aus dem eigenem Heim (Pflegedienstleiterin, Ergotherapeut), die an der Fortbildung teilnehmen wollen

- Überlegungen zur Integration von Heimbewohnern in die Fortbildung (z.B. soll eine blinde Heimbewohnerin am Klavier begleiten, eine andere Gruppe soll für Lehrproben bereitstehen)

- Vorbereitung einer Gruppe im allwöchentlichen Singekreis

Es kam eine sehr heterogene, aber äußerst an der Idee interessierte Gruppe zustande. Das Spektrum reichte von dem pensionierten Diakon, der sehr viel Erfahrung mit Gruppen aus der Jugendarbeit hatte, jetzt neu nach Iserlohn zugezogen war und in etwas „ruhigerem" Fahrwasser ehrenamtlich noch weitermachen wollte, über den Ergotherapeuten des Hauses, der Anregungen für seine Berufspraxis suchte, Musik verstärkt anzuwenden, bis zur Chorsängerin, die – schon lange organisatorisch ehrenamtlich in der Altenarbeit tätig – ihre Begeisterung für Musik, insbesondere für das Singen, dazu nutzen wollte, auch andere davon profitieren zu lassen. An Methoden wurden vor allem das Singen, begleitet mit einfacher Bewegung, leichtem Körperinstrumentarium und kleinem Schlagwerk (Orff-Instrumentarium) und das Verklanglichen kleinerer Geschichten vermittelt (zu einigen Methoden gute Anregungen u.a. bei Harms/Dreischulte 1995). Im Vordergrund standen zudem das Mutmachen und das Besprechen einiger spezieller, für das Musizieren mit älteren Menschen wichtiger gerontologischer Aspekte und den Bedingungen für solche Maßnahmen. Zu vielen Themen konnten die Teilnehmer eigene wichtige Beiträge leisten. Hier ergänzten sich sehr schön die Erfahrungen mancher Teilnehmer, insbesondere auch der Hauptamtlichen, mit meinen musikalischen und musikpädagogischen Kompetenzen.

In gewisser Weise spiegelt ein solches Seminar den Kompetenzgedanken in der Altenarbeit wider: Die Teilnehmer brachten einfach aufgrund ihrer Lebenserfahrung, ihrer beruflichen und ehrenamtlichen Arbeit Erfahrung und Wissen ein, das man in diesem Umfang als Dozent gar nicht mitbringen kann. Hier ist dann eine geschickte Moderation gefragt, so dass alle voneinander lernen können.

Nach dem Fortbildungstag wurde vereinbart, in die Praxis zu gehen und sich dann nach einem halben Jahr zu einer Auswertung und zu einer weiteren Fortbildungsarbeit wieder zusammenzufinden. Während dieser zweiten Phase wurde u.a. gemeinsam mit einer Gruppe von Heimbewohnerinnen eine Verklanglichung erarbeitet und das Ergebnis anschließend einem Vertreter des Sponsoren und der örtlichen Presse vorgestellt.

Ebenso können Fortbildungen auch von den eigentlich dazu bestimmten Institutionen durchgeführt werden: So richtete die Landvolkshochschule Freckenhorst auf Initiative von Heinz-Willi Kehren hin eine ganztätige Veranstaltung für ehrenamtliche Mitarbeiter aus, vor allem aus dem kirchlichen Bereich, aber auch darüber hinaus. Es wurden verschiedene aktive und rezeptive musikalische Methoden insbesondere durch intensive Selbsterfahrung vermittelt und erprobt.

## Praxisbeispiel „Bruder Jakob"

Bei der Arbeit in Iserlohn entstand situativ eine kleine Klanggeschichte mit einer Gruppe sehr alter und zum Teil leicht dementer Heimbewohner, die allerdings regelmäßig an dem Singekreis der Sozialarbeiterin teilnahmen. Da das Lied „Bruder Jakob" zu den beliebtesten und regelmäßig in ihrem Singkreis gesungenen gehörte, erfanden wir spontan eine kurze Geschichte um das Lied herum. Kurz zusammengefasst: Es sollte musikalisch und mit ganz einfachen instrumentalen Mitteln (als Glocke diente z.B. eine leere Mineralwasserflasche, die von einer sehr alten Heimbewohnerin mit großem Ernst, großer Intensität und großem Erfolgserlebnis exakt zwölfmal angeschlagen wurde) eine Nacht in einem alten Kloster dargestellt werden, die zu Ende geht mit dem Gesang der Mönche (eben dem Lied „Bruder Jakob"). Ziele waren dabei die körperliche (Atmung, kleinere Bewegungen) und kognitive Aktivierung, Konzentrations- und Gedächtnistraining, Freude am gemeinsamen Tun mit einem „Aufführungsergebnis" und dem daraus erwachsenden Erfolgserlebnis etc.

Gemeinsam wurde der folgende Verlauf überlegt, auf einer großen Tafel in Stichworten festgehalten (weil das nicht mehr alle lesen konnten, sagte ich die jeweiligen Szenen kurz an oder deutete sie mit Körpersprache an), dann in Abschnitten ein wenig eingeübt und schließlich unter uns „aufgeführt":

| 23.00 Uhr | Assoziation: Kloster in Nordfrankreich: Sturm, Gewitter, düstere Nacht, Eulen | Stimme, Atemstrom, Papier |
|---|---|---|
| 24.00 Uhr | Glocke | leere Flasche mit Stab, 12 mal angeschlagen |
| Nachts | Geisterstunde | Stimme (Raunen, Flüstern etc.); Rascheln mit Papier |
| Später Nachts | Schnarchen der Mönche | Luftstrom, Schnarchgeräusche, heftiges Aus- und Einatmen, Rasseln |
| 5.00 Uhr | Erste Vogelstimmen, Natur erwacht, der Hahn kräht | Mund, kleines Schlagwerk |
|  | erster Sonnenstrahl | Triangel, Chimes |
| 6.00 Uhr | Läuten | Flasche |
| danach | Morgenmusik | Improvisation Pentatonik (Stabspiele, Rhythmusinstrumente) |
| dann Übergang zum | Lied | leises Summen des Liedes „Bruder Jakob", allmählich lauter werden |
| schließlich |  | Singen des Liedes „Bruder Jakob" zur gespielten pentatonischen Begleitung (u.a. Stabspiele nur auf „schwarzen Tasten") |
|  | Schlusssignal | Pauke |

## Projektbeispiel aus der Literatur

Auf etwas andere Art wurden Ehrenamtliche in Stuttgart rekrutiert: Ella Häußler beschreibt, wie sie als Schulmusikerin nach längerer Berufspause aufgrund einer Zeitungsannonce („Das Alten- und Pflegeheim ... sucht freiwillige Mitarbeiter für die Einzelbetreuung von Heimbewohnern sowie für die Leitung von Neigungsgruppen") in einem Heim, in dem es noch keine Singgruppe gab, ein solches Angebot einrichten und über Jahre, in gewisser Weise auch in einem Prozess des *learning by doing*, erfolgreich ausbauen konnte (Häußler 1991). Die Heimbewohner wurden „geworben", indem die Heimleiterin das Angebot immer wieder im Speisesaal und durch den Aushang von Plakaten an verschiedenen Stellen des Hauses ankündigte. Als besonders wichtig stellte sich die Werbung im Einzelgespräch heraus, weil dabei sofort auch Ängste und Hemmungen abgebaut werden konnten. Notwendig bei dieser Arbeit war auch die Einbindung von Helfern (Zivildienstleistende, Mitarbeiterinnen aus dem „Sozialen Jahr" etc.), die die nicht oder nur bedingt gehfähigen und örtlich oder zeitlich desorientierten Hausbewohner brachten und abholten. Nach einiger Zeit gestaltete dieser Singkreis sogar die Jahreszeitenfeste im Heim mit und leitete darüber hinaus als Ansingechor bei offenen Singen außerhalb des Heimes in Altenkreisen und –begegnungsstätten andere Kreise älterer Menschen zum Singen an.

## Zivildienst-Musikprojekt

Ein ungewöhnliches Projekt hat 1987 in München der Verein „Soziale Betreuung durch Musik" gestartet: Als „Zivildienst-Musikprojekt" organisiert er, dass Musiker älteren Menschen in deren vertrauter Umgebung, d.h. in Seniorenzentren, Seniorenwohnheimen, Altenclubs und Pflegestationen etc., besuchen und für die alten und mit den alten Menschen Musik machen. Gefördert wird dieses Projekt durch das Sozialreferat Münchens sowie durch den Bezirk Oberbayern. Der Verein arbeitet u.a. mit Hilfe Zivildienstleistender, die im Rahmen ihres Dienstes musikalisch-soziale Arbeit leisten, und versteht sich zudem als Börse für die Vermittlung von Musikangeboten für ältere Menschen (vgl. Roth 2001).

## Erzählcafés

Die Idee der inzwischen schon weit verbreiteten Einrichtung von Erzählcafés hängt ursprünglich auch sehr eng mit Musik zusammen: Der Pädagogikprofessor C.W. Müller erlebte in New Orleans, wie die alten Südstaatenjazzer sich einmal in der Woche in der Revival-Hall trafen, ihre alten Lieder spielten und sich die alten Geschichten erzählten (hier nach Karl 1990, S. 61), und nahm den Grundgedanken mit nach Deutschland. Das Erinnern und Zurückblicken, vor allem aber das Bewerten des Erinnerten, kann eine ganz wesentlich stabilisierende und integrierende Funktion für die Gegenwart erhalten. Es hilft u.a. die Lebenskontinuität zu wahren und Identitäts- und Selbstwertgefühle zu sichern (vgl. Erlemeier 1998, Wickel 1998b). Warum der Prozess des Erinnerns mit Hilfe von Musik ein besonders effektiver Weg sein kann, wird an anderen Stellen dieser Publikation beschrieben. Hier soll es eher um die organisatorischen Aspekte gehen.

Natürlich kann man einen Rahmen schaffen, in dem einfach ausschließlich erzählt wird. Weit wirksamer, aktivierender und muntermachender ist eine Veranstaltung, in der den Erzählenden eine Stimulation, z.B. in Form von Musik angeboten wird. Solche Medien der Animation können natürlich auch Fotos, Bilder o.a. sein. Damit hat man nicht nur einen Aufhänger, der es leichter macht, ins Gespräch einzusteigen, sondern – quasi als Aperitif – auch ein Mittel, Hemmungen zu begegnen, die durch das gemeinsame Musikmachen oder Musikhören schon ein wenig beiseite geschoben werden können. Ein solches Vorgehen schafft zugleich Atmosphäre und kann damit gemeinsame Grundstimmungen herbeiführen.

Zur Organisation einer solchen Maßnahme können gehören:

- Besorgen eines geeigneten Raums, der auch ein wenig anregend (vielleicht mit Kerzen, Blumendekoration etc.) gestaltet werden sollte;

- Engagieren eines Musiktherapeuten oder Musikpädagogen, der entweder mit den Teilnehmern erst singt und/oder musiziert und dann zum Erzählen animiert

- oder der für die alten Menschen singt und/oder musiziert (oder beide Formen mischt).

- Wenn das nicht möglich ist, kann auch mit Hilfe von Bändern oder CDs etc. gearbeitet werden: rezeptiv, also einfach zum Hören, oder aktiv mit Hilfe von Mit-Sing-Medien; in diesem Fall ist die atmosphärische

Gestaltung des Rahmens besonders wichtig, weil die ansprechenden Elemente eines Live-Musizierens zum Teil wegfallen.

## *Ausblick*

Soziale Arbeit ist ein Beruf mit Klienten jeden Alters und den unterschiedlichsten Problemlagen, mit äußerst heterogenen Arbeitsbedingungen und dementsprechend auch vielfältigen Methoden. Die aus diesem Grunde stark generalisierende Ausbildung für die Soziale Arbeit kann es sich daher nicht leisten, z.B. für eine so spezielle Tätigkeit wie die musikgeragogische Arbeit derart fundiert auszubilden, dass ihre Absolventen auch zwangsläufig praktisch, d.h. selber musikmachend und musikanleitend, in diesem Bereich arbeiten können. Anders stellt sich die Situation dar, wenn sie schon für das Studium eine Menge an musikalischen und gruppenpädagogischen und am besten auch geragogischen Kompetenzen mitbringen, z.B. durch eine vorhergehende Berufstätigkeit oder Ausbildung. Der Soziale Dienst in Alteneinrichtungen kann aber dennoch sehr wichtige Voraussetzungen für die musikalische Arbeit in der psychosozialen Betreuung der alten Menschen schaffen, indem er für die entsprechenden Bedingungen auf den verschiedenen Ebenen Sorge trägt, also organisiert und managt, berät und verweist. Er kann, um abschließend noch einmal einige wichtige Möglichkeiten aufzuzählen, ehrenamtliche Kräfte oder Honorarkräfte einwerben und für deren Arbeit die notwendigen organisatorischen, finanziellen und räumlichen Rahmen schaffen, die entsprechende Hardware zur Verfügung stellen, also z.B. Instrumente und Liederbücher (im Großdruck), aber auch CD-Spieler etc. besorgen, den Mitarbeitern Fortbildungen ermöglichen, Anlässe suchen (Geburtstage, Weihnachtsfeiern etc.), bei denen musiziert oder etwas Eingeübtes aufgeführt wird, musikalische Fähigkeiten unter den Heimbewohnern ausfindig machen, die im Hause zum Einsatz kommen können und vieles mehr. Hat man in einer Einrichtung erst einmal die Chancen erkannt und erfahren, die die musikalische Arbeit in sich birgt, wird man alles tun, um sich dieser Hilfe auch weiterhin zu bedienen.

## Literatur

Bechtler, Hildegard (Hrsg.) (1999): Gruppenarbeit mit älteren Menschen. 3. veränd. Aufl. Freiburg

Belardi, Nando / Fisch, Marlies (1999): Altenhilfe. Eine Einführung für Studium und Praxis. Weinheim/Basel

Erlemeier, Norbert (1997): Einführung. In: Fachhochschule Münster, Fachbereich Sozialwesen (Hrsg.): Gesichter und Gesichtspunkte des Alterns. (Dokumentation Ringvorlesung), Münster, 4–16

Erlemeier, Norbert (1998): Alternspsychologie. Grundlagen für Sozial- und Pflegeberufe. Münster

Häußler, Ella (1991): „Zwölf alte Frauen singen Brecht ..." – Bericht über eine Singgruppe im Alten- und Pflegeheim. In: Hildegard Bechtler (Hrsg.): Gruppenarbeit mit älteren Menschen. Freiburg, 72–83

Hartogh, Theo (1999): Nussknacker und Mäusekönig. In: Altenpflege, Jg. 24, H. 11, 38–40

Hedtke-Becker, Astrid / Künzel-Schön, Marianne (1995): Ambulante Soziale Arbeit mit älteren Menschen. In: Astrid Hedtke-Becker/Roland Schmidt (Hrsg.): Profile Sozialer Arbeit mit alten Menschen. Berlin/Frankfurt a.M., 158–184

Karl, Fred (1990): Neue Wege in der sozialen Altenarbeit. Freiburg

Klingenberger, Hubert (1992): Ganzheitliche Geragogik. Ansatz und Thematik einer Disziplin zwischen Sozialpädagogik und Erwachsenenbildung. Bad Heilbronn

Neumann, Eva-Maria (2000): Pflegende Berufe in der Altenhilfe. In: Hans-Werner Wahl / Clemens Tesch-Römer (Hrsg.): Angewandte Gerontologie in Schlüsselbegriffen. Stuttgart, 329–334

Niederfranke, Annette (2000): Altenpolitik. In: Hans-Werner Wahl / Clemens Tesch-Römer (Hrsg.): Angewandte Gerontologie in Schlüsselbegriffen. Stuttgart, 386–392

Rohfritsch, Alexandra (1995): Sozialdienst im Pflegeheim. In: Astrid Hedtke-Becker/Roland Schmidt (Hrsg.): Profile Sozialer Arbeit mit alten Menschen. Berlin/Frankfurt a.M., 111–118

Roth, Claudia (2001): Musik in der sozialen Arbeit. Der Münchner Verein „Soziale Betreuung durch Musik". In: Üben & Musizieren, Jg. 18, H. 3, 41f.

Wickel, Hans Hermann (1998a): Musikpädagogik in der sozialen Arbeit. Eine Einführung. (Musik als Medium, Bd. 2, hrsg. v. Hans Hermann Wickel), Münster

Wickel, Hans Hermann (1998b): Schlüssel zur Erinnerung. In: Altenpflege, Jg. 23, H. 8, 27ff.

Neuere Veröffentlichungen des Autors zum Thema

Musik als emotionsauslösendes Medium in der Biographiearbeit mit älteren Menschen: In: Ernst, St. (Hg.): Auf der Klaviatur der Wirklichkeit. Fs. Benno Biermann, Münster: Waxmann 2004, 94-109

mit Theo Hartogh: Ausbildungsdisziplin Musikgeragogik. In: Musikforum 3 (3), 2005, 16-18

Music in Social Work – as illustrated by Music Making with the Elderly (Music Geragogics) / Musik in der Sozialen Arbeit – aufgezeigt am Musizieren mit alten Menschen (Musikgeragogik). In: B. Haselbach, M. Grüner, Sh. Salmon (Hrsg.), Im Dialog. Elementare Musik- und Tanzpädagogik im Interdisziplinären Kontext / In Dialogue. Elemental Music and Dance Education in Interdisciplinary Contexts. Mainz: Schott Music 2007, 146-165

mit Theo Hartogh: Musizieren im Alter. Arbeitsfelder und Methoden. Schott Music 2008

# Musiktherapeutische Konzepte
# mit alten Menschen

## Rosemarie Tüpker

Im Studiengang Musiktherapie der Universität Münster wurden – im Rahmen von Seminaren und Diplomarbeiten[1] – verschiedene musiktherapeutische Konzepte diskutiert, entwickelt und erprobt, die sich der Arbeit mit alten Menschen widmen oder angrenzende Bereichen berühren. Einige wesentliche theoretische Auffassungen dieser Arbeiten sollen hier zusammenfassend diskutiert werden. Des Weiteren sollen Ausschnitte aus dem reichhaltigen Fallmaterial der Diplomarbeiten unter Kategorien dargestellt werden, die eine bestimmte Entwicklung aufzeigen.

Die Richtung dieser Entwicklung ist zum einen gekennzeichnet durch eine zunehmende Berücksichtigung eines Individuum-bezogenen psychotherapeutischen Zugangs und das Bemühen um das *Verstehen* des Erlebens und Verhaltens der behandelten alten Menschen. Andererseits zeigen die Arbeiten, dass einige behandlungstechnische Aspekte, die sich in der Entwicklung der Musiktherapie zunächst als gegensätzliche methodische Ansätze darstellten, als solche aufgegeben und eher als sich ergänzende Polaritäten erkannt und integrierend genutzt werden.

Abschließend soll mit dem Bericht über das Projekt ‚Musik und Lebenserfahrung‘, welches bisher zweimal im Rahmen des Studiengangs Musiktherapie mit Studierenden des Studiums im Alter durchgeführt wurde, eine Gruppenarbeit dargestellt werden, mit der im außerklinischen Bereich gerade den sogenannten „jungen Alten" eine neue Form des aktiven Umgangs mit Musik eröffnet werden kann. Diese Art des Musizierens ist, wie in der Musiktherapie selbst, an keine musikalischen Vorerfahrungen gebunden und kann daher für all diejenigen, die „immer schon" einmal Musik machen wollten, auch im Alter eine Chance sein, sich diesen Wunsch zu erfüllen.

---

[1] Wynhoff 1990, Hagemann 1992, Buchert 1995, Holtermann 1995, König 1996, Jorden 1997, Adams 1998, Küppers 1998, Stark 1999, Schneberger-Nowitzky 2001

## 1. Das Bild des Alters in der Musiktherapie

Schon in der Arbeit von Wynhoff (1990) findet sich eine Auseinandersetzung mit dem „Bild des alten Menschen in der Gesellschaft" (S. 26ff) und verschiedenen Modellen des Alterns (S. 19ff), vor allem in der Medizin. Holtermann (1995) gibt dann fünf Jahre später einen ausführlichen Überblick über das psychologische und gesellschaftliche Bild vom Alter und untersucht genauer, wie dieses sich auch in verschiedenen musiktherapeutischen Konzepten widerspiegelt.

Im Wesentlichen werden dabei zwei polare Tendenzen herausgearbeitet: Alter als zunehmend defizitäre Lebensphase wird einem offenen Bild gegenüber gestellt, welches Alter nicht endgültig bestimmt, sondern nach der Erfassung des individuellen Leidens, den Verarbeitungsnotwendigkeiten und Entwicklungschancen unter unterschiedlich veränderten körperlichen, seelischen wie auch sozialen Bedingungen fragt.

### 1. 1 Defizit-orientierte Ansätze

Dem ersten Bild entsprechen Ansätze, in denen die MusiktherapeutInnen dem Fähigkeitsabbau und der beobachteten Apathie, Passivität und dem Rückzug z.B. dementer PatientInnen mit einem stark strukturierten musiktherapeutischen Angebot zu begegnen suchen (Blanckenburg 1992, Baum 1993, Latz 1995, zit. nach Holtermann S. 31f [2]). Ähnlich ausgerichtet sind verschiedene lerntheoretisch orientierte angloamerikanische Beiträge wie auch die daran anknüpfende Forschung, die untersucht, welche kognitiven, aber auch sozialen Fähigkeiten sich durch Musiktherapie verbessern oder erhalten lassen (Olderag Millard/Smith 1989, Clair/Bernstein 1990, Pricket/Randell 1991, Pollack/Namazi 1992, Groene 1993, Lord/Garner 1993, Gerdner/Swanson 1993, zit. nach Holtermann, S. 40ff).

---

[2] Da die Diplomarbeiten nur sehr eingeschränkt zugänglich sind, wurde die dort verarbeitete, besser zugängliche Originalliteratur entgegen dem sonstigen Usus hier im Literaturverzeichnis mit aufgeführt. Diese Literaturangaben sind zur Kennzeichnung kursiv gesetzt. Da es sich bei den Diplomarbeiten um nicht redaktionell überarbeitete Texte handelt, wurden – ebenfalls anders als üblich – Tippfehler in zitierten Stellen korrigiert und gelegentlich geringfügige redaktionelle Veränderungen vorgenommen.

Auch eine der Diplomarbeiten beschäftigt sich mit dem Verlust von Fähigkeiten: Hagemann untersuchte die Frage der Erinnerungsfähigkeit bezogen auf zwei deutsche Volkslieder an 10 PatientInnen der Gerontopsychiatrie. Neben individuellen Unterschieden zeigte sich, dass die Betroffenen große Defizite hatte, wenn sie ein Lied selbständig erinnern und produzieren oder den Text ohne die Melodie erinnern sollten. Diese Defizite traten in den Hintergrund, wenn dieselben Lieder musikalisch angestimmt wurden und es unaufgefordert die Möglichkeit gab, von sich aus mit einzustimmen. (Hagemann 1992, S. 128ff).

Holtermann hingegen, die in ihrer Arbeit ebenfalls besonders den gerontopsychiatrischen Bereich betrachtet, kritisiert die einseitige Ausrichtung der defizitorientierten Ansätze, in denen „Gefühle wie Trauer und Verdruß (...) in der Musiktherapie fehl am Platz" zu sein scheinen (ebd. S. 42). Sie spricht hier eine Tendenz an, die sich für viele vorschnell gefasste Therapieziele wie „Aktivierung", „Steigerung von ..." „Erhalt von ..." zu überdenken lohnt. Auch wenn diese Ziele zunächst offensichtlich erscheinen, weil Passivität, Verminderung der Leistungsfähigkeit oder Rückzug als Problem ins Auge zu springen scheinen, müssen wir uns zunächst kritisch fragen, wer es ist, der hier leidet: Der Betroffene selbst oder die anderen? Was ist die Ursache des Leidens? Die Demenz selbst oder eine unangepasste Umgebung? Ist es eine leidvolle Passivität des Patienten oder *unser* Ohnmachtsgefühl, welches mit einem Mehr an Bewegung behandelt werden soll? Wird mit fröhlichen Liedern die Stimmung der BewohnerInnen eines Altenheimes verbessert oder werden damit delegierte gesellschaftliche Schuldgefühle behandelt? Solche Fragen müssten stärker in jedem einzelnen Fall bedacht werden, bevor ein für alle gültiges „Programm" entwickelt wird. Forschung, die allein das Erreichen vorgegebener Ziele eines solchen Programms misst, kann hier naturgemäß nicht weiterhelfen, sondern wird im schlimmeren Fall dazu beitragen, die Ursachen des Leidens zu verschleiern und zu kritisierende Verhältnisse zu perpetuieren.

Erkennbar ist in defizit-bezogenen musiktherapeutischen Ansätzen die Orientierung an einer Norm. Dadurch wird im Falle der Demenz ohne weitere Reflexion der kognitive Abbau selbst als das angesehen, was es zu behandeln gilt. Dies muss aber nicht notwendig dem *musiktherapeutischen*

Behandlungsauftrag[3] entsprechen. So besteht durchaus die Gefahr, dass eine solche Zentrierung eher Leiden erhöht als vermindert, wie dies etwa durch kognitive Trainingsprogramme oder das sog. Realitätsorientierungstraining zu befürchten ist, die dem dementiellen Abbau entgegen wirken sollen. Wenn dies aber aufgrund des organischen Prozesses nicht mehr möglich ist, stellen solche Verfahren letztlich nur eine Konfrontation der Betroffenen mit ihren schwindenden Fähigkeit und dem Verlust an Orientierung in *dieser* Welt dar (vgl. Feil 1999, 2000). Auch Schneberger-Nowitzky kritisiert Vorgehensweisen (wie etwa noch bei Bright 1984 empfohlen) als „kontraproduktiv", die auf eher naive Weise der Desorientiertheit durch simple „Richtigstellungen" therapeutisch begegnen zu können glauben: „Als Ergebnis eines solchen Vorgehens ist nach meinen Erfahrungen eher Aggressivität, Widerstand oder Trauer zu erwarten als eine Verbesserung der Orientierung" (2001, S. 9). „Die Klienten werden m.E. durch diesen Ansatz in ihrem Sein und ihrer Würde verletzt, (...) und der dementielle Prozess des Rückzugs in die Vergangenheit und der Verschlechterung der Kommunikation wäre vorprogrammiert." (ebd. S. 102)

## 1. 2 Entwicklungsoffene Ansätze

Unter der Überschrift „Rückerinnerung und Loslassen" fasst Holtermann eine andere Gruppe musiktherapeutischer Ansätze zusammen. Diese verstehen – als ein verbindendes Merkmal – Rückzug als eine angemessene Form „abschiedlicher Existenz" (Jochims 1992, zit. nach Holtermann 1995, S. 34). Dies geschieht allerdings stets in Abwägung zu der Tatsache, dass Rückzug *auch* eine Reaktion darauf sein kann, dass sich „keine Möglichkeit mehr zum Austausch von Erinnerungen, Gefühlen und Gedanken bietet" (Scheu 1990, S. 144, zit. nach Holtermann S. 33).

Zum anderen folgen diese Konzepte mit den vielen Möglichkeiten der Musik dem Bedürfnis der Betroffenen nach Rückerinnerung und Bezugnahme zur Vergangenheit (Lohse-Blohm 1990, Jochims 1992, 1993, Muthesius 1990a, b, 1993, Schwabe 1991). Dies *kann* Trauerarbeit, Abschied-Nehmen wie auch Wiederanknüpfung an Ressourcen sein oder auch das aktuelle Geschehen und die gegenwärtige Beziehung in ihrem schöpferischen

---

[3] Zur näheren Erläuterung des hier mehrfach verwendeten Begriffs des musiktherapeutischen Behandlungsauftrags vgl. Tüpker 1993

und heilsamen, tröstenden oder belebenden Potential in den Mittelpunkt der therapeutischen Arbeit stellen. Es *kann* auch Vorbereitung auf das Sterben beinhalten und in konkrete Sterbebegleitung übergehen, wie dies bereits von Munro 1986 beschrieben wurde.

Zu erwähnen ist in diesem Zusammenhang auch die 1998 erschienene umfangreiche Arbeit von Grümme, auch wenn die Konkretisierung des dargestellten Konzeptes als „biographieorientiert" letztlich enttäuscht, da in den praktischen Beispielen kaum eine Orientierung an den individuellen Biographien der einzelnen PatientInnen stattfindet, sondern vielmehr fast ausschließlich auf generationsspezifische Aspekte rekurriert wird.

Schneberger-Nowitzky diskutiert die Frage, wie weit Demenzerkrankungen als Sterbeprozess angesehen werden dürfen und kommt – anders als Dehm-Gauwerky (vgl. Artikel in diesem Band) – für sich zu dem Ergebnis, sie eher als (unbewusste) Überlebensstrategie" zu begreifen, insofern „als dass hier, durch Regression in eine »innere Welt«, die negativen Aspekte der Gegenwart (...) sukzessiv ausgeblendet werden können und Freiraum entsteht für die Beschäftigung mit Erinnerungen und Bildern, sowie unverarbeiteten Konflikten aus der Vergangenheit, im Bestreben (...) im Alter Integrität erreichen zu können." (Schneberger-Nowitzky 2001, S. 8)

Inzwischen gibt es etliche weitere Veröffentlichungen (z.B. Dehm-Gauwerky 2000, Loos 1997, s. auch Reader der Tagung „Musiktherapie für alte Menschen" in Rendsburg 2000, hrsg. von Bruhn, Muthesius), die an tiefenpsychologische Konzepte anknüpfen und denen gemeinsam ist, dass sie den Blick auf den Einzelnen richten und *vor* der Behandlung ernst genug die Frage nach dem individuellen Leiden stellen, anstatt sich unreflektiert auf eine Norm zu beziehen, die von sich aus keine Auskunft darüber geben kann, was hier seine eigene Richtung und Entwicklung nimmt. Bezogen auf die Demenz verbindet solche Ansätze, dass sie nicht versuchen *gegen* die Demenz anzugehen, sondern das seelische Erleben unter dem Einfluss des hirnorganischen Abbauprozesses zu verstehen und versuchen, die daraus entstehende Not, Verzweiflung und Verwirrung psychotherapeutisch zu beantworten. Gemeinsam ist ihnen auch, dass sie weder aufgrund des Alters eine Möglichkeit ausschließen noch bestimmte Themen vorgeben: Also weder befürworten, jeder *müsse* sich bewusst mit dem eigenen Tod, erlittenen Verlusten, nicht integrierten Erlebnissen auseinandersetzen noch jemandem aufgrund des Alters die Möglichkeit absprechen, traumatische Erlebnisse noch zu bearbeiten, sich mit aktuellen Konflikten auseinander zu setzen, sexuelle Wünsche zu haben oder Angst vor der Zukunft.

Die gesellschaftliche Wertung der beiden dargestellten Pole spiegelt sich auch in den mit ihnen verbundenen Forschungsaspekten. Während sich der erste Ansatz gut nach den derzeit gängigen Forschungsmethoden messen lässt und damit seine Finanzierbarkeit in einem Gesundheitssystem, welches ausschließlich an diesem Wissenschaftsbild orientiert ist, vermutlich eher erreichen wird, werden die letzteren eher dazu führen, dass sie das Erleben in der Demenz besser verstehen lernen. Das aber ist im herrschenden Wissenschaftskonzept unseres Gesundheitssystems kaum ein anerkanntes Ergebnis, kaum ein „Erfolg", da es schwerlich messbar sein wird, ob ein alter Mensch, der keine Fragebögen mehr ausfüllen kann und vielleicht auch nicht mehr spricht, sich verstanden fühlt, Resonanz erlebt oder eine innere Entwicklung abschließen kann.

## 2. Das Bild der Musiktherapie im Altenheim

König führte im Rahmen ihrer Arbeit: „Die Institution Altenheim – ein Praxisfeld der Musiktherapie?" (1996) u.a. eine Befragung in einem Altenheim durch. Sie wollte damit Chancen und Problemfelder bei der Etablierung von Musiktherapie in Altenheimen erkunden, die sich jenseits der Frage, wie Musiktherapiestellen finanziert werden können, aus dem ergeben, was BewohnerInnen und MitarbeiterInnen mit dem Begriff Musiktherapie verbinden. Auf welche Wünsche, Erwartungen oder Befürchtungen wird man noch vor der Etablierung einer solchen Arbeit treffen? Mit welchen Widerständen hat man zu rechnen? Wie lässt sich die eigene Arbeit sinnvoll organisieren und integrieren?

Vom Methodischen her wurde die Befragung in Form von Leitfadengesprächen durchgeführt und qualitativ ausgewertet. Befragt wurden 11 BewohnerInnen eines Altenheimes im Alter von 76 bis 95 Jahren, die zwischen einigen Monaten und 20 Jahren in der Institution lebten, sowie 7 Mitarbeiterinnen (5 Personen aus dem Pflegedienst und 2 Mitarbeiterinnen des Sozialen Dienstes). Gerade bei den Interviews mit den BewohnerInnen war eine hohe Flexibilität in der Gesprächsführung notwendig, um sich ein Bild davon zu machen, welches ihre Wünsche, Bedürfnisse und Ansprüche an die Musiktherapie sein könnten, zumal ein Wissen oder eine Vorstellung davon, was Musiktherapie überhaupt ist oder für sie persönlich sein könnte, natürlich nicht vorausgesetzt werden konnte.

Inhaltlich drehten sich die Gespräche daher um drei Themenkomplexe: „Zum einen sollte die Rolle von (gehörter bzw. selbstgemachter) Musik im Leben der einzelnen Gesprächspartner erfaßt werden (...). Weiterhin wollte ich erfahren, ob und an welchen Stellen Musik im Alltag der Institution eine Rolle spielt und ob Musik auch im weitesten Sinne therapeutisch eingesetzt wird. Schließlich interessierten mich Vorstellungen, Wünsche und Ideen von Mitarbeitern und Bewohnern in bezug auf die Arbeit eines Musiktherapeuten in ihrem Altenheim sowie die mögliche Stellung eines Musiktherapeuten im Team aus der Sicht der Mitarbeiter." (König 1996, S. 49)

In leicht gekürzter Form sei hier die Zusammenfassung der Ergebnisse wiedergegeben, die naturgemäß nicht den Anspruch erheben, repräsentativ oder allgemeingültig zu sein. Dennoch enthalten sie durch ihren ungewöhnlichen Befragungsansatz m.E. wesentliche Gesichtpunkte vor allem auch hinsichtlich der Widerständigkeiten, auf die der Musiktherapeut im Altenheim stoßen kann: etwa auf Abwehr seitens der Bewohner, deren Ursachen näher verstanden werden müssten oder auf Interessenkonflikte mit den anderen Berufsgruppen, die die Befürchtung haben können, ihnen würde ein weiterer als positiv erlebter zwischenmenschlicher Bereich ihrer Tätigkeit entzogen und es verblieben ihnen nur die eher unangenehmen oder belastenden Anteile ihres Berufsalltages; bis hin zu Überschneidungen, die ohne weitere Reflexion und Klärungen vermutlich zu unaufgelösten Rivalitäts- und Verdrängungskonflikten führen würden.

## 2. 1 Ergebnisse aus der Befragung der Bewohner

- „In der Institution Altenheim leben verschiedene Menschen mit unterschiedlichem Grad von altersbedingten (...) Einschränkungen. Gerade den nicht dementen Bewohnern ist es wichtig, sich von den [dementen RT] Mitbewohnern abzugrenzen.
- Die meisten Bewohner (...) haben während ihres Lebens verschiedene Berührungspunkte mit der Musik gehabt: beim Singen, beim Spielen von Instrumenten, beim Besuch von Konzerten oder beim Hören von

Musik aus Tonwiedergabegeräten. Davon geblieben ist in der Gegenwart (...) noch in erster Linie das Hören über Tonwiedergabegeräte, zusätzlich – aber nicht bei allen – das Singen.

- Vielen (...) ist es wichtig, selbst über ihre Teilnahme an Angeboten zu entscheiden und sich zu nichts verpflichtet zu fühlen.

- Die meisten (...) verbinden mit dem Begriff „Musiktherapie" keine inhaltlichen Vorstellungen.

- Musiktherapeutische Angebote (...) stoßen zunächst auf Zurückhaltung bzw. Abwehr (...)." (ebd. S. 72f)

## 2. 2 Ergebnisse aus der Befragung der Pflegekräfte und der Mitarbeiterinnen des Sozialen Dienstes

- „Die Pflegekräfte wissen um die Bedeutung der Musik sowohl für das seelische Wohlbefinden der Bewohner als auch für Kommunikation zwischen Bewohnern und Mitarbeitern. In ihrem Alltag auf der Station setzen sie Musik hauptsächlich in Form von Singen und Musikhören unterschiedlich intensiv (abhängig von der eigenen Einstellung zur Musik und von der jeweiligen eigenen Stimmung) ein.

- Trotz eines recht geringen Vorwissens können (...) die Pflegekräfte die Bedeutung musiktherapeutischer Angebote (...) ermessen.

- Einige Pflegekräfte halten sich (...) grundsätzlich für kompetent, musiktherapeutische Angebote selbst durchzuführen. Zum Teil wird die Kompetenz an erforderliche Weiterbildungsmaßnahmen (...) geknüpft.

- Aus zeitlichen Gründen können die Pflegekräfte in der Regel nur die Grundpflege leisten, eine Situation, unter der viele Pflegekräfte leiden.

- Die Mitarbeiterinnen des Sozialen Dienstes bieten viele verschiedene musikalische Veranstaltungen für die Bewohner an.

- Musik findet (dabei) (...) hauptsächlich in Form des (...) Singens statt.

- In einem Gruppenangebot (...) wird auch mit Rhythmus-Instrumenten gespielt. (...)

- (Eine) Mitarbeiterin (...) ist der Meinung, daß musiktherapeutische Angebote von den Pflegedienst- bzw. Sozialdienst-Mitarbeitern durchgeführt werden können. Für die anderen (...) ist das Durchführen musiktherapeutischer Angebote an eine entsprechende Ausbildung gebunden." (ebd. S. 73f)

Es spiegelt sich hier eine Unschärfe und Weite des Begriffs Musiktherapie, die sich auch in anderen Befragungen zeigt. Bei der Etablierung von Musiktherapie in Altenheimen gilt es daher, eine für die jeweilige Institution angemessene Konzeption herauszuarbeiten, welche die fachliche Entwicklung und Kompetenz der Musiktherapie für die Bewohner zu nutzen weiß und für welche es dennoch keinen absoluten Maßstab geben kann.

## 2. 3 Mögliche Stellenbeschreibungen der Musiktherapie

Das Bild der Musiktherapie im Altenheim wird sich bewegen zwischen dem einen Extrem, alles, was musikalisch in einem Altenheim geschieht, als Musiktherapie zu bezeichnen und dem anderen, den Begriff für die Bereiche zu reservieren, in denen eine präzise Indikation vorliegt, ein mit musiktherapeutischen Mitteln behandelbares Leiden, ein Behandlungsauftrag und seine klar abgegrenzte Erfüllung.

Dazwischen liegen mögliche musiktherapeutische Stellenbeschreibungen, die je nach den Gegebenheiten und auch in Abwägung mit den Interessen der Mitglieder anderer Berufsgruppen wie der ehrenamtlichen HelferInnen ausgehandelt werden müssen. Eine solche konkrete Stellenbeschreibung kann z.B. die Organisation kultureller Veranstaltungen beinhalten oder sie in anderen Fällen, in denen diese Aufgabe bereits von anderen erfüllt wird, ausschließen. Sie wird meist die Leitung von Sing- oder Spielgruppen einschließen, aber als Kern auch die an einen individuellen *„Auftrag"* gebundene musiktherapeutische Behandlung altersspezifischen oder biographisch mit ins Alter(sheim) getragenen Leidens beinhalten. In diesem engeren Behandlungsbereich kann diesem Auftrag nur dann nachgekommen werden, wenn es den Freiraum gibt, nach fachlichen Aspekten zu entscheiden, ob *dieses* spezielle Leid *dieses* Menschen in einer Einzeltherapie oder in der Gruppe (oder in einer Kombination von beidem) zu behandeln ist. (Der Terminus „nach fachlichen Aspekten" schließt hierbei ein „Mitspracherecht" des einzelnen Betroffenen selbst übrigens eher ein als aus!) Zur Kooperation zwischen den verschiedenen Berufsgruppen sei auch auf den Artikel von Wickel in diesem Band verwiesen (S.76ff)

Erwarten können sollte ein Altenheim von „seinem" Musiktherapeuten auch psychologische Kriseninterventionen, die Mitberatung von Angehörigen und die Mitarbeit in der Begleitung eines Sterbeprozesses. Hinsichtlich der Sterbebegleitung liegen inzwischen weitere Erfahrungen vor, die teilweise auch anderenorts – z.B. im Hospiz – gewonnen wurden. Eine Zusammenfassung, die Auswertung einer Befragung von MusiktherapeutInnen, die mit Sterbenden arbeiten sowie eigene Erfahrungen wurden in einer Wiener Diplomarbeit von Susanne Heinze dargestellt (vgl. Heinze 2002)

Für den Musiktherapeuten ergeben sich im Unterschied zu anderen musiktherapeutischen Arbeitsbereichen auch andere Zeitstrukturen. So werden oft kürzere, aber dichtere Behandlungszeiten angemessen sein, wie z.B. eher täglich eine Viertelstunde als einmal in der Woche eine Stunde. Auch können Vereinbarungen sinnvoll sein wie: „Bis zu 50 Minuten, aber wenn Sie nach 5 Minuten müde sind, ist es auch in Ordnung".

Da die Altenheime zunehmend mit dem Problem konfrontiert werden, Menschen zu beherbergen, die aus Sicht der Institution und ihrer ursprünglichen Funktion als „Fehlbelegungen" anzusehen sind, werden auch hier besondere Erwartungen an den Musiktherapeuten herangetragen werden: Etwa in der Betreuung eigentlich „viel zu junger" Patienten, die im Wachkoma liegen und „woanders nicht unterzubringen waren" (vgl. Küppers 1998) oder Patienten nach einem Schlaganfall, die (zu früh?) aus den zuständigen Rehabilitationseinrichtungen abgeschoben wurden.

Auch für vorhandene depressive Erkrankungen oder depressive Reaktionen auf den Verlust der Selbständigkeit oder geliebter Menschen, wie sie häufig vorkommen, ist im Rahmen des Altenheimes selten ein Behandlungsangebot vorgesehen. Die Gruppe der Mitarbeiter und Ehrenamtlichen muss – jenseits der Frage nach besseren sozial- und gesundheitspolitischen Regelungen, die hier zu fordern sind, – mit den dadurch entstehenden Situationen und den von der „Fehlbelegung" betroffenen Menschen und ihren Angehörigen konkret umgehen. Der Erwartung, dass durch die Musiktherapie hier eine Behandlungschance für diese PatientInnen besteht, ist berechtigt.


### 3. Musiktherapie in der Praxis

Aus den entstandenen Diplomarbeiten möchte ich nun im Folgenden Aspekte der dort dargestellten Fallberichte hervorheben, die sich durch einen individuellen und psycho-logischen Umgang mit kranken alten Menschen auszeichnen. Als gemeinsame Merkmale fielen mir auf:

3.1. die Wahrnehmung des Individuellen und Gewordenen, welches sich dann auch in der aktuellen Begegnung zeigt,

3.2. eine therapeutische Haltung, die eher fragend und suchend ist, als dass sie davon ausgeht zu wissen, was für den anderen gut sei, was er brauche, wohin die Entwicklung ginge sowie

3.3. eine methodische Flexibilität, welche die Bedürfnisse des Einzelnen über eine vermeintliche Reinheit der Methode stellt.

Mit der in den Fallbeispielen spürbaren Haltung der Wertschätzung und des Respekts kommen die hier beschriebenen Beispiele der Grundhaltung der Validation[4] (Feil 1999, 2000) nahe, auch wenn erst Schneberger-Nowitzky (2001) sich explizit auf die Darstellung und Ausführungen Naomi Feils bezieht. Gemeinsam erscheint mir hier die Auffassung,

- dass es möglich ist zu verstehen,
- dass Verstehen der Hilfe zum Ausdruck von Empfindungen bedarf,
- dass Verstehen selbst eine heilende Wirkung entfalten kann und
- dass die Integration unverarbeiteter vergangener Erlebnisse und Konflikte eine wichtige Entwicklungsaufgabe auch im hohen Alter ist.

Es stellt sich für mich deshalb die Frage, ob es nicht sinnvoll und angemessen wäre, hier von einer „validierenden Musiktherapie" zu sprechen und zu überprüfen, ob nicht auch viele der konkreten behandlungstechnischen Hinweise, die die Validation vor allem auch für den verbalen Teil der Kommunikation ausgearbeitet hat, in das Methodenrepertoire der Musiktherapie mit alten Menschen integrierbar wären, zumindest dort, wo sie mit verwirrten, resignierten oder vereinsamten alten Menschen arbeitet und mit denen, die durch ungünstige institutionelle Bedingungen geschädigt sind. Auch könnten die von Feil entwickelten „Stadien der Desorientiertheit" (Feil 1999, S.49ff) vielleicht für die Musiktherapie eine diagnostische Hilfestellung sein, die durch spezifisch musiktherapeutische Erkundungsmöglichkeiten ergänzt

---

[4] Zum Begriff der Validation: Validieren bedeutet bei Feil – im etwas verwirrenden Unterschied zu vielen anderen Bedeutungen dieses Begriffes (etwa in der Testpsychologie) – einen (alten) Menschen bestätigen, seinen Wert erkennen, seine Gefühle anerkennen. Die bei Feil nicht zu findende Wortableitung vom lat. validere ist insofern interessant als sie drei Bedeutungszusammenhänge kennt: „stark, kräftig, gesund sein, wohlauf sein, sich wohl befinden" und „können, vermögen, imstande sein", aber auch: „wert sein, gültig sein" (von Wörtern).

werden könnten, da sich in der Musik bisweilen ein anderes Bild ergeben wird, welches den sonstigen Eindruck dann erweitern kann.

## 3. 1 Wahrnehmung des Individuellen

Vielleicht ist es einer der Vorteile der Falldarstellungen von „AnfängerInnen", dass der Einzelfall in seiner Besonderheit so stark erlebt wird und noch nicht in der Routine des Wiedererkennens von – scheinbar – Gleichem versinkt. So fallen in den Diplomarbeiten besonders die detaillierten Beschreibungen der einzelnen PatientInnen auf, die das Moment der unwiederholbaren menschlichen Begegnung oft eindrucksvoll spürbar werden lassen.

### Beispiel Frau Menzel

Dazu soll hier das Beispiel der ersten Begegnung mit einer 76jährigen Patientin in der Gerontopsychiatrie aus der Arbeit von Holtermann zitiert werden. Frau Menzel leidet an einer fortgeschrittenen vaskulären Demenz und wurde von dem Altenheim, in dem sie lebt, nun zum dritten Male wegen Unruhezuständen und aggressiven Verhaltens in die Psychiatrie überwiesen.

„Ich treffe Frau Menzel so an, wie ich sie in Zukunft fast immer antreffen werde: Sie sitzt im Aufenthaltsraum an einem Tisch, leicht eingesunken, vor sich ein Getränk. Es sitzen noch andere Damen am Tisch, doch findet kein Gespräch statt, jede starrt vor sich hin. Im Hintergrund läuft das Radio mit irgendwelchen aktuellen Hits und Nachrichten. Frau Menzel schaut mich mit großen blauen Augen an, als ich mich ihr vorstelle und zeigt keinerlei Zeichen eines Erkennens. Ihr Blick scheint von weit her zu kommen, er bleibt merkwürdig unjustiert, obwohl sie, wie ich später bemerke, klar sehen kann.

Auf meinen Vorschlag, mit mir gemeinsam Musik zu machen, zu singen, reagiert sie positiv, macht aber keinerlei Anstalten, aufzustehen, bis ich ihr die »Anweisung« gebe: »So, trinken Sie jetzt bitte aus, wir gehen«. Sie »befolgt« sofort und ist bereit. Wir gehen in ihr Zimmer, um Mantel und Schuhe zu holen, doch suche ich vergebens nach Schuhen, auch das Personal kann mir nicht weiterhelfen. Das Ganze dauert fast zehn Minuten. Frau Menzel bleibt derweil dort stehen, wo ich sie »abgestellt« habe.

Schließlich nehme ich sie in Pantoffeln mit. Sie geht kleinschrittig und langsam, fest bei mir untergehakt.

Auf dem Weg fällt mir ihre Empfänglichkeit für die Schönheiten des Klinikparks, die Frühlingsblumen und blühenden Bäume auf.

Im Musikraum angekommen, entwickele ich spontan Galanterie: »Darf ich Ihnen aus dem Mantel helfen?« Sie läßt sich gern helfen, »ganz Dame«.

Doch reagiert sie plötzlich mit großer Unruhe, als ich ihren »guten« Mantel an die Garderobe hänge und mit ihr in den Nebenraum gehen möchte. Ohne daß sie es in Worte fassen kann, ist mir klar, daß sie Angst hat, der Mantel könne entwendet werden. Ich hänge ihn betont ordentlich auf und erkläre, daß hier nichts abhanden käme.

Damit scheint sie beruhigt und wechselt sofort zu freudiger Neugierde, als sie im Durchgang zum Musikraum ein Instrument entdeckt, das sie kennt: »Tamburin!«

Ich zeige ihr zunächst die vorhandenen Instrumente.

Sie schaut wach umher und hat keine Berührungsängste mit den Instrumenten. Dennoch wirkt sie verloren in dem großen Raum, ich empfinde es so, als wäre sie nicht wirklich persönlich präsent.

Während ich für sie weitere Instrumente hervorhole, bleibt sie mitten im Raum regungslos stehen, eine kleine zierliche Gestalt mit leicht zerzausten Haaren, die Arme leicht vom Oberkörper abgehoben – wie zwei Flügel – ein Vogel, der aus dem Nest gefallen ist, schießt es mir durch den Kopf." (Holtermann 1995, S. 54f)

Die Falldarstellung insgesamt zeigt auf, warum es sinnvoll ist, ungefiltert und ohne Schematisierung offen für alle Eindrücke zu sein, die wir gerade in der ersten Begegnung mit einem Patienten gewinnen. Das sollte auch das einschließen, was der Patient in uns an Empfindungen, Gedanken und Mitbewegung auslöst. Stärker noch als in den Fällen, in denen eine „normale" verbale Kommunikation möglich ist, wird sich später erweisen, dass die entstehenden Szenen nicht zufällig sind, sondern zu Schlüsselszenen des Verstehens werden können. Seit Argelander (1970) wissen wir, dass gerade den ersten Beziehungsszenen eine hervorragende Bedeutung zukommt. Deshalb lohnt es sich, es hier mit der Aufmerksamkeit wie mit der Protokollierung möglichst genau zu nehmen.

Im Sinne Lorenzers (1973) können wir davon ausgehen, dass der Patient mit der entstehenden Übertragung dem Therapeuten seine Rolle zuweist. In der Gegenübertragung ergänzt der Therapeut die gemeinte Szene, die anders als mit Hilfe dieser unbewussten Beziehungssituation nicht erzählt werden kann. Aus Supervisionen und Falldarstellungen der Arbeit mit alten, verwirrten Menschen habe ich dabei zum einen den Eindruck gewonnen, dass diese Übertragungsinszenierungen sich hier auffällig spontan – ohne eine längere Beziehung zu benötigen – einstellen und die eingeschränkte sprachliche Kommunikation ergänzen. Zum anderen fällt auf, dass nicht nur frühkindliche Szenen auf diese Art kommuniziert werden, sondern dass die Re-Inszenierungen sich aus bedeutsamen und unbearbeiteten, nicht integrierten Erlebnissen aus allen Lebensspannen speisen. Die Auflösung der zeitlichen Ordnung scheint hier ein freies Flottieren, eine Art Gleichzeitigkeit und Gleichheit aller Lebenseindrücke zu begünstigen. Freuds Aussage, das Unbewusste sei zeitlos, zeigt sich hier nicht nur besonders deutlich, sondern trifft vielleicht bei einem zunehmenden Abbauprozess der kognitiven Strukturen mehr und mehr auch auf das Bewusstsein zu.

Im vorliegenden Fall lässt sich die Szene der Suche nach den Schuhen, dem Mitgenommen-Werden ohne bereit zu sein („in Pantoffeln"), auf die biographische Situation der Vertreibung aus Ostpreußen, russische Kriegsgefangenschaft und Verschleppung nach Sibirien beziehen. Möglich wird diese Deutung dadurch, dass die Szene sich im Laufe der insgesamt viermonatigen therapeutischen Beziehung in Variationen wiederholt und so verstanden werden kann. Unter dem Begriff „Deutung" ist hier nicht primär das bewusstmachende Aussprechen gemeint, sondern die Tatsache, dass das Verhalten der Patientin für die Therapeutin eine verstehbare Bedeutung gewinnt, dadurch Folgen für ihr Verhalten hat und somit verändernd in die Beziehung kommt. („In Zukunft achte ich darauf, das Verlassen des Hauses vorzubereiten. Oft reicht es aus, die Möglichkeiten, sich noch fertigmachen zu können, kurz anzusprechen." Holtermann, S. 63)

Auch ein weiterer sich wiederholender szenischer Zusammenhang, der sich um „die Sorge rankt, etwas könne abhanden kommen", bezieht sich vermutlich zum Teil auf diese Lebensphase des dritten Lebensjahrzehntes: „Der Mantel ist es, doch frage ich mich, ob sie eine grundlegendere Sorge umtreibt, für die der Mantel nur Repräsentant ist." (ebd. S. 56)

Die Szenen der Galanterie und der respektvollen Höflichkeit hingegen, auch diese wiederholen sich und gestalten die Beziehung mit, lassen sich – im Sinne positiver Übertragung – auf spätere Lebensphasen beziehen, in denen Frau Menzel verheiratet ist, später Witwe wird, aber anerkannt und weiterhin in gute soziale Beziehungen eingebettet ist.

Die sich ebenfalls wiederholenden Bilder der Verlorenheit (aus dem Nest gefallener Vogel; „zarte, hilflose Erscheinung"; „sobald ich mich ihr nicht

direkt zuwende, wirkt sie verloren") hingegen lassen sich vermutlich auf
frühere kindliche Szenen beziehen, was allerdings in diesem Falle Vermu-
tung bleiben muss. Auch die Bedeutung der ebenfalls charakteristisch wirkenden Szenen des Stehen-Bleibens und „sich nicht rühren, bis sie wieder
abgeholt" wird, erhellen sich trotz Wiederholungen nicht.

Insgesamt erscheint mir bei solchen Deutungsversuchen wichtig, immer
auch die mögliche Mehrfachdeterminiertheit bedeutsamer Szenen zu berücksichtigen. So kann etwa das Motiv der Sorge, etwas könne verloren gehen, ja
durchaus Beziehungen zu frühen Erfahrungen haben *und* zu Kriegserfahrun-
gen *und* zu der Erfahrung des relativ frühen Verlustes des Ehemannes. Und
es wird vermutlich darüber hinaus auch das Bewusstsein bzw. das Erleben
des aktuellen Verlorengehens von Zusammenhängen durch die Demenz
widerspiegeln. So wie Daniel Stern davon ausgeht, dass das Selbst sich in
seinem Entstehen zugleich erlebt und deshalb vom „Auftauchenden Selbst"
spricht (1992, S. 61ff), können und müssen wir m.E. davon ausgehen, dass
auch der Verlust der kognitiven Strukturen und der Orientierung in dieser
Welt und in sich selbst vom Selbst erlebt und erfahren wird. So gesehen ist
Frau Menzels Sorge, etwas könne verloren gehen, vermutlich auch eine aus
dem Aktuellen gespeiste realistische Wahrnehmung ihrer selbst. Auch die
Verlorenheit gehört ja nachvollziehbar als Empfindung in dieses Geschehen.

Dass trotz allen Verloren-Gehens aber auch Strukturen bleiben, im Sinne
des Selbst und der Person, zeigt der Zusammenhang zwischen diesem Erst-
kontakt und dem späteren Verlauf allerdings ebenso. Charakteristische Züge
wie der Humor, die Empfänglichkeit für Eindrücke und auch der leichte
Zugang zur Musik, die hier schon durchklingen, ziehen sich durch. Auch sie
lassen sich auf Früheres beziehen und sind zugleich schlicht Charakteristika
*dieses* Menschen.

### Beispiel musiktherapeutischer Gruppenarbeit

Dass Wahrnehmung des Individuellen auch in der Gruppenarbeit möglich
ist, zeigt für mich eine eindrucksvoll geschilderte Szene einer musiktherapeutischen Gruppe von Andreas Stark (1999).[5] Es handelt sich hier um eine

---

[5] Die Arbeit von Stark hat eigentlich ein anderes – theoretisches – Thema. Die hier
wiedergegebene Beschreibung stellt nur einen Nebenaspekt dar und wird (leider)

Gruppe chronisch-schizophrener und dementer Patienten der Pflegestation einer großen psychiatrischen Klinik, in der die meisten Patienten sich schon lange und vermutlich auch für immer befinden.

„Einen ersten Eindruck von den Patienten bekomme ich, wenn ich sie ins Therapiezimmer (das Wohnzimmer der Station) hole. Einige kommen selbständig, andere müssen etwas überredet werden, manche wirken erschöpft, ich muß sie am Arm führen, einer scheint heute gut gelaunt zu sein und lacht die ganze Zeit. Die Situation ist jedes Mal anders, das wird auch in der Musik hörbar.

Herr Peschel (...) sitzt schon im Sessel. Seine Haltung ist sehr gekrümmt, er starrt abwesend auf den Fernseher. Er ist an Morbus Pick erkrankt, wirkt ängstlich, verwirrt und körperlich schwach. Herr Peschel hat kein Sprachvermögen mehr. Ich gebe ihm das Becken, und er fängt sofort an zu spielen. Dabei ändert sich seine Körperhaltung, sein Blick wird präsenter. Was er auf dem Becken spielt, hat Kraft und Form. Er spielt crescendo und decrescendo in einem großen Bogen. Manchmal gibt er einen langgezogenen Laut von sich, ich kann aber nicht einschätzen, was der zu bedeuten hat.

Frau Lemp bekommt die Schlitztrommel. Es ist »ihr« Instrument, ein anderes würde sie nicht spielen. Sie sorgt für einen kontinuierlichen Rhythmus und hält die eher »verinselte« Musik zusammen. Wenn sie nicht da ist, wirkt das Ganze »löchrig« und noch schwebender.

Frau Volkert ist der Gegenpart. Nachdem sie lange das Becken gespielt hat, will sie seit kurzem das Xylophon. Ihr Beckenspiel wirkte eher schüchtern, zurückhaltend, auf dem Xylophon scheint sie sich dagegen so richtig ausbreiten zu können. Sie beginnt mit Tonleiterspiel, rauf und runter. Macht dann kleine Glissandi, die immer größer werden und an Intensität zunehmen. Schließlich bricht sie ab und lacht den heute mitspielenden Krankenpflegeschüler an. Ihr Gesichtsausdruck hat dabei etwas Freches, aber auch etwas Verlegenes, als wolle sie sich von diesen musikalischen Ausschweifungen distanzieren.

Frau Volkert ist seit vierzig Jahren auf einer geschlossenen Station und ich frage mich, *wo »nimmt« sie diese frische Musik her?* Frau Lemp hat un-

---

nicht weiter ausgeführt. Die geschilderte Gruppe hatte Andreas Stark im Anschluss an sein Praktikum von der zu diesem Zeitpunkt erkrankten Mentorin (Dr. Heidi Buchert) in dieser Form übernommen. Die Form der Gruppenarbeit war von der Mentorin initiiert und seit etwa zwei Jahren kontinuierlich durchgeführt worden.

terbrochen und blickt etwas mürrisch in Richtung von Frau Volkert. Schließlich beginnt sie wieder mit ihrem Spiel, das sehr an irgendeine Arbeit, die getan werden muß, erinnert. Als wolle sie sagen, *so ist das Leben aber nicht, das Leben ist ernst!*

Auch Frau Seelers Spiel erinnert sehr an Arbeit. Lange wollte sie nur zuhören, dann hat sie sich für die Klanghölzer interessiert. Sie hält sie wie Stricknadeln, was bei ihr sehr elegant wirkt. Einmal lächelt sie mich kurz an, das erste Mal, nachdem sie mich am Anfang auch manchmal beschimpft hat. Wenn Frau Lemp nicht da ist, nimmt sie deren Rolle als »Rhythmushalterin« ein.

Herr Moritz, der sich nie aktiv beteiligt und grundsätzlich alles schlecht findet, singt doch manchmal ein paar Töne dazu.

Herr Mühlenbach, der meistens desinteressiert und apathisch wirkt, beginnt plötzlich mit Fistelstimme mitzusingen. Ist es wirklich Singen oder eher ein Jammern? Ich kann es nicht einschätzen.

Meistens frage ich eine Schwester oder einen Pfleger nach der Stunde, ob so etwas auch außerhalb der Musiktherapie zu beobachten ist. Auch das Personal hat Interesse daran, wie sich die Patienten in der Musiktherapie geben. Eindrücke werden verglichen, Ideen entstehen." (Stark 1999, S. 96f)

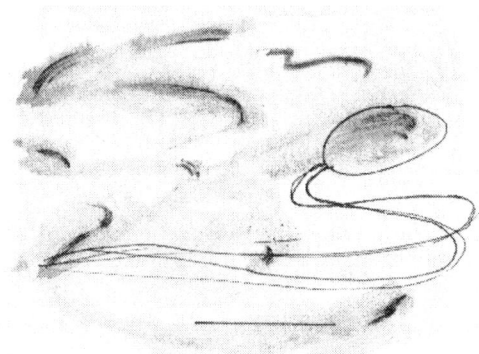

## 3. 2 Suchbewegungen

Auch Suchbewegungen mögen ein Charakteristikum des Anfangens in einem neuen Arbeitsfeld sein und sind von daher vielleicht in Diplomarbeiten besonders häufig anzutreffen. Aber auch sie können m.E. zugleich als ein Gut angesehen werden, welches bei aller Erfahrung nicht der Illusion eines endgültigen Gefunden-Habens weichen sollte. Sowohl für die Psychotherapie überhaupt als auch besonders für die Arbeit mit Menschen, die den HelferInnen im Alter voraus sind, scheint mir eine allgemeine Haltung des Suchens besonders geeignet, ein unangemessenes bevormundendes Verhältnis zu vermeiden.

### Beispiel: „Brücken zur Welt"

Udo Küppers (1998) beschreibt und untersucht in seiner Arbeit „Brücken zur Welt" seine musiktherapeutischen Erfahrungen mit einem Patienten, der seit zwei Jahren mit der Diagnose „apallisches Syndrom mit Tetraspastik aufgrund eines hypoxischen Hirnschadens nach Reanimation infolge Kammerflimmerns" in einem Altenheim gepflegt wird. Übersetzt heißt dies, dass **Herr L.,** in einem Alter von Mitte fünfzig durch eine Herzattacke aus dem Leben gerissen wurde, in gewissem Sinne unglücklich reanimiert und dann nach scheinbar erfolgloser Rehabilitation in einem Altenheim „untergebracht" wurde. Dort liegt er nun, die Augen meist geschlossen, nicht wach und nicht schlafend, nicht ansprechbar, kaum Reaktionen zeigend, irgendwo zwischen Leben und Nicht-Leben und dennoch Nicht-Tod. Seine Frau ist seither vor die immer wieder quälende Frage gestellt, was er denn nun merkt und hört und was nicht, ob er empfindet und erlebt und wie sich das wohl anfühlen mag. Seit gut zwei Jahren besucht sie ihren Mann, wann immer ihre berufliche Arbeit es zulässt. Sie fragt sich ebenso, wo er sich seelisch eigentlich befindet, wie auch, ob sie ihn mit nunmehr 59 Jahren im Altenheim lassen will/darf/soll oder ob sie ihn mit nach Hause nehmen und dort wieder in irgendeiner Form mit ihm leben kann.

Auch wenn dieser Fallbericht von einem jüngeren Patienten handelt, sagt er dennoch etwas über die hier angesprochenen Fragen aus. Zum einen, weil eben auch jüngere Menschen nach „erfolgloser" (oder zu früh aufgegebener?) Rehabilitation häufiger in Alteneinrichtungen anzutreffen sind und der besonderen Aufmerksamkeit bedürfen, damit nicht Chancen einer weiteren

Wiederherstellung versäumt werden. Zum anderen ist auch hier im relativen Sinne das fortgeschrittene Alter des Patienten von Bedeutung, wird doch in der eigentlichen Rehabilitation ein Mensch mit Ende 50 wesentlich schneller „aufgegeben" als ein Patient in jüngerem Alter. Ob das prognostisch wirklich berechtigt ist, kann letztlich nicht wirklich in Erfahrung gebracht werden, eben *weil* es die Behandelnden in ihren Bemühungen mit beeinflusst.

Berichtet wird hier aber nun leider nicht von einem erfolgreich abgeschlossenen Fall, der sich zum Beweis des Gegenteiles eignet, sondern vielmehr von einer anderthalbjährigen Suche (mit rund 100 Therapiestunden), die auch nach Abschluss der Diplomarbeit nicht aufgegeben wird. Berichtet wird auf einer tieferen Ebene von der Suche nach Herrn L., nach der Wirklichkeit seines seelischen Erlebens, nach der Bedeutung der wenigen Zeichen, die er von sich gibt – wenn es denn Zeichen sind. Berichtet wird von verschiedenen methodischen Versuchen: die Arbeit mit wiedererkennbaren und ritualisierenden Formen, z.B. einem bestimmten Lied zur Begrüßung und zum Abschied; die verschiedenen Versuche der Kontaktaufnahme durch das freie Singen in Bezug zur Atmung und anderen unwillkürlichen Äußerungen des Patienten; die Gespräche mit Frau L., ihre Entlastung (auch zeitliche), aber auch ihre direkte Einbeziehung in die musiktherapeutischen Kontaktversuche. Berichtet wird von dem Versuch, ein Forschungsdesign zu entwickeln, welches Veränderungen und Entwicklungen im Verhalten von Herrn L. (Blick, Lidschlag, Augenbrauenbewegung, Mundbewegungen, Atmung, Laute) objektivierbar macht.

Aber gelegentliche Veränderungen nehmen keine Richtung, es gibt in diesem Sinne keine Entwicklung, keine Besserung. Berichtet wird also streng genommen – und in der Literatur äußerst selten – von einer erfolglosen Therapie. Berichtet wird aber auch davon, – und dies mehr noch in den damaligen Supervisionen im Studium – wie man es macht, nicht aufzugeben und immer wieder einen Sinn im eigenen Tun zu finden: ‚Auch wenn er nicht wieder aufwachen wird, hat es sich gelohnt, wenn das Singen ihm für kurze Zeit vielleicht wohltuende Wahrnehmungen ermöglicht.' – ‚Besser wir haben etwas versucht, was ihn nicht erreicht hat, als wir hätten etwas unversucht gelassen, was ihm seine Lage hätte erleichtern können.' Das schließt die zugewandten und ebenfalls offenen Pflegekräfte ein und vor allem Frau L. Die Ehefrau wird zwar in der Vorüberlegung zur Art des Behandlungsauftrages von Anfang an berücksichtigt, aber die Formen der Zusammenarbeit müssen erst gefunden werden: Wo braucht sie einmal Abstand und die Entlastung, mal wieder etwas für sich tun zu dürfen, in dem Wissen, dass ein anderer bei ihm ist. Wo braucht Herr L. eine zugewandte Person, ohne dass seine Frau dabei ist? Wo braucht der noch unerfahrene Therapeut die Ruhe der unbeobachteten Kontaktaufnahme zum Patienten? Wie kann er Frau L. helfen in *ihrer* Kommunikation mit ihrem Mann? Vermischen sich da nicht private, eheliche Beziehung und Therapeutisches, Professionelles? Wie kann er sie beraten, ohne sich einzumischen, auch in der schwierigen Entscheidung, ob sie ihn mit nach Hause nehmen kann oder nicht?

Gefunden wird – neben der Entwicklung therapeutischer Kompetenzen und der Unterstützung von Frau L. und neben dem, was nur Herr L. weiß – auch eine Haltung, eine Position: „Zum Schluß dieser Arbeit möchte ich eindeutig Stellung **gegen** die (...) zu verabschiedende sogenannte *Bioethik-Konvention* beziehen, welche u.a. in Erwägung zieht, Forschung an Menschen auch ohne deren Zustimmung zu erlauben. So forscht etwa schon der Berliner Neurologe Karl Max Einhäupl an apallischen Patienten mit dem Ziel »Kriterien zu finden, die uns erlauben zu sagen, daß der Patient keine Chance mehr hat, zu einem kommunikativen Leben zurückzukommen. (...) Sollten wir zu dem Resultat kommen, durch die Untersuchung von (...) 100 Patienten, daß bei allen 100, bei denen dieser Befund vorlag, keine Chance einer Restitution besteht, dann würden wir in Zukunft Patienten, bei denen wir den Befund erheben, von einer weiteren Therapie und Behandlung ausschließen«" (Küppers 1998, S. 111).
    Bestätigt findet Küppers demgegenüber die eigenen Erfahrungen in einer Forderung des sog. Kasseler Dokuments: „Menschen im Wachkoma leben ihr besonderes Leben in einer zur Antwort bereiten Aufmerksamkeit, die sie sogar in unsere Gegenwart zurückziehen kann. Uneingeschränkter Schutz ihres Lebensrechts und ihrer Würde durch Hilfe und Förderung ist unabdingbar." (Kongress von Behindertenverbänden und Selbsthilfegruppen 1998; s. Internet: www.selbsthilfe.seiten.de, zit. nach Küppers S. 112)

## Beispiel: Schwerpunkt Stimme

In den sieben Einzelfallstudien von Katharina Adams (1998) zentrieren sich die Suchbewegungen methodisch auf den Gebrauch der Stimme. Adams schildert die Arbeit mit BewohnerInnen eines Altenheimes, die zwischen 80 und fast 100 Jahren alt sind. Viele von ihnen sind körperlich schwer leidend, einige vereinsamt, viele depressiv und resigniert. Auch die Beschreibungen dieser Arbeit zeichnen sich nicht durch spektakuläre Erfolge aus, sondern zeigen im Kleinen, wie Erleichterung, Trost und beistehender Kontakt möglich sind. Auch hier entsteht eine therapeutische Haltung, durch die versucht wird, auch in schwierigen Fällen offen für Entwicklungen zu bleiben: „Die resignierte Haltung von Frau T. konnte bis jetzt nicht gelöst werden. Hier dennoch selbst nicht aufzugeben und zumindest weiterhin Begleitung, Zuwendung und Verständnis anzubieten, ist wichtig, auch wenn sich keine sichtbare »Besserung« zeigt." (ebd. S. 59)

Adams geht stets von den Wünschen der einzelnen Patientin aus, soweit diese in der Lage ist, Wünsche zu äußern. Dass selbst dies, auch bei noch vorhandener Möglichkeit zu sprechen, oft nicht der Fall ist, ist charakteristisch. Oft scheint es, als sei das Wünschen selbst verloren gegangen.[6] Leichter fällt es dann, wenn die Therapeutin konkret etwas vorschlägt oder aus nur zwei Alternativen auswählen lässt.

Das gemeinsame Singen von bekannten Liedern ist häufig der Ausgangspunkt des Kontaktes. Aber oft sind die BewohnerInnen auch dazu zu schwach, zu sehr von Schmerzen beeinträchtigt oder sie ziehen es vor zu klagen. Auch dies findet Gehör und bisweilen ist es möglich, das weiterzuführen und zu verwandeln: z.B. in Atemübungen, die Schmerzen lösen oder in Singen übergehen können. Singen kann dabei tonvolles Ausatmen sein, Vokale, Laute, dem Stöhnen, Jammern und Klagen verwandt und dennoch im Übergang zum musikalischen Ausdruck und vor allem: nicht mehr allein, sondern im stimmlichen Kontakt mit der Therapeutin.

Durch die Kontinuität der Arbeit entstehen dabei sehr individuelle Traditionen, auf die dann beide im Kontakt zurückgreifen können und woraus dann weitere Formen des Ausdrucks gefunden werden: „*Frau B.* wirkt wieder bedrückt, der Atem ist festgehalten. Wieder beginne ich mit lösendem Ausatmen, allmählich in Klang übergehend. Frau B. kennt die »Übungen« schon und macht mit. Ihre Stimme klingt heute sehr gequält und leidend, als wolle sie sagen:»Ich kann nicht mehr«, dabei sehr leise, schwach, zurückgenommen, resigniert. (...) Aus den gesungenen Einzeltönen entwickelt Frau B. allmählich ein Dreiton-Motiv, das sie immer wiederholt (...), dann sequen-

---

[6] Eine eindruckvolle Beschreibung dieses „Syndroms" findet sich in dem ersten Roman Peter Handkes: „Wunschloses Unglück", der die Lebensgeschichte seiner Mutter erzählt.

ziert von verschiedenen Tonhöhen aus (...)" (ebd. S. 78). Es entsteht dann ein kleines Lied mit einem irgendwie gemeinsam gefundenen Text: „Ich möchte froh sein. Wenn's mir nur besser ginge, dann wär' ich froh".

Gehört werden und sich selbst, die eigene Stimme, wieder zu hören, scheint hier das zu sein, was zu einer Belebung des Selbstausdrucks führt. Adams hat heraus gefunden, dass das Aufnehmen der Stimme der PatientInnen auf Tonträger und die anschließende Wiedergabe hilfreich sein können. Dies erweist sich auch hier als weiterführend: „Wie ich es sehr oft auch bei anderen Bewohnern erlebt habe, singt Frau B. sofort spontan mit, als sie ihre Stimme hört. Wir wechseln das Hören mit erneutem Singen ab. Die Stimme von Frau B., die anfangs sehr mühsam, gequält und kraftlos geklungen hatte, wird plötzlich stärker. Noch nie habe ich sie mit solch einer kräftigen Stimme singen hören wie heute." (ebd.)

Dass dies im beschriebenen Fall weiter ausgebaut werden kann, hängt sicherlich nicht unwesentlich mit dem zusammen, was bei Adams wie nebenbei in Klammern aufgeführt wird: „Auch in der nächsten Sitzung (am nächsten Tag) ..." (ebd.) Tatsächlich ist anzunehmen, dass die zeitliche Dichte eines solchen Behandlungs- oder Begleitungsangebotes ein entscheidender Faktor für solche Ergebnisse ist, da bei schwer kranken, sehr alten und wenig aktiven Menschen davon auszugehen ist, dass die Unausgefülltheit der Zeit zu einem inneren Formverlust beiträgt, durch den eine neue Beziehung, die nicht dicht genug aufeinander bezogen bleibt, nicht mehr verinnerlicht wird und dadurch nicht wirksam werden kann. Wenn es dann heißt, Frau X. nehme zu neu auftauchenden Personen keinen Kontakt mehr auf oder erkenne Personen nicht wieder, so ist dies vermutlich oft ein Artefakt, welches etwa der falschen Auffassung entspricht wie sie früher in Bezug auf Kinder im Krankhaus angenommen wurde. Es hieß ja früher, dass es gerade bei sehr kleinen Kindern besser sei, wenn Eltern sie im Krankenhaus nicht besuchen. Denn nach den elterlichen Besuchen weinten die Kinder und machten Probleme, während sie ansonsten nach zwei, drei Tagen keine Anzeichen des Vermissens der Eltern mehr zeigten. Wie wir inzwischen wissen, ist das Fehlen des Weinens, Schreiens oder aggressiven Protestierens allerdings durchaus ein Zeichen, welches auf völlige Resignation, Hoffnungslosigkeit und Aufgabe verweist. Und wir wissen, dass diese zeitweisen Verluste der Eltern durch so gestaltete Krankenhausaufenthalte eine Traumatisierung sind, die lebenslange weitreichende Beeinträchtigung des Urvertrauens und der Beziehungsfähigkeit zur Folge haben können. Aus diesen historischen Erfahrungen heraus ist es im Hinblick auf alte Menschen und besonders auf demente alte Menschen m.E. unabdingbar zu fragen und zu erforschen, welche Beziehungsstrukturen (Dichte, Häufigkeit, personelle Kontinuität etc.), welche Auswirkungen auf das Erleben haben und daraus Konsequenzen zu ziehen.

Psychoanalytisch betrachtet geht es in beiden Fällen darum, festzustellen, welcher äußeren Bedingungen es zur Entstehung und Erhaltung innerer Objektrepräsentanten bedarf. Wie wir davon ausgehen, dass dies in den Entwicklungsphasen des Säuglings und Kleinkindes anders ist als beim Erwachsenen, so können wir vermuten, dass dies wiederum anders ist unter den Bedingungen der Demenz, also des Verlustes der körperlichen Voraussetzungen für das Ergreifen, Sammeln, Bewahren und Verknüpfen von Erfahrungen.

Bei einer anderen Bewohnerin, *Frau E.*, ist es das rhythmisch skandierte Sprechen eines Wortes, das Schlagen des Tamburins dazu, welches aus dem kontaktlos gewordenen „Jammern" herausführt: „Schließlich beginnt sie alleine ganz leise von sich aus eine kleine Melodieformel mit den Tönen cis - a - gis - gis zu singen und wiederholt sie mehrmals. Ich summe leise mit, wir wiederholen das Motiv viele Male, auch mit unterschiedlichem Text (...) Hinzu kommt leichte Begleitung mit dem Tamburin, wobei Frau E. diesmal vor allem die Schellen mit den Fingern im Rhythmus leicht anschlägt. Frau E. ist sichtbar konzentriert, spielt selbst immer wieder weiter auf dem Tamburin, wenn wir aufgehört haben. Die Stimme ist durchgehend äußerst leise. Schließlich beginnt Frau E. wieder in ihrem gewohnten Jammern zu sprechen (Tonhöhe h). Es ist eine Erinnerung von früher, die sie plötzlich beschäftigt. Sie sagt, sie möchte so gerne im Wald spazieren gehen, früher seien sie sonntags immer spazieren gegangen, und das war so schön. Gleichzeitig hat sie sich damit wohl daran erinnert, das sie jetzt nicht mehr laufen kann, die Traurigkeit hierüber drückt sich in der Stimme aus. Leise beginnt sie schließlich in einer Art Sprechgesang zu singen: »Ich möchte im Wald spazieren geh'n." (ebd. S. 87f)

Auch hier übernimmt die Therapeutin den Selbstausdruck der Patientin und es kommt zu einer gemeinsamen musikalischen Gestaltung, die das Leid ausdrückt und zugleich aus der Stimmung des Rückzugs hinausführt: „Da müßten noch mehr Leute dazukommen" (zum Mitsingen), sagt Frau E., die sonst wegen ihrer Kopfschmerzen nur Ruhe und Stille sucht, am Schluss dieser Stunde. Auch hier wird mit diesem Zugang ein dieser Frau eigener Weg gefunden, der wieder auffindbar ist. In einer nächsten Begegnung findet sie einen kurzatmigen, schnellen, gebetsähnlich klingenden Sprechgesang mit dem Text „Mach, daß ich nach Hause kann." (ebd. S. 88) Als auch hier die Therapeutin musikalisch reagiert und textlich und melodisch mit Frau E. improvisiert, die ihrerseits wieder dazu trommelt, fragt die Patientin nach einer Weile, welcher Tag es sei. Nach Erhalt der korrekten Angabe sagt sie in plötzlich ruhigem Ton, dass an diesem Tag niemand zu Hause sei: „Lassen wir es, machen wir es wann anders."

Dass es bei solchen Entwicklungen aber nicht vorrangig um eine Aufbesserung der Stimmung geht, was sich natürlich als Wunsch auch beim Therapeuten zunächst einstellt, zeigt der Fortgang, der eher der Tendenz zu folgen scheint, weiteres Leid in dieser Form zu bearbeiten: Das Jammern setzt wieder ein, eine weitere Erzählung folgt, die wiederum in ein auf dieses Leid bezogenes Lied übergeht, dann in Weinen.

Auffällig ist in den Berichten Adams auch, dass fast alle so betreuten BewohnerInnen die Möglichkeit des Sprechens nutzen. Gerade der hier sehr vielfältige Gebrauch der Stimme scheint auch das Erzählen zu begünstigen, so dass die Therapeutin mit der Zeit vieles aus dem Leben der BewohnerInnen erfährt und damit eine individuelle und verstehende Beziehungsgestaltung intensiviert wird.

Auch in einer Diplomarbeit der Hochschule für Musik und Darstellende Kunst Hamburg bildet die Stimme den Schwerpunkt der musiktherapeutischen Arbeit. Jungblut (1999) gibt einen Überblick über Ansätze der Musiktherapie mit Menschen, die nach einem Schlaganfall an Aphasie leiden. Obwohl auch jüngere Menschen einen Schlaganfall erleiden können, so sind hier doch in der Mehrzahl ältere Menschen betroffen, insbesondere in der dargestellten eigenen Praxis, die sich auf die Zusammenarbeit mit Aphasiker-Selbsthilfegruppen bezieht. Die stimmlich-therapeutische Arbeit Jungbluts mit diesen Gruppen gründet zum einen in den physiologischen und neuropsychologischen Zusammenhängen von Sprache, Sprechen und Stimme, die das Singen als therapeutische Hilfe beim Verlust der Sprache nahe legen, zum anderen in der emotionalen und kommunikativen Bedeutung der Stimme. Jungblut betont an dieser Schnittstelle, dass die Stimme im Unterschied zur Sprache in ihren Grundfunktion nicht erworben ist, „sondern eine instinktive und angeborene Funktion dar[stellt], die aus ihrer engen Verbindung zu den evolutionär älteren Teilen des Gehirns begriffen werden muss. Als Träger der Sprache vermittelt sie zwischenmenschliche Bedeutung in der Kommunikation, und sie verleiht als primäres Eindrucks- und Ausdrucksorgan den Aussagen eine psychische und emotionale Wertung." (Jungblut 1999) Neu ist bei Jungblut daher die Verknüpfung einer übenden stimmlichen Arbeit mit einem eher psychotherapeutischen Verständnis, welches Spielräume eröffnen und über den freieren Umgang mit der Stimme und improvisatorischen Arbeitsformen eine unbefangenere Kommunikation in der Gruppenarbeit fördern will. Jungblut geht es darum, dass die Betroffenen „in einer Atmosphäre ohne Leistungsdruck die Erfahrung machen [...] können, dass sie durchaus »etwas zu sagen« haben. [...] Unter dem Eindruck, dass weder die Defizite noch die Leistung im Vordergrund stehen, wird Leistung möglich, was sich etwa in gesteigerter verbaler Aktivität zeigt." (ebd.)[7] Es geht ihr auch um die Verbesserung der Befindlichkeit der Einzelnen und bisweilen auch um Ansätze zu einer Verarbeitung des Einbruchs in das Leben, den der Schlaganfall bzw. die anderen Gründe der Aphasie darstellen.

## 3. 3 Methodische Flexibilität

Begreift man Suchbewegungen nicht als ein Anfangsphänomen, sondern als eine wesentliche Geste zur Schaffung dessen, was (Psycho-)Therapie kennzeichnet, nämlich die Entstehung und Erhaltung eines offenen Raumes, so führt sie langfristig zu einer methodischen Flexibilität. Die verschiedenen methodischen Polarisierungen, die sich in einem neuen Fach oder Arbeitsgebiet stets entwickeln, werden damit nicht überflüssig und können auch nicht übergangen werden. Eher sind sie so etwas wie Markierungen eines dennoch jeweils individuell zu schaffenden Weges mit dem Patienten.

In der Musiktherapie mit alten Menschen bewegen zwei Pole die Fachdiskussion, die sich vereinfacht und zugespitzt formuliert um die Frage drehen: Kann man mit alten Menschen nur Lieder singen, weil sie nichts Neues mehr aufnehmen können und wollen oder ist ebenso das Mittel des

---

[7] Mich erinnern die Erfahrungen Jungbluts an die Funktion des Singens als „Sprachanbahnung" in einem psychologischen Sinne, wie ich sie im Falles des jungen Mann erlebte, der mit dem spontanen Satz „Ich singe, was ich nicht sagen kann", ausdrückte, wie die musiktherapeutische Arbeit ihm zum sprachlichen Ausdruck des Unsagbaren verhalf. In der Verfassung der gesprochenen Sprache unterlag das Seelische hier einer fundamentalen Spaltung, die u.a. mit Hilfe des freien Singens allmählich überwunden werden konnte. (Tüpker 1988/1996, S. 110ff)

gemeinsamen musikalischen Improvisierens ein Weg, der auch mit alten Menschen die Möglichkeiten des persönlichen Ausdrucks und der Beziehungsaufnahme ermöglicht? Es lässt sich zeigen, dass beide Positionen uns auf wichtige Möglichkeiten des Verfehlens der therapeutischen Begegnung hinweisen. So macht Muthesius als Vertreterin der ersten Auffassung auf die Gefahr aufmerksam, dass der Musiktherapeut möglicherweise aus eigenen professionellen Interessen oder persönlichen Vorlieben heraus das Mittel der Improvisation bevorzugt und somit gegen die Bedürfnisse alter Menschen anzuwenden versucht. (vgl. Muthesius 1990a, S. 139 u. 1997, S. 87) Auf der anderen Seite finden sich – auch in der veröffentlichten Literatur – eindrucksvolle Beispiele dafür, dass eine Verengung auf das Singen alter Lieder ebenfalls dazu führen könnte, Zugangswege nicht zu finden (z.B. Loos 1997, Dehm 1997, Grün 1997, Dehm-Gauwerky 2000). Eine Tendenz in der Literatur scheint mir zu sein, dass sich vor allem in geschilderten Einzelsituationen mit einem alten Menschen eher auch improvisatorische Zugänge finden lassen, während die soziale Situation der Gruppe eher auf das Singen von Liedern zentriert.

Die AutorInnen der hier betrachteten Arbeiten zeigen hinsichtlich dieser Frage, dass ein Entweder-Oder hier weder erwünscht noch notwendig ist. Das Singen von Liedern wird ebenso selbstverständlich gehandhabt wie andere Arbeitsformen. Lieder werden gemeinsam gesungen oder auch vorgesungen. Aus ihnen entstehen Gespräche, die wiederum in ein stilles gemeinsames Summen übergehen können oder in etwas Improvisiertes, mit der Stimme und/oder mit Instrumenten münden, auch ins Tanzen oder in Bewegungs- oder Atemübungen. Ebenso können Übungen oder Gespräche in Lieder übergehen, in bekannte wie in solche, die im Moment aus der Beziehung heraus entstehen. Wie geschildert kann es zur Wieder-Gabe der eigenen Musik kommen und diese kann erneut zum Singen anregen. Wie in anderen psychotherapeutischen Bereichen kann dies alles auch in Schweigen übergehen, welches viele Farben, viele Bedeutungen und Beziehungsformen beinhalten kann. Als eine Besonderheit der Arbeit mit alten Menschen, wie auch mit anderen Schwerkranken oder Sterbenden ist zusätzlich der Übergang in den Schlaf zu nennen, wie Dehm-Gauwerky dies eindruckvoll schildert (s. Artikel in diesem Band).

Auch die ältere methodische Unterscheidung von rezeptiver und aktiver Musiktherapie erweist sich als nicht mehr sinnvoll, wie dies Friederike von Hodenberg auch für die Arbeit mit jungen todkranken Patienten ausgeführt hat (1993). Stärker als in anderen Bereichen singen oder spielen die TherapeutInnen in diesem Bereich auch *für* ihre PatientInnen, ohne dass dies als ein gesondertes Verfahren abgegrenzt wird. Auffällig – und im Gegensatz zu dem, was früher meist unter rezeptiver Musiktherapie verstanden wurde – ist dabei allerdings, dass die TherapeutInnen hier selbst („live") für die PatientInnen singen und spielen. (Auch Heinze stellt in ihrer Befragung fest, dass MusiktherapeutInnen, die mit Sterbenden arbeiten, eher selbst Musik vorspielen als von Tonträgern, 2002, S. 24) Dass dies eine völlig andere Art des Hörens und der Beziehung schafft als das Hören vom Tonträger, wird vermutlich jedem nachvollziehbar sein, der es erleben durfte, dass ein Mensch (nur) für ihn oder für sie spielt oder singt. Es ist eben nicht (nur) „die Musik", die so oder so wirkt, sondern das Mittel der Musiktherapie ist die musikalische Beziehung.

Womit ich nun keinesfalls ein neues Tabu bezüglich des therapeutischen Umgangs mit Musik vom Tonträger aufstellen will. Wohl aber erscheint mir die unreflektierte Musikberieselung in Altenheimen oder auch auf Stationen, womöglich durch „Laufen lassen" eines Radiosenders, nicht förderlich, sondern eventuell sogar eine Verletzung, der die Betroffenen ausgesetzt sind, ohne dass sie sich dessen erwehren können.

Auch in einer Diplomarbeit des Berliner Studiengangs Musiktherapie (Löwe 2000) zeigt sich eine im Verlauf der Arbeit mit der 89-jährigen vereinsamten Frau Anton zunehmende methodische Flexibilität, die aus der Resonanz auf die Bedürfnisse der schwächer werdenden Frau entsteht.

Methodische Flexibilität meint nicht Beliebigkeit und ist kein bunter Laden an Angeboten. Sie meint nicht Standortunabhängigkeit, denn sie ist eben auch methodisch, das heißt: bedacht, Regeln folgend, bezogen auf ein Grundverständnis seelischen Geschehens. Sie meint Aufmerksamkeit, Formbarkeit und Mitbewegung. Sie ist eine aus der Beziehung und der augenblicklichen Situation heraus entstehende Plastizierbarkeit des Therapeuten für das, was sich vom Patienten aus entwickeln will – ohne dass dies erschwert oder behindert wird etwa durch das, „was der Therapeut sich für diese Sitzung vorgenommen hat" oder was er meint, was dem Patienten „gut tut". Musiktherapie mit alten Menschen ist eben kein verspäteter Musikunterricht und auch keine Mildtätigkeit. Sie ist eine Hilfe zum Selbstausdruck durch Resonanz und Interesse, ist ein richtungsoffenes Angebot der Begegnung, die der Patient nutzen kann oder auch verweigern.

## Beispiel Frau F.

Zur Veranschaulichung und Konkretisierung seien hier einige längere Ausschnitte aus der Arbeit von Schneberger-Nowitzky (2001) wiedergegeben:

Die 82-jährige **Frau F.** ist Patientin einer gerontopsychiatrischen Station. Sie leidet an einer Demenz gemischter Genese mit paranoider Symptomatik sowie an Störungen der Wahrnehmung und der Orientierung. (Sie hält sich selbst für weit über neunzig, erinnert auch bedeutsame Ereignisse der jüngeren Vergangenheit nicht, verläuft sich auf der Station etc.) Auf die Therapeutin macht sie einen „sehr gepflegten, fast vornehmen Eindruck" und sie „hat eine sehr freundliche, liebevolle Art (...), ist überaus höflich, zurückhaltend und dankbar, wenn sie Hilfe erhält." (ebd. S. 89)

Frau F. hat seit ihrer Jugend Gitarre und Laute gespielt und lange Zeit im Chor gesungen. Der Musiktherapie gegenüber ist sie sehr aufgeschlossen. „Singen möchte sie allerdings nicht so gerne, da sie sehr unter der Veränderung ihrer Stimme leidet (...). Sie probiert jedoch mit großer Neugierde alle Instrumente im Musiktherapieraum aus und hat bald ihre Lieblingsinstrumente gefunden: Chimes[8] und Trommeln. (...)." (ebd. S. 89f)

Ausschnitt aus einer Stunde nach dreimonatiger Einzeltherapie:

„Frau F. ist heute schlecht orientiert und immobil. Darum entscheide ich mich für eine Musiktherapiesitzung auf dem Zimmer. Als Instrumente habe ich eine Handtrommel, eine Oceandrum[9] und ein kleines Glockenspiel mitgebracht.

Mt .......... Guten Morgen Frau F., ich möchte gerne mit Ihnen Musik machen. (Gebe ihr die Hand, lächele sie an und setze mich ihr gegenüber.)

Frau F. .... Früher, da hab ich ja Gitarre gespielt.

---

[8] Chimes sind kleine hängend angebrachte Metallstäbe (Vollmetall: Messing oder Aluminium), die tonal gestimmt sind und so angeschlagen werden, dass die Klänge ineinander verschwimmen. Sie klingen – wenn man sie nicht abdämpft – sehr lange nach. Sie können sehr zart klingen, vergleichbar einem Glockenspiel. Schlägt man sie heftiger, kann man allerdings auch einen ziemlichen Krach damit machen.

[9] Geschlossene Rahmentrommel, in deren Hohlraum sich viele kleine Metallkugeln befinden, so dass sie das Rauschen des Meeres zu imitieren scheint. Auch bei kleinen Spielbewegungen – man schlägt sie weniger als dass man sie sanft hin und her bewegt – entsteht schon viel Klang.

Mt .......... Gitarre ist ein sehr schönes Instrument.

Frau F. ... Mein Gott, das hab ich alles verlernt.

Mt .......... Sie sind traurig, dass sie nicht mehr Gitarre spielen können.

Frau F. ... Ja nun, dass ist sehr schade. Und im Chor, da hab ich auch gesungen, ich hatte immer eine sehr schöne Stimme.

Mt .......... In einer Gruppe zu singen, macht viel Spaß. Welche Stücke haben Sie denn im Chor gesungen?

Frau F. ... Nun ja, Choräle. Aber wenn ich jetzt singe, dann nur alleine.

Mt .......... Sie singen nicht mehr gerne mit anderen

Frau F. ... Nein, aber ich hab heut morgen Instrumente ausprobiert. Nur ganz leise. Ich hab mich nicht getraut laut zu spielen.

Mt .......... Sie haben auf den Instrumenten gespielt, welches hat Ihnen denn am besten gefallen?

Frau F. .... Nun ja, die Trommel, die mochte ich, aber nur ganz leise.

Mt .......... Schauen Sie mal, ich habe Ihnen heute auch eine Trommel mitgebracht. (Halte ihr die Handtrommel und Schlägel hin.)

Frau F. nimmt den angebotenen Schlägel und beginnt vorsichtig auf die Handtrommel zu schlagen. Ich nehme den anderen Schlägel und in dem ich auch vorsichtig auf der Handtrommel spiele, spiegele ich ihr Spiel. Nach einiger Zeit werde ich lauter, halte jedoch den von ihr vorgegebenen Rhythmus bei. Frau F. geht gut mit und spielt nun auch lauter. Als nächstes variiere ich den Rhythmus. Dadurch geht unser Spiel plötzlich in eine Art Dialog über. Plötzlich laufen Frau F. Tränen über ihre Wangen.

Frau F. .... Früher, da hab ich immer mit den anderen musiziert.

Mt .......... Sie vermissen sie so sehr. (Ergreife ihre Hand.)

Frau F. .... (Schaut mich traurig an.) Ich will Ihnen ein Lied vorsingen, aber ich weiß den Text nicht.

Mt .......... Ist es ein trauriges Lied?

Frau F. .... (Beginnt zu singen) „Alles hat ein Ende nur die Wurst hat zwei, es ist vorbei, es ist vorbei." Ne, ich kann den Text nicht. Ach ja, alles geht zu Ende. (Schaut mich an und beginnt zu lächeln.)

Mt .......... (Streichele Frau F.'s Hand)

Frau F. .... Na, Sie sind eine Liebe, wie meine Enkeltochter.

Mt .......... Sie haben eine nette Enkeltochter. Die besucht Sie oft.

Frau F. .... Ja sicher. (Lächelt mich an und streichelt meine Hand.)

Mt .......... Es ist schön, eine nette Familie zu haben.

> Frau F. lächelt mich an. Ich schlage vor, noch ein Lied zu singen. Frau F. wählt „Ännchen von Tharau" und wir singen gemeinsam die erste Strophe.

Frau F. ... So, jetzt will ich mal nach den anderen sehen. (Sie steht auf und verlässt das Zimmer.)" (ebd. S. 90ff)

Auch in den weiteren Stundenprotokollen dreht es sich viel um Verlorenes, was betrauert werden darf, wozu die Therapeutin ermutigt – entgegen der Selbstbeurteilung von Frau F. „Ach, ich bin eine Heulsuse." Der Verlust der schönen Stimme, der immer wieder beklagt wird, scheint auch für anderes zu stehen und es ist interessant, wie die akzeptierende und nicht zum Singen drängende Haltung der Therapeutin sich hier auswirkt. Die Therapeutin bringt jeweils zum Ausdruck, dass sie die Trauer verstehen kann und bietet später alternativ Instrumente an, womit sie ja zugleich die Weigerung zu singen anerkennt. Die Patientin greift das auf, es kommt zu einem Zusammenspiel und *in* diesem Vorgang hebt sich die selbstkritische Hemmung auf, so dass Therapeutin und Patientin dann überraschenderweise immer wieder mit Freude und großer Zufriedenheit auch miteinander singen können. Es scheint mir offensichtlich, dass hier mit der Wiederholung dieser Szenen zugleich andere Verluste durchgearbeitet werden, ohne dass diese noch benannt werden können: Frau F. hat nicht nur als Kind ihre Mutter verloren, sondern später durch Krankheit bzw. Unfall zuerst ihren Mann und später beide Kinder. Auf der Ebene der verbalen Kommunikation wirkt es so, als erinnere sie die Tode des Ehemannes und der Kinder nicht. Hier fällt die umgangssprachliche Formulierung ein, dass einem ein solches Schicksal schon die Stimme verschlagen kann. Wenn dann dieser Schmerz in angemessenen, verkraftbaren „Portionen" *sein* darf und in der Beziehung Resonanz findet, dann kann auch die eigene Stimme wiedergefunden werden – wie auch die hier deutlich spürbare positive Grundgestimmtheit als ein Wesensmerkmal. Frau F. formuliert ihr Erleben dieser therapeutischen Begegnung mit den Worten: „(...) Aber jetzt ist es genug für heute. Es ist schön, dass man immer noch auf Menschen wie Sie trifft, die einem was zu sagen haben." (ebd. S. 95)

## 3. 4 Methodische Probleme

Frau F. weiß das therapeutische Angebot auch in seiner Begrenztheit zu nutzen. Sie teilt etwas von ihrer Trauer mit der Therapeutin, fühlt sich verstanden, nutzt die angebotenen Möglichkeiten der Musik, ihre Stimmung hellt sich auf, sie findet zu sich zurück – und dann geht sie. Sie braucht die Therapeutin dann nicht mehr, kann sich anderen Beziehungen zuwenden. So ist es idealiter gedacht. In vielen anderen Fällen ist das aber nicht so einfach und klar zu begrenzen. Vielmehr stellt gerade das Finden und Halten einer professionellen therapeutischen Beziehung eines der methodischen Probleme dar, welches sich in den Fallberichten häufiger zeigt.

Gemeint ist mit dem Begriff der Professionalität der therapeutischen Beziehung hier nicht emotionale Steifheit, Teilnahmslosigkeit, oder gar Gleichgültigkeit, Desinteresse oder Abgestumpftheit – auch nicht lediglich ein bestimmtes Maß an Distanz, welches sich wie ein fester Abstand einhalten ließe. Professionalität wird missverstanden oder diskreditiert, wenn sie in Gegensatz zu Menschlichkeit, Natürlichkeit oder Echtheit gestellt wird. Eine therapeutische Beziehung ist per definitionem eine *menschliche* Beziehung, die auch eine ihr eigene Echtheit und Natürlichkeit gewinnen kann. Sie ist aber ein Spezialfall menschlicher Beziehung, die sich von den Alltagsbeziehungen unseres Lebens unterscheidet: von der Beziehung zwischen Eltern und Kindern, Großeltern und Enkeln, geschwisterlichen Beziehungen, Liebesbeziehungen, Freundschaften oder Kollegialität. Vom Patienten aus kann und darf zwar all das an der Person des Therapeuten erlebt werden (das ist es, was wir Übertragung nennen), aber die therapeutische Beziehung bedarf auch des Beziehungsraumes, in dem es – nicht zu jedem Zeitpunkt, aber grundsätzlich – möglich ist, die Differenz zwischen Übertragung und Alltagsbeziehung auszumachen. (Auch in der Kindertherapie kann das Kind die Empfindungen zur Mutter mit der Therapeutin reinszenieren, aber ebenso wichtig ist es, dass es nicht zu einer Adoption – auch nicht im Kopf – kommt.) Die therapeutische Beziehung ist darauf ausgerichtet, dass der Patient *nach* der Therapie in seinen Alltag zurückkehrt, in die Wirklichkeit seiner Alltagsbeziehungen. Sie ist primär eine Beziehung, die über sich hinaus gehen und auf andere Beziehungen verweisen will.

Genau dies ist aber in der Arbeit mit alten Menschen manchmal schwierig und muss zum Teil auch neu definiert werden. Die eine Ursache dafür ist in der defizitären Umgebung zu finden: Wenn – aus welchen Gründen auch immer – keine Kinder, Enkel oder Freunde mehr zu Besuch kommen, so ist die Tendenz zur inneren Adoption der jungen Musiktherapeutin als liebenswürdige und zugewandte (Ersatz-)enkelin nicht schwer nachzuvollziehen – aber durchaus schwer zu handhaben. Insbesondere bei dementen Menschen ist zusätzlich die Ebene bzw. Ursache der „Verwechslung" letztlich nicht mehr auszumachen. Wenn es – für einen bettlägerigen Menschen – keine anderen Kontakte mehr gibt als die Pflegekräfte, die noch dazu durch verschärfte Abrechnungssysteme („Module" – ein Begriff aus dem Bereich technisch-ökonomischer Normierung!) an der Beziehungsgestaltung mehr und mehr gehindert werden, so gibt es keinen Alltag und keine Alltagsbeziehungen, auf die hin Therapie ausgerichtet sein kann. So beklagt Holtermann in Bezug auf ihr Erleben des Heimes, in das Frau Menzel im letzten Teil der Zusammenarbeit zurückgezogen ist: „Ich habe allerdings weiterhin Schwierigkeiten damit, ohne Resignation zu akzeptieren, (...) dass (...) ich (..) jedes Mal neu mit den Auswirkungen einer in ihrem (Frau Menzels) Gefühl häufig feindlichen und befremdlichen Umgebung konfrontiert bin." (2001, S. 87)

Besonders in der Berliner Arbeit von Löwe (2000) wird anhand der ersten Begegnung mit **Frau Anton** eine Situation geschildert, der mit musiktherapeutischer Methodik allein nicht begegnet werden kann: „Sie saß in einem Rollstuhl allein an einem einzelnen Tisch im Gang des Pflegeheimes. Frau Anton war an den Rollstuhl geschnallt und dieser so zwischen Tisch und Wand verkeilt, das er nicht wegrollen konnte. Sie hatte unaufhörlich den Impuls aufzustehen, ihr ganzer Körper war in ständiger, unruhiger Bewegung. Oftmals schon, so die Erklärung meiner Kollegin, war es ihr geglückt, sich aus dieser Lage zu befreien." (S. 39) Später heißt es: „Frau Anton ist seit eineinhalb Jahren in diesem Pflegeheim. Sie wurde aus einem Krankenhaus in die jetzige Einrichtung überwiesen. Warum sie dorthin gelangt war, aus welchem Lebenszusammenhang heraus und in welchem körperlichen und geistigen Zustand, ist nicht übermittelt worden. Zu ihrer persönlichen Lebensgeschichte, zu Beruf, Wohnort, familiären Verhältnissen sind weder in Kranken- noch in Sozialakte Anmerkungen zu finden. Nicht einmal der Geburtsort ist dort vermerkt gewesen und erst kürzlich (...) hinzugefügt worden. Von Bekannten und Angehörigen gibt es keine Kenntnisse, auch nicht vom früheren sozialen Umfeld." (S. 41)

Es ist konsequent, dass Löwe angesichts dieser erlebten Realität in ihrer Diplomarbeit nicht nur die Entwicklung der eigenen musiktherapeutischen Methodik untersucht und darstellt, sondern auch mit einem Forderungskatalog (S. 111) endet, der aus der sogenannten Milieutherapie kommt, aber im Grunde auch als Forderung der Umsetzung der Menschrechte für alte Menschen in einer solchen Pflegeeinrichtung gelesen werden kann.

Eine weitere Ursache der methodischen Probleme in der Rollenabgrenzung liegt in der Veränderung des Seelischen durch dementielle Erkrankungen oder anders begründete Abbauprozesse selbst begründet. Es ist anzunehmen, dass bestimmte Unterscheidungen seelisch nicht mehr verfügbar sind, auf die ein klassischer Umgang mit Übertragungsphänomenen beruht. Durch die Lockerung der kognitiven Strukturen heben sich auch wirklichkeitsstrukturierende Zusammenhänge auf. Bezogen auf die Zeit z.B. sind Erfahrung und Erleben des dementen Menschen in fortgeschrittenem Stadium nicht mehr in ein gewohntes „Früher – Jetzt – Demnächst" gegliedert. Die liebevolle Zuwendung einer Pflegerin in einer gelingenden Kommunikation ist nicht *wie* die Zuwendung der pflegenden Mutter der frühen Kindheit, sondern sie knüpft direkt an diese an. Ebenso ist es, wenn Härte, Kälte oder Grobheit den Umgang prägen. Sie können einen Menschen, der ähnliches als Kleinkind erlebt hat, zurück in die Grobheit und Härte der frühen Kindheit stoßen oder in die Kälte in der Gefangenschaft, die harten Bedingungen der Flucht etc. Der geistig geschwächte Patient (dies gilt in bestimmten Fällen auch für jüngere Schwerstkranke) ist seiner Umgebung nicht nur körperlich ausgeliefert, sondern eben auch dadurch, dass die aktuellen von außen kommenden Erfahrungen sich widerstandslos – nicht durch die Trennschärfe eines funktionstüchtigen Ichs gefiltert – mit früheren Erfahrungen assoziativ verknüpfen. Dies gilt im Guten wie im Schlechten. Diese seelische Wirklichkeit gilt es im pflegerischen wie im therapeutischen Kontakt stets zu bedenken und zu berücksichtigen.

Eine wiederum andere Konstellation liegt dann vor, wenn es das „nach der Therapie" (auch wenn es nur den Rest dieses Tages, der Woche etc. meint) kaum noch gibt. Dies kann in der Arbeit mit sterbenden oder siechenden Menschen der Fall sein, wenn die Person des Therapeuten tatsächlich zu (einer) der wichtigsten Personen dieses letzten Abschnittes geworden ist. Dann ist da – zumindest auf die Gegenwart und Zukunft bezogen – kein Anderes, auf das die Therapie hin ausgerichtet sein kann. Hier ist diese Beziehung zwischen Therapeut und Patient dann – wie sonst in Therapien manchmal auch, aber nicht in dieser Absolutheit – Begegnung dieser beiden Personen, die weit über das Professionelle hinaus geht. Häufen sich solche

Situationen, so kann dies leicht zu einer Überforderung des Therapeuten führen und es ist wichtig, außerhalb des direkten therapeutischen Kontaktes nach Entlastung und Ausgleich zu suchen.

Ein weiterer methodischer Problemkreis rankt sich um die Frage der Zusammenarbeit mit Angehörigen und den anderen Mitarbeitern auf der einen Seite und dem üblichen Schweigegebot für das, was in einer therapeutischen Beziehung geschieht. Was darf der Therapeut mitteilen, was nicht? Ähnliche Konfliktlagen stellen sich in der Arbeit mit Kindern oder mit geistig Behinderten, die an Betreuungspersonen gebunden sind.

Es gibt für diese besonderen methodischen Probleme keine allgemein gültigen Lösungen. Wichtig ist es aber zunächst – soweit dies möglich ist – zu unterscheiden, welches jeweils die Gründe für auftretende Schwierigkeiten sind. Insbesondere im Hinblick auf die defizitäre Umgebung kann es nämlich z.B. wichtig sein, diese nicht durch methodische Veränderungen innerhalb der Therapie zu ändern zu suchen – etwa indem man mehr „Distanz" aufbaut. Vielmehr gilt es hier, die Grenze der therapeutischen Beeinflussbarkeit zu erkennen bzw. zu erkunden und im Team zu besprechen, wie die Defizite des Alltags der Betreffenden durch Veränderungen in der Arbeit des gesamten Teams, der Institution und mit Kräften außerhalb der Institution, gerade auch mit Ehrenamtlichen, zu erreichen wären. Auch deshalb ist es so wichtig, dass die (musik-)therapeutische Arbeit in all den Institutionen, in denen (kranke) alte Menschen betreut werden, mehr Kontinuität erfährt, damit Erfahrung sich umsetzen kann in Veränderung und eine Zusammenarbeit entstehen kann, wie sie nur dann möglich ist, wenn die verschiedenen Berufsgruppen lange und stabil genug als Team zusammenarbeiten. Zur Professionalität des Musiktherapeuten in der Altenarbeit gehört daher auch die Zusammenarbeit im Team und manchmal kann es sinnvoll sein, einen Teil der eigenen Arbeitskraft in die Verbesserung der Umgebung der Betroffenen zu investieren, sei es nun durch sozialpolitische Aktivitäten, Mitarbeit in der Organisation einer Institution oder durch die Zusammenarbeit mit Menschen, die bereit sind sich ehrenamtlich für alte Menschen zu engagieren. Ein zu eng gefasstes Berufsbild wird hier sonst letztlich auch die Wirksamkeit der musiktherapeutischen Arbeit beeinträchtigen.

### 3. 5 Entwicklung der therapeutischen Erfahrung

Die Praxisbeispiele der Diplomarbeiten sollen abgeschlossen werden mit einigen Zusammenfassungen, die noch einmal die Richtung der Entwicklung der hier dargestellten therapeutischen Erfahrungen aufzeigen. Diese hat dabei verschiedene Aspekte, die von der Veränderung des subjektiven Erlebens der Klientel über methodischen Aussagen bis hin zu der Veränderung der therapeutischen Haltung durch die reflektierte Erfahrung gehen.

Andreas Stark beschreibt die Veränderung des eigenen subjektiven Empfindens: „So hat sich mein Eindruck vom Statischen, Immergleichen und »Verinselten« inzwischen gewandelt. Was mir jetzt auffällt, ist ein Geflecht von Interaktionen, persönlichen Ausdrucksformen, Eigenheiten und Beziehungen, von den Patienten untereinander, zwischen mir und den Patienten sowie dem Pflegepersonal und den Patienten. (...) Gerade bei diesen so verinselt wirkenden, ganz in ihrer eigenen Welt lebenden Menschen kann die Musik eine wichtige gemeinschafsbildende Rolle spielen. Und gerade die improvisierte Musik kann dazu beitragen, um sich in die fremd anmutende Welt dieser Menschen einzufühlen." (Stark 1999, S. 97)

Adams skizziert Entwicklungszüge aus Sicht der Bewohner des Altenheimes sowie unter methodischen Gesichtspunkten: „Für diese Menschen, die auf ihr Lebensende zugehen, müssen allerdings besondere Wege therapeutischer Arbeit gefunden werden. (...). Hier geht es darum, Hilfestellung, Erleichterung und Begleitung für den oft schmerzlichen Lebensabschnitt anzubieten und zu geben." (1998, S. 97) „Der Patient ist immer der Ausgangspunkt. Seine Äußerungen – durch Atem, Sprechstimme, Gestik, Mimik oder gesungene Töne – sind Anknüpfungspunkt für den Therapeuten in seinen Interventionen." (S. 98) Bezogen auf die dargestellte Stimmarbeit lassen sich verschiedene Wirkungsbereiche benennen: „Beruhigung und Lösung von Verspannung, aber auch Aufarbeitungs- und Bewältigungsansätze der Vergangenheit sowie Vertiefung emotionaler Erlebensqualität. Einen wichtigen Aspekt der Stimmarbeit stellt die stellvertretende Äußerung des Therapeuten dar. Seine innere Einstellung spielt hierbei eine ganz zentrale Rolle: So kann auch ein schwerkranker Mensch Zuwendung, Mitgefühl und Begleitung des Therapeuten in seiner Stimme wahrnehmen. Dieses Feld beinhaltet eine hohe Verantwortung des Therapeuten. Als mögliche Hilfe bietet sich die Einbeziehung von stärkender Imagination bei der Stimmimprovisation an. Hierbei ist eine Einfühlung in den Patienten und seine Bedürfnisse erforderlich." (S. 97)

Auch Schneberger-Nowitzky weist auf grundlegende methodische Ergebnisse durch die Verknüpfung von Validation und Musiktherapie hin. Sie betont zum einen, „dass das gesamte musiktherapeutische Setting auf die (...) Klienten, in der Einzel- wie auch Gruppentherapie, individuell zugeschnitten sein (muss)" (2001, S. 101). Dies erscheint mir persönlich eine besonders wichtige Aussage, da ich mich oft des Eindrucks nicht erwehren kann, dass die Frage der Indikation von Gruppen- oder Einzeltherapie kaum gestellt wird, weil die finanziellen Mittel für eine Einzelbetreuung nicht zur Verfügung gestellt werden, dies dann aber kaschiert wird mit schön klingenden Allgemeinplätzen wie ‚Gemeinschaftserlebnisse schaffen', ‚soziale Kontakte fördern' etc. Auch Wynhoff schreibt dazu für die Arbeit im Altenheim: „Es geht allerdings nicht um Aktivierung und Sozialkontakte um jeden Preis. Ausgangspunkt muß in jedem Fall die individuelle Befindlichkeit sein. Es darf nicht versucht werden, den alten Menschen ihre Gefühle und Sorgen auszureden. Der Wunsch nach Einsamkeit muß ebenso akzeptiert werden wie der Wunsch nach Kontakt." (1990, S. 52)

Zum anderen konkretisiert Schneberger-Nowitzky, dass immer sowohl der Grad der dementiellen Erkrankung zu beachten ist als auch die individuellen Ressourcen, Interessen und Vorlieben, die starken Schwankungen des Befindens und der Verfassung von Tag zu Tag, und „vor allem (zu achten ist) auf geäußerte Gefühle, die auch in weit fortgeschrittenem Stadium der Erkrankung (...) zum Ausdruck gebracht werden können." (2001, S. 101f)

Holtermann beschreibt die Richtung der eigenen therapeutischen Erfahrung durch die lange Behandlung der demenzkranken Frau Menzel zunächst vor allem als einen Abbau erhöhter Erfolgserwartungen. Dabei wird m.E. hier besonders gut deutlich, dass es aber nicht nur um ein „Weniger" geht, sondern dass daraus ein „Anders", eine andere Qualität der Arbeit und der Beziehung erwächst. „Sobald ich auch nur die kleinste Spur von Ungeduld entwickelte, wurde sie unruhig und »sperrte« sich – Ungeduld ist auch nur eine Spielart der Aggression. Blieb ich ruhig, auch ohne viel »anzubieten«, kam sie offen auf mich zu und brachte Eigenes ein." (1995, S. 86) „Meine überhöhten Ansprüche an Frau Menzel im Anfang spiegelten ein idealisierendes Altersbild, das im Grund meine Angst vor einer realistischen Wahrnehmung der geschädigten Identität einer demenzkranken Frau verdeckte."

(S. 87) Holtermann fasst die gewonnene Haltung in dem Motto zusammen: „erwarte nichts, trau alles zu und verschone nicht" (S. 87) und stellt wie Schneberger-Nowitzky das „Grundbedürfnis nach Annahme und Respekt" sowie die jedem Menschen zu gewährende „Möglichkeit (...) sich kreativ auszudrücken" (S. 88) in den Mittelpunkt ihrer abschließenden Überlegungen.

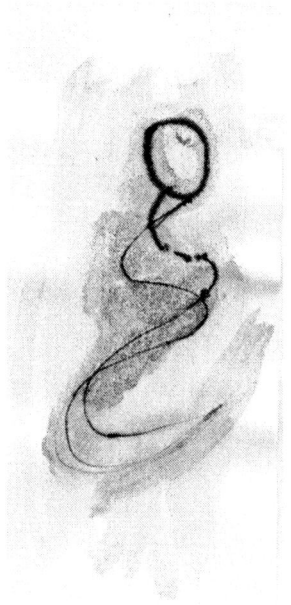

## 4. Musik und Lebenserfahrung

## 4. 1 Das Projekt

Erstmals 1999 fand an der Universität Münster eine Veranstaltung mit dem Titel ‚Musik und Lebenserfahrung' statt. Sie war mit folgendem Text im kommentierten Vorlesungsverzeichnis des Studiums im Alter angekündigt: „In dieser Gruppenarbeit können Sie musiktherapeutische Arbeitsmethoden in der eigenen Erfahrung kennenlernen. Diese bestehen in einem Wechsel zwischen dem gemeinsamen Spiel auf Instrumenten und dem Austausch im Gespräch. Dabei ist erfahrbar, dass es Musikinstrumente und Formen des Musizierens gibt, die jedem Menschen zugänglich sind. Deshalb ist es für diese Übung nicht erforderlich – aber ebensowenig hinderlich – ein Instrument erlernt zu haben. (Es hat sich gezeigt, daß die Zuschreibung »unmusikalisch« vielen Menschen den Weg zur Musik zu Unrecht versperrt hat – oft trotz großer Liebe zur Musik. Hier versteht sich diese Gruppenarbeit auch als Chance, diese Zuschreibung zu hinterfragen.) Inhaltlicher Bezug der musikalischen und außermusikalischen Arbeit dieser Gruppe soll die Lebenserfahrung der Teilnehmerinnen und Teilnehmer sein, ihre Höhen und Tiefen, Krisen und Weiterentwicklungen." Im Sommersemester 2001 fand eine zweite Gruppe dieser Art statt (vgl. Hippel, Laabs S. 62ff in diesem Band).

Im Rahmen meiner eigentlichen Aufgabe als Leiterin des Studiengangs Musiktherapie sollte diese von mir geleitete Gruppe für die Studierenden der Musiktherapie eine Erfahrung innerhalb des Studiums schaffen, die uns dazu verhelfen sollte, einen Teil all der kleinen, aber wichtigen Fragen der musiktherapeutischen Gruppenarbeit durch die direkte Beobachtung aufzufinden und miteinander zu besprechen. Dazu sollte eine Gruppe von acht Studierenden durch eine Einwegscheibe den Gruppenprozess miterleben. Diese Studierenden hatten die Aufgabe, Protokolle der Stunden zu schreiben und wir trafen uns zwischen den Gruppenstunden zu ausführlichen Nachbesprechungen. Vorbedingung für die Teilnahme an der Beobachtungsgruppe war eine ausreichende eigene Lehrmusiktherapie und ein gewisser Stand im Studium. Eine Studentin, ein Student wirkte jeweils in der Gruppe selbst in der Funktion einer Co-Leitung mit.

Die Studierenden im Alter waren auf diese Situation im Ausschreibungstext mit folgenden Worten vorbereitet worden: „Diese Veranstaltung stellt einen Versuch dar: Studierende des Zusatzstudiengangs Musiktherapie sollen – in angemessener Zahl – die Möglichkeit haben, der Gruppe von einem Beobachtungsraum aus beizuwohnen. Damit wollen wir einerseits die Qualität der musiktherapeutischen Ausbildung verbessern und andererseits anderen Studierenden ein Kennenlernen des neuen Faches Musiktherapie ermöglichen. Fragen wie z.B. die, ob und in welcher Form eine solche Situation des »Beobachtet-Werden« zumutbar ist, sollen in der Vorbesprechung geklärt werden. Es besteht außerdem die Möglichkeit der telephonischen Vorabklärung von Fragen (...)"

Zur Vorbesprechung erschienen zunächst 16 Personen, einige davon hatten sich zuvor telefonisch bei mir informiert. Die erste Gruppe wurde dann mit 12 Personen durchgeführt. In der zweiten Gruppe 2001 waren es etwas weniger – u.a. war dies eine Empfehlung aus der Auswertung der ersten Gruppe. Die Beobachtungssituation erwies sich für die TeilnehmerInnen der Gruppe als weitgehend unproblematisch, sie wurde im Verlauf gelegentlich angesprochen und reflektiert, auch spielerisch gehandhabt (z.B. beim Zu-spät-Kommen mal selbst in den Beobachtungsraum gehen und einen Augen-Blick von da aus nehmen). Für die Musiktherapiestudierenden war der Lerneffekt hoch, was mit ein Grund dafür war, das Projekt zu wiederholen. Da es an dieser Stelle nicht um die Ausbildungsaspekte geht, sondern um die Darstellung dieses Gruppenkonzeptes für ältere Menschen (also ohne eine solche Einbindung), werde ich im Folgenden nicht auf diese Fragen eingehen. Vielmehr konzentriert sich die Darstellung auf das hier entwickelte Konzept als eine Arbeitsform, die sich in all den Bereichen durchführen ließe, in denen es nicht um eine *Therapie* für alte (kranke) Menschen geht, sondern um ein selbsterfahrungsnahes Angebot, welches neue musikalische Erfahrungen in der Verknüpfung mit eigenen Lebenserfahrungen ermöglicht.[10] Es kann genutzt werden, bisher unerfüllte Wünsche in Bezug auf Musik zu verwirklichen, negative Erlebnisse mit Musik durch bessere Erfahrungen wieder gut zu machen sowie eine Erweiterung des Ausdrucks und der musikalischen Kommunikation in einer Gruppe zu erleben.

Aus Gründen der Vereinfachung beziehe ich mich in den folgenden Ausführungen meist auf die erste Gruppe, zumal diese Gruppe durch einen

---

[10] Als ein Angebot, welches die aus der Musiktherapie gewonnenen Erfahrungen auf einen nicht therapeutischen Bereich überträgt, hat dieses Konzept eine Verwandtschaft zu dem von Manfred Kühn entwickelten Gruppenkonzept „Musik gegen den Alltag", das für Menschen aus psychosozialen Berufen eine Möglichkeit schaffen soll, „die Schnittstelle zwischen persönlichem und beruflichem Anspruch spielerisch zu entlasten" (Kühn 1993, S. 56).

Fragebogen, den die Teilnehmerinnen nach Abschluss des Projektes beant-
worteten, nachuntersucht wurde.

## 4. 2 Zur Gruppe und Art der Gruppenleitung:

Vom Alter her gehörten die TeilnehmerInnen zur Gruppe der „jungen
Alten", wie die WHO in ihrer Einteilung die 55- bis 70-jährigen nennt. „Die
sind doch gar nicht alt." war denn auch die Empfindung der beobachtenden
Studierenden. Fast alle waren – unterschiedlich lang – im Ruhestand und
nahmen am „Studium im Alter" teil, dass die Universität Münster anbietet.
Belegte Fächer waren Geschichte, Psychologie, Soziologie, Theologie,
Musik, Niederländische Sprache und Literatur, Gerontologie und das spezielle Zertifikatsstudium zur Förderung der Sozialkompetenz, welches im
Rahmen des Studiums im Alter angeboten wird. Von den früheren Berufstä-
tigkeiten und dem gesellschaftlichen Stand her war die Gruppe im mittleren
bis höheren sozialen Milieu anzusiedeln. Charakteristisch waren auch die
vielen anderen kulturellen und sozialen Aktivitäten, von denen innerhalb der
Gruppen immer wieder erzählt wurde.

In der Vorbesprechung war erklärt worden, dass es sich nicht um eine
Therapiegruppe handele, dass die Veranstaltung aber auch kein Seminar im
üblichen Sinne sei, da es kein Programm gäbe, sondern die Gruppe selbst
bestimme, welche Richtung das Ganze nähme; dass es um Persönliches und
Privates gehen dürfe; dass die Gruppe und jeder Einzelne selbst hier das
richtige Maß finden müsse. Dabei wurde die einmal gefallene Formulierung:
„Das ist ein Experiment, was wir hier machen." später von den TeilnehmerInnen mehrfach wieder aufgegriffen und genutzt, wenn es darum ging, den
Charakter der Zusammenarbeit erneut zu bestimmen. Dabei schwang auch
das mit, was dieses Wort auch heißt: „Abenteuer", „Entdeckung". Und tatsächlich habe ich in meiner gesamten Kliniktätigkeit mit jüngeren Menschen
nie eine Gruppe erlebt, die ein solches Maß an Experimentierfreudigkeit,
gerade auch in der Musik, zeigte. Das hat sicherlich auch damit zu tun, dass
*Anlass und Motivation* für die Teilnahme an der Gruppe eben keine aktuelle
Erkrankung oder Lebenskrise war, auch wenn die TeilnehmerInnen durchaus
Leiderfahrungen mitbrachten und eine Abgrenzung zwischen „krank" und
„gesund" ja keine absolute ist.

In der Nachuntersuchung wurde noch einmal nach dem erlebten „Ort" der Erfahrung gefragt. In der Skala zwischen einem „üblichen Seminar/Musikunterricht, einer Selbsterfahrung und einer Musik*therapie*" empfanden die meisten TeilnehmerInnen die Gruppenarbeit etwa in der Mitte – also als Selbsterfahrung – bis hin zu einer leichten Gewichtung in Richtung Therapie. Auch der anzugebende *gewünschte* „Ort" auf dieser Skala wich nicht wesentlich davon ab. Wohl unterschieden sich Einzelne mit ihren Wünschen, dies aber in beide Richtungen, und zwar dergestalt, dass die gefundene Mitte als Kompromiss in der natürlichen Differenz einzelner Gruppenmitglieder verstanden werden kann.

Daraus – wie auch aus den eigenen Beobachtungen – lässt sich ein erster wichtiger methodischer Grundsatz ableiten: Von der Gruppenleitung ist eine Balance zu halten, die ein vertieftes und persönliches Erleben zulässt, aber „Probleme" nicht auf eine Bearbeitung in dieser Gruppe hin behandelt. Dabei hängt ganz vom Einzelnen und der jeweiligen Gesamtgruppe ab, über was gesprochen wird, was unausgesprochen bleibt und was in die Musik kommt. Das macht sich auch daran fest, was im Hören, Nachfragen und Kommentieren durch die jeweils anderen Gruppenmitglieder in welcher Weise beantwortet wird. So reguliert die Gruppe die ihr eigene Balance. Es gibt also keine Themen, über die nicht gesprochen werden darf, wohl ist der Umgang mit ihnen anders als in der Therapie. Von der Leitung wird auf all die Interventionen verzichtet, die im engeren Sinne der therapeutischen Arbeit angehören und es werden mehr Vorschläge und Ideen für die Vielfalt der musikalischen Kommunikationsformen gegeben als dies in einer Therapie üblich wäre.

Daraus entwickelte sich in den hier erlebten Gruppen, dass die Musik im Vergleich zum Gespräch wesentlich mehr Zeit einnahm als in Therapiegruppen, dass auch symbolisierende oder verallgemeinernde Formen der Mitteilung akzeptiert wurden, dass über andernorts gemachte therapeutische Erfahrungen berichtet wurde und dies aufmerksam gehört wurde, ohne dass die Tendenz einer Weiterführung entstand. Gelegentlich wurden auch aktuelle Konflikte berichtet und es konnte ein dieser besonderen Gruppenform gemäßer Umgang damit gefunden werden. Manchmal förderten Interesse, Nachfragen und Resonanz eine Vertiefung, dabei wurde immer darauf geachtet, ob jemand noch mehr erzählen *möchte*; manchmal verhinderten ablenkende Vorschläge oder Äußerungen aber auch eine Vertiefung oder Weiterführung. Auch wenn letzteres von dem Betroffenen selbst vermutlich eher als Abweisung erlebt wird, gehört es wohl eben auch zu den notwendigen Mitteln der Selbstregulierung in einer solchen Gruppe. (Es war nie nötig, dass wir als Leiterinnen in diesem letzteren Sinne regulierend eingreifen mussten.)

Dass dennoch diese Balance nicht immer für jeden einzelnen „richtig" sein konnte, zeigten die Antworten zu den Fragen nach dem Verhältnis von Musik und Gespräch[11] und der Art der Gespräche in der nachträglichen Befragung. Zwar sagte weit mehr als zwei Drittel der Antworten aus, dass das Verhältnis zwischen Musik und Gespräch sowie die Art der Gespräche im Hinblick auf Nähe und Distanziertheit subjektiv als ausgewogen empfunden wurden. Es gab aber auch sowohl ein Zuviel als auch ein Zuwenig, zum Teil übrigens bei derselben Person, wobei auch die Zusätze wie „nicht immer" u.ä. zeigten, dass eine solche Balance nicht immer für alle gleich gelingen kann. Auch in den Antworten auf die Frage nach einer „Situation in der Gruppe, die für Sie besonders wichtig, schwierig, schön oder ... oder ... war", wurde erkennbar, dass manche Beziehungssituationen in der Gruppe von einzelnen durchaus auch spannungsreich erlebt wurden, dies allerdings in großer Unterschiedlichkeit.

## 4. 3 Die musikalischen Arbeit

**Instrumente**

Die besondere Experimentierfreudigkeit dieser Gruppe zeigte sich schon im Zugang auf die Instrumente: sowohl in der Fülle der genutzten Instrumente als auch in der Vielfalt der Erprobung einzelner Instrumente und ihrer musikalischen Nutzung. Gespielt wurden von den TeilnehmerInnen im Verlauf der Gruppe:

- Gong, große und kleine Klangschale, großes und kleines Becken, Oceandrum, Rainmaker, Glöckchenring, Chimes,

- Congas, Bongos, Rototoms, Holztrommeln in drei Größen,

---

[11] Gewählt werden konnte bei dieser Frage zwischen: „Ich hätte manchmal gerne mehr Gespräche gehabt. / Ich fand eher, dass zu viel gesprochen wurde. / Ich fand es so ganz ausgewogen."; bei einer zweiten Frage nach der Art der Gespräche: „Für mich hatten die Gespräche die Tendenz, zu persönlich zu werden. / Für mich hätten die Gespräche durchaus persönlicher, privater oder direkter sein können. / Für mich war es das richtige Maß an Nähe und Distanziertheit."

kleine Schlitztrommel, Bassschlitztrommel, Tempelblocks, Schellenring, Tamburin, Handtrommel, Maracas, Claves,

- Xylophon, Vibraphon, großer Bassklangstab, Metallklangstäbe, Röhrenglocken, schwingende Metallklangstäbe,

- Kontrabass, Streichpsalter, Fiedel, Hackbrett, kleine Leier,

- Mundharmonika, Reed-Horn („Nebelhorn"), Saxophon, Querflöte, Wasserflöte (Nachtigallenflöte),

- Klavier,

- Stimme: gesungen, gesprochen (auch Texte), experimentell genutzt.

Im Fragebogen antworteten auf die Frage: „Gibt es ein Instrument, welches Sie – jetzt im Nachhinein – noch gerne gespielt hätten?" ein Drittel der Befragten mit nein, die anderen nannten: Trommel, Hackbrett, Klavier, Klarinette. Eine Person, die tatsächlich auffällig wenige Instrumente erprobt hatte, schrieb: „viele".

Als Leiterin nutzte ich dann das Klavier, wenn es darum ging, musikalische Prozesse zu bündeln und zusammenzufassen, die Querflöte als ein für mich erst kürzlich erlerntes Instrument, aber auch, häufiger als ich dies in Therapien tue, die übrigen Instrumente. Die Co-Leiterin spielte einerseits ein ihr eigenes Instrument, die Klarinette, wodurch sie zugleich auch ihre Person und Rolle markierte, (in der zweiten Gruppe spielte der Co-Leiter ebenfalls häufig sein „Hauptinstrument" Geige) wie auch viele der anderen Instrumente. Auch an den stimmlichen Improvisationen beteiligten sich die LeiterInnen häufiger und bisweilen im Sinne der vorangehenden Ermutigung.

Das Erproben der Instrumente nahm einen großen Raum ein. Dabei ging es um unterschiedliche Aspekte: Wie geht das? Wie kann man, wie kann ich das spielen? Wie klingt das? Welche Wirkungen können damit erzielt werden? An was erinnert mich das? Was passt mit was zusammen und nicht zusammen? Was mag ich, was mag ich nicht? Ein Instrument kann gefallen, wenn ein anderer es spielt und im eigenen Spiel missfallen – und umgekehrt. Das schafft interessante Anknüpfungen.

Es gab (zeitweise) „Lieblingsinstrumente", die dann ausgiebiger in ihren verschiedenen Möglichkeiten erprobt wurden, Neu-Entdeckungen und Wieder-Entdeckungen; Instrumente, die einem spontan zugänglich waren, solche, die man sich erst einmal spieltechnisch erobern musste und solche, mit denen man (an diesem Tag) gar nichts hinbekam. Mancher ließ sich durch das Vorbild eines anderen ermutigen, das eine oder andere auch einmal zu erproben. Die Frustrationstoleranz war dabei auffällig hoch, was natürlich den Spielraum erheblich erweiterte. Instrumente bekamen für die Einzelnen persönliche Bedeutung, standen für anderes und wurden von den anderen TeilnehmerInnen als zugehörig, passend oder besonders gut kennzeichnend für eine Person oder eine Stimmung, ein Thema erlebt. Sie bekamen damit „Charakter" und (persönliche) Bedeutung. Das lässt sich anhand der Äußerungen aus der Nachbefragung konkretisieren, die darüber hinaus auch zeigen, dass sich durchaus unterschiedliche Erfahrungen mit einem Instrument verbinden. („Bitte beschreiben Sie ein oder zwei Instrumente, die Ihnen besonders wichtig waren und – wenn Sie mögen – warum sie das waren.")

- „Der Gong. Mit ihm war es mir möglich, Lebensfreude und Lust Ausdruck zu verleihen. Sein Ton und mein Vibrieren konnten eins sein."

- „Gong vermittelt Ruhe, Weite (wie das Meer). Läßt eintauchen in Geborgenheit, lädt ein zur Meditation."

- „Meine erste Liebe galt dem Gong, sein archaischer Urton brachte mein Innerstes in Schwingungen, er unterlegte unsere Musik mit einer tiefen Klangfarbe, ruhig, ausgeglichen, fast konnte das auch der Kontrabaß erreichen."

- „Ozeantrommel: Sie versetzt mich an den Strand von Norderney (mein zweites Zuhause – Erfahrung mit früher Kindheit.)"

- „Oceandrum, weil ich mit ihr das Rauschen des Meeres, das Fließen des Wassers als Urbild alles Lebendigen erlebt, gehört, erfahren, gefühlt habe."

- „Der Kontrabaß hat einen beruhigenden Klang. Vergleichbar mit einem Großvater, der Ruhe, Erfahrung und Sicherheit ausstrahlt."

- „Klavier, weil man so viel damit machen kann und auch einfach draufhauen, schräge Klänge und (wenn man kann) wunderbare tiefe satte und ganz zarte Klänge erzeugen kann."

- „Die Trommel (Congas). Es macht unheimlich Spaß, ich kann so herrlich losgelöst sein, einfach lostrommeln."

- „Hackbrett: für mich indisch; es gibt für mich nichts »Tieferes«, »Höheres«, »Mittigeres« in solcher Zartheit."

- „Xylophon; ich mag den Klang und wichtig für mich ist Rhythmus."

## Spielformen

Eine ganze Reihe von Spielformen ergab sich aus den verschiedenen formalen Möglichkeiten des Zusammenspiels. Durch sie konnten sich die Gruppe und die Musik gleichermaßen differenzieren: Spielen in Duos, Trios, Quartetten; der Reihe nach; ein musikalisches Motiv weitergeben; es spielen immer zwei, ein Dritter kommt hinzu, einer hört auf, ein neuer Dritter kommt hinzu u.s.w.; Zweiteilung der Gruppe: die einen nehmen sich ein „Thema" vor, die anderen müssen raten ... ...

Ausgewählte Instrumentenkombinationen konnten in diesen Formen in ihrer besonderen Wirkung erfahrbar und Feinheiten entwickelt werden. Durch das Zuhören, ohne selbst zu spielen, wurden besonders eindrucksvolle Beschreibungen und einfühlsame Rückmeldungen möglich, die denen, die gespielt hatten, gut taten. Im Wechsel dazu gewann aber auch das Spiel der Gruppe als Gesamtheit an Qualität, da es zum „Stimmungsbarometer" wurde, sich weiterentwickelte in Richtung auf eine stärkere Differenzierung und Präzisierung des Ausdrucks, aber auch zu wilden Befreiungsaktionen einlud (einen lange erwogenen Schrei endlich wagen; mal ganz aus sich herausgehen; ein Instrument in seiner ganzen Breite und Lautstärke erkunden etc.).

Eine weitere vom Musikalischen ausgehende Improvisationsform war: sich Einschwingen auf den Klang und Puls des Monochords, wodurch eine meditative Musik in einem schwingenden Rhythmus entstand. Später wurde das aufgegriffen und als Einstieg für den Gebrauch der Stimme genutzt.

Eine andere Kategorie von Spielideen ergab sich im Sinne der sogenannten assoziativen Improvisation jeweils aus den Themen der Gespräche oder aufkommenden und mitgebrachten Ideen der TeilnehmerInnen. Um nur einige dieser Improvisationstitel zu nennen: „Lebensfülle und Leichtigkeit des Seins", „Novemberstimmung", „Licht und Schatten", „Blumenstrauß mit etwas Tannengrün" (als „musikalisches Geschenk" für die Leiterin im letzten Dezembertreffen), „Klangmauer", „Tafelmusik zu einem Butterbrot".

Auf die Fragebogenfrage nach einer Improvisation, die noch im Gedächtnis ist, wurde aus dieser Gruppe mehrfach die „Inselimprovisation" genannt, die in der Entwicklung der Gruppe in der vorletzten Gruppenstunde eine wichtige Rolle einnahm. Aus der Gesamtgruppe waren zwei Gruppen gebildet worden, von denen die eine „Nordseeinsel", die andere eine „Karibikinsel" spielte, es sollte im Verlauf Kontakte von Insel zu Insel geben und erst durch die Improvisation selbst sollte sich herausstellen, was daraus werden wird.

Zur Verdeutlichung sei hier die subjektive Beschreibung dieser Improvisation aus der Seminararbeit einer Musiktherapiestudierenden wiedergegeben: „Es gibt fünf Phasen: – Die Nordseeinsel stellt sich vor. Die Stimmung entspricht der Vorstellung der Nordsee im Winter mit kaltem feuchtem Wetter, Nebelhörnern, Wellenbewegungen und Seemannsgarn bei heißem Tee (Novemberstimmung?). – In der Karibik klingt es von überall her, noch etwas orientierungslos und fremd. Was ist das für eine Kultur? Eine Melodie tänzelt über dem befremdlichen Klang, eine Leichtigkeit kommt zum Ausdruck. – Die Nordseeinsel erklingt wieder in voller Wucht und bildet einen deutlichen Gegensatz, aber auch sie wird tänzerischer und beweglicher im Ausdruck. Eine gewisse Melancholie ist zu hören. Andererseits sind jetzt auch Vögel auf der Insel. Ist der Winter vorbei? – Die Karibikinsel scheint sich der Nordsee angenähert zu haben. Die Übergänge sind nicht mehr so abrupt, die Klangunterschiede nicht so groß. – Ich fühle mich an Völkerverständigung erinnert, in der sich zwei ganz unterschiedliche Kulturen einander vorstellen und gegenseitiges Verständnis aufbringen. Im Zusammenspiel scheinen sich die Inselbewohner über ihre unterschiedlichen Kulturen zu verständigen und kommen sich näher, ohne daß die eigene Kultur aufgegeben wird."

Leichtigkeit und Schwere, das im Eigenen vermisste und im Fremden (Karibik), im Neuen Gesuchte, die Wünsche nach ‚Mehr an Leben' und die eigenen Begrenzungen: viele Themen der Gruppe fanden hier eine Bündelung und in ihrer gelungenen musikalischen „Versöhnung" der jeweiligen Pole einen gewissen Höhepunkt. Das Besondere, was die Gruppe damit speziell auch *als Gruppe* bewerkstelligte, könnte darin gesehen werden, dass die jeweiligen Pole, die sich in „Nordsee" und „Karibik" symbolisierten, nicht an die jeweiligen SpielerInnen delegiert wurden, sondern vielmehr jede/r sich mit dem Gesamt zu identifizieren schien. Für die einzelnen heißt dies auch, dass in diesem Moment die Pole in den Einzelnen in einer Form integriert (musikalisch gefasst und seelisch erlebbar) sind.

Als besonders eindrucksvoll blieb außerdem die Improvisation „Klang-mauer" im Gedächtnis, die an eine aktuelle Schilderung einer Teilnehmerin anknüpfte. Diese hatte von ihrer bedrängenden Wohnsituation erzählt, in der besonders der Lärm durch die Nachbarn als unerträglich erlebt wurde. Nach einem längeren Gespräch war in der Gruppe die Idee entstanden, für sie eine Improvisation zu spielen. In der Erinnerung einer Teilnehmerin heißt es: „Aus unserem Kreis erging der Vorschlag, eine schützende Mauer aufzu-richten. Langsam, tieftönend begann die Improvisation, nach und nach gesellten sich auch höher klingende Instrumente hinzu, wie ein Stein zum anderen. Der Aufbau erlebte einen dynamischen Verlauf, die Lautstärke steigerte sich, voll und kräftig wurde der Klang, energisch vom Gong zusammengehalten. Ich erinnere vor allem die Schlaginstrumente, die auf eine kräftige, unzerstörbare Mauer hinwiesen. Wir Teilnehmer entwickelten eine intensive Musizierfreude und im nachfolgenden Gespräch konnte ich erkennen, dass unsere Teilnehmerin richtig gestärkt und getröstet den extra für sie aufgerichteten Mauerbau verfolgt und miterlebt hatte."

Die gespielte Musik wurde in der Regel auf Band aufgenommen und konnte auf Wunsch der TeilnehmerInnen noch einmal angehört werden. Diese Möglichkeit wurde viel genutzt, oft auch als Verknüpfung zur letzten Stunde. Das gab zum einen Anlass für weitere Gespräche über die Musik und daran Anknüpfendes. Zum anderen wurden damit auch Formen des Musik-Hörens thematisiert: Welche Bilder entstehen durch die Musik? Darf man, soll man Bilder haben? Wie ist meine Art, Musik zu hören? Sich selbst spie-len zu hören brachte Überraschungen, denn das klingt immer anders als beim Spielen und ließ oft eine große Lust entstehen, weiter zu spielen.

Ein weiterer von der Leitung eingebrachter Vorschlag bestand darin, Texte mitzubringen, die als Anregung zur musikalischen Weiterbehandlung dienen konnten. (Zum improvisatorischen Umgang mit Texten, auf den ich dabei zurückgriff: vgl. Tüpker 1998, S. 171ff) Dies wurde von beiden Grup-pen mit einer für mich wirklich überraschenden Kreativität umgesetzt.

So hatte z.B. ein Teilnehmer nicht nur mit großem Engagement einen zum Thema der Veranstaltung passenden Text gesucht, sondern sich für den gefundenen Text „Das Alter" von Goethe auch schon eine musikalische Aus-gestaltung zu Hause ausgedacht. Er ging zu den Rototoms (den Pauken ähn-liche Instrumente) und spielte ganz allein und sehr eindrucksvoll im Wechsel mit einer Rezitation des Gedichtes:

„Das Alter ist ein höflich Mann:
Einmal übers andre klopft er an;
Aber nun sagt niemand: Herein!
Und vor der Türe will er nicht sein.
Da klinkt er auf, tritt ein so schnell,
Und nun heißts, er sei ein grober Gesell.""

Gedicht und musikalische Interpretation wurden von der Gruppe aufgegriffen und es entstand ein längeres Gespräch darüber, wie man sich den
„groben Gesellen" zum Freund machen könne.

Eine andere Idee hatten sich eine Teilnehmerin, die seit kurzer Zeit Saxophon lernte und ein Teilnehmer durch die neuen Anregungen des Seminars
für eine Verabschiedungsfeier ausgedacht und dort und nun auch in der
Gruppe vorgetragen: Sie spielte die Melodie aus Smetanas „Die Moldau" und
er übernahm bildhaft die übrige Gestaltung mit der Oceandrum. Die Gruppe
nahm diese sicherlich ungewöhnlichste Fassung der Moldau begeistert auf
und gleich entstand noch eine weitere Fassung, bei der die Saxophonistin nun
zusätzlich mit Gong, Becken, Tempelblock, Hackbrett, Harfe, Rainmaker,
Xylophon, Vibraphon und einigen Instrumenten mehr begleitet wurde.

Mitgebracht wurden neben Gedichten dann auch Musik auf CDs, die vorgespielt wurde, um den anderen auf diese Art etwas über sich selbst und die
eigenen Lebenserfahrungen mitzuteilen, aber auch eindrucksvolle eigene
Texte, die zu musikalischen Verarbeitungen anregten und denen die Gruppen
jeweils mit großem Respekt und Achtung begegneten.

## Altersspezifisches?

Gibt es altersspezifische Merkmale im gezeigten Erleben und Verhalten
der TeilnehmerInnen, die bei der Leitung solcher Gruppen zu berücksichtigen
sind, Besonderheiten, die auch auf die musiktherapeutische Methodik im
engeren Sinne übertragbar wären? Diese Frage beschäftigte uns auch häufiger
in den Nachbesprechungen. Als erstes lässt sich aus unserer Erfahrung
allerdings mitteilen, dass solche Merkmale nur schwer auszumachen waren.
Das wurde – wie bereits erwähnt – zunächst häufiger damit zu erklären versucht, dass die TeilnehmerInnen ja „nicht wirklich alt" seien. Uns wurde
dann aber auch klar, dass wir auf diese Weise möglicherweise nur an bestehenden Klischees festhielten und neue Erfahrungen und andere Eindrücke
nicht zur Geltung kommen ließen. Der Gedanke Freuds, dass das Unbewusste

zeitlos sei, tauchte mehrfach auf. Er bot sich als Erklärung dafür an, dass vieles eben gar nicht „anders" war: gruppendynamische Prozesse und Interaktionsformen etwa, Können wie Hemmnisse bei den Einzelnen, Wünsche nach Anerkennung und Gehört-Werden, Fähigkeiten der Anteilnahme wie deren Grenzen in diesem Rahmen.

Neugier, Aberteuerlust, Experimentierfreude, Offenheit und Kreativität sind Merkmale, die wir oft eher mit dem Begriff „jung" in Verbindung bringen. Sie fanden sich in beiden Gruppen aber eher in besonders hohem Maße, was natürlich mit der Art der Veranstaltung zusammenhängt, zu der man sich ohne diese Eigenschaften vielleicht nicht angemeldet hätte. Dennoch lässt sich anhand dieser Erfahrung unabweisbar konstatieren, dass Alter diese Züge eben nicht ausschließen muss.[12]

Vielmehr entstand in den Gesprächen in der Gruppe selbst, die sich bisweilen auch um die Thematik des Älter-Werdens drehten, der Eindruck, dass es *auch* Entwicklungen im Alter gibt, die eine Zunahme solcher seelischer Eigenschaften verstehbar werden lassen. Das Wegfallen der beruflichen Verantwortung und Eingebundenheit *kann* vom Seelischen dazu genutzt werden, sich freier zu fühlen, etwas von dem ausleben zu wollen und zu können, auf was früher um einer Sache, einer Rolle, einer Aufgabe willen verzichtet wurde. Auffällig schien auch die mögliche Entwicklungschance, die darin liegt, den Eindruck, den andere (Elternfiguren wie auch Gleichaltrige) von einem selbst haben oder bekommen sollen, nicht mehr so wichtig zu nehmen. So wie für die Pubertät die Anerkennung der Peer-Group für die Selbstentwicklung besonders wichtig ist, so *kann* höheres Alter dazu genutzt werden, sich von derlei Zwängen zu befreien und dies auch als Befreiung zu erleben.

Überstandene Erfahrungen eigenen Scheiterns, eigener „Dummheiten" und durchgestandene Krisen *können* mutiger machen, wenn es darum geht, einen „Auftritt zu wagen", bei dem man auch riskiert, ein nicht so gutes Bild abzugeben und können daneben toleranter gegenüber anderen machen. Zusammenfassen lässt sich das in der umgangssprachlichen Formulierung „man nimmt sich eben nicht mehr so wichtig", womit zugleich das Gegenteilige gemeint sein kann: Nämlich die eigenen Ausdrucks- oder Lebens-

---

[12] Zu den generalisierten Altersbildern vgl. auch Erlemeier (1998, S. 30ff). Erlemeier betont zusammenfassend: „Man kann also sagen, daß Kohorten »zusammen altern«, doch jeder Angehörige einer Kohorte aufgrund seiner jeweils einmaligen biographischen Konstellation auf individuelle Weise." (ebd. S. 46)

möglichkeiten wichtiger zu nehmen als den Eindruck, den man bei anderen dadurch hinterlässt bzw. zu hinterlassen wünscht oder befürchtet.

So schien in den Gruppen manches von einer größeren Leichtigkeit und Gelassenheit. Nicht mehr funktionieren zu müssen im Beruf, den All-Tag freier gestalten zu können, sich aussuchen zu können, was man tut, all dies wurde als Zugewinn des Älter-Seins erlebt, der sich in der Musik als Freiheit im Umgang mit dem musikalischen Material spiegelte. Dadurch war die Musik oft wilder, „verrückter" (im besten Sinne) und ungebundener (im Hinblick auf Konventionen) als man es für gewöhnlich von einer Laien-gruppe, die keine besondere Erfahrung mit Neuer Musik, Improvisation o.ä. hat, erwarten würde. Auch das Erleben und der Umgang mit der Situation des Beobachtet-Werdens scheint mir mit Besonderheiten der Älteren beantwortet worden zu sein: Zwar wurde bisweilen überlegt, was die hinter dem Spiegel jetzt wohl denken, wie sie vielleicht auch urteilen, ob man selbst schon bald so gut spielen wird wie die Beobachtungsgruppe (die sich zum Einstieg mit einer Musik „vorgestellt" hatte). Diese Grundzüge, die dem üblichen entspre-chen, wurden aber konterkariert und in gewissem Sinne aufgehoben durch etwas, was sich vielleicht am besten charakterisieren lässt als ein „elterliches" Interesse am Werden der jüngeren Generation: Man hatte Freude daran, zur Qualifizierung der jüngeren StudentInnen beizutragen, wollte gerne als Beispiel dienen, damit *sie* etwas lernen und zeigte sich im Abschlusstreffen interessiert zu erfahren, welche Erfahrungen die Jüngeren denn machen konnten. Dort, wo es sich ergab, wurde auch später die berufliche Entwicklung der Co-Leiterin, vielleicht auch stellvertretend für die anderen, die man ja nicht näher kennen gelernt hatte, mit Interesse weiter verfolgt.

Abschließend sollen einige der Ergebnisse der Nachbefragung wieder-gegeben werden, die auf die Frage der musikalischen Vorlieben älterer Men-schen eingehen. Auch wenn die hier gegebenen Antworten in keiner Weise repräsentativ sind, sei es für diese Generation noch für sonst irgendetwas, so sind sie aber zumindest Ergebnis einer Befragung, während die meisten Aus-sagen bezüglich der Musikvorlieben Älterer meines Wissens überhaupt nicht untersucht, sondern stets nur behauptet werden.

Gefragt wurde nach der Musik, die zurzeit gehört wird. (Dabei gab es keine vorgegebenen Antworten und keine zahlenmäßige Begrenzung). Die häufigsten Nennungen betrafen das Genre „Klassische Musik" (17 mal) mit vielen Differenzierungen wie: Barock bis zeitgenössische Musik, Klavierkonzerte, Orgelmusik, Sinfonien, Opern, Oratorien, Nennung einzelner Komponisten. 10 mal wurden Jazz und Filmmusik genannt, auch hier mit genaueren Angaben bestimmter Musiker oder Stilrichtungen. Es folgten kleinere Gruppen und einzelne Nennungen aus den Bereichen Pop, Oldies, Chansons, Schlager und Tanzmusik. Auch ganz spezielle Interessen wurden erwähnt wie: Indianer-Musik, indische Musik, Klezmer-Musik, Meditationsmusik.

Volkslieder oder das Genre Volksmusik hingegen tauchten nicht einmal auf. Wohl wurden Volkslieder, Kinderlieder und Weihnachtslieder bei der Frage nach der Musik genannt, die „aus der <u>frühen</u> Kindheit noch im Ohr" ist. Aber auch Schlager, Soldatenlieder, das Instrumentalspiel eines Elternteiles, der Gesang der Eltern tauchten auf. Zu einem Drittel wurde diese Frage übrigens mit „keine" beantwortet!

Auch die Antworten auf bedeutsame Musik in „spezifischen Lebensphasen" spiegeln vor allem individuelle Vielfalt wider, die sich nur schwerlich auf einen generationsspezifischen Nenner bringen ließe. Greift man die Jugendzeit aus den frei gegebenen Antworten heraus, da diese in der musiktherapeutischen Literatur oft erwähnt wird, als eine Zeit, an die der Musiktherapeut anknüpfen solle, so finden wir auch hier sehr Unterschiedliches, geprägt mehr durch die Individualität der Lebensläufe als durch Generationsspezifisches:

- „Als Jugendliche (...) habe ich häufig Opern- und Operetten-Ouvertüren und Chöre gerne gehört. Aus heutiger Sicht war es sicher der Wunsch nach einem »besseren« Leben."

- „Mein erster selbstgekaufter Plattenspieler und englischsingende Interpreten der Schlagermusik von den Everly Brother's, Paul Anka, Elvis Presley bis hin zu den Beatles. Das Zusammengehörigkeitsgefühl mit Freunden und Mitschülern war wichtig, die Musik trug dazu bei."

- „Sehr weit weg liegt in meiner Erinnerung das 1. Klavierkonzert von Tschaikowsky, das ich als junges Mädchen gehört und gehört habe, allein in meinem Zimmer und das mir vielleicht Abstand verschafft hat vom Bereich meiner Eltern (...)"

- „(...) Wichtig war vielleicht die Pubertät, eine Zeit, in der ich erstmals Musik in Konzerten erlebte, wichtig: Matthäus-Passion, Weihnachtsoratorium, Mozarts Requiem (...)"

Die Frage nach altersspezifischen Merkmalen und Besonderheiten und sich daraus ergebenden Empfehlungen würde ich daher insgesamt aus dieser Erfahrung heraus eher dahingehend beantworten, dass es am wichtigsten ist, offen zu sein für Überraschungen und sich nicht verführen zu lassen von den Bildern des Alters, die jeder mit sich herumträgt. Die Gefahr, dass diese Bilder unsere Wahrnehmung verstellen, erscheint mir größer als jede Gefahr, die darin bestünde, das Alter nicht als solches zu berücksichtigen.

Wichtig ist es mir auch, die Erfahrung festzuhalten, dass das Individuelle jedes einzelnen Lebens das Generationsspezifische überwiegt. Ist es nicht logisch, davon auszugehen, dass es dies desto mehr tut je älter wir werden? Die Haltung in der Musiktherapie wie im freien musikalischen Arbeiten mit alten Menschen sollte sich mehr fragend als wissend darstellen, denn es gibt mit Sicherheit immer mehr von dem, was wir nicht wissen als von dem, was wir wissen.

## Literatur

Adams, Katharina (1998): Die Stimme als Schwerpunkt der musiktherapeutischen Arbeit in einem Altenheim. Diplomarbeit Studiengang Musiktherapie Universität Münster

Argelander, Hermann (1970): Das Erstinterview in der Psychotherapie. Darmstadt (Wiss. Buchges., 4. Aufl. 1989)

*Blanckenburg, A. von (1992): Musiktherapie mit Senioren. Idstein, 3. Aufl.*

*Baum, T. (1993 ): Musik – eine Sprache, die jeder versteht. Lernzielorientierte Musiktherapie für die Altenpflege. In: Altenpflege 18 (4). 272-273*

*Bright, Ruth (1984): Musiktherapie in der Altenhilfe. Stuttgart/New York*

Bruhn, Herbert / Muthesius, Dorothea (Hrsg.) (2000): Musiktherapie für alte Menschen. Ein Reader. Rendsburg, www.nordkolleg.de

*Clair, A. A. / Bernstein, B. (1990): A Comparison of Singing, Vibrotactile and Nonvibrotactile Instrumental Playing Responses in Severly Regresses Persons with Dementia of Alzheimer's Type. In: Journal of Music Therapy 27 (3), 119-125*

Dehm, Barbara (1997): „Übergänge". Tod und Sterben in der Musiktherapie mit Dementen. In: Musiktherapeutische Umschau 18, 103-113 (s. auch dieses Buch S. 143)

Dehm-Gauwerky, Barbara (2000): Die Erleichterung. Das Sterben der 70jährigen, dementen Frau S. In: Kimmerle, G. (Hrsg.): Zeichen des Todes in der psychoanalytischen Erfahrung. edition diskord, Tübingen, 65-108

Erlemeier, Norbert (1998): Alternspsychologie. Grundlagen für Sozial- und Pflegeberufe. Münster

Feil, Naomi (1999): Ein Weg zum Verständnis verwirrter alter Menschen. Ernst Reinhard Verlag, München

Feil, Naomi (2000): Validation in Anwendung und Beispielen. Der Umgang mit verwirrten alten Menschen. Ernst Reinhard Verlag, München

*Gerdner L. A. / Swanson , E. A. (1993): Effects of Individualized Music on Confuses Agitated Elderly Patients. In: Journal of Gerontological Nursing 18 (1), 3-9*

Grün, Matthias (1997): „... was da alles möglich ist". Schöpferische Musiktherapie in der Gerontopsychiatrie. In: Musiktherapeutische Umschau 18, 132-137

*Groene, R.W. (1993): Effectiveness of Music Therapy 1:1 Intervention with Individuals Having Senile Dementia of Alzheimer's Type. In: Journal of Music Therapy 30 (3), 138-157*

Grümme, Ruth (1998): Situation und Perspektiven der Musiktherapie mit dementiell Erkrankten. Transfer-Verlag, Regensburg

Hagemann, Ruth (1992): Singtherapie in der Gerontopsychiatrie. Diplomarbeit Studiengang Musiktherapie Universität Münster

Handke, Peter (2001): Wunschloses Unglück. Suhrkamp, Frankfurt a. M.

Heinze, Susanne (2002): „Wenn eine Melodie verklingt ..." Musiktherapie in der Sterbebegleitung. In: Musiktherapeutische Umschau 23, 22-36

Hodenberg, Friederike von (1993): Aktiv rezeptiv – ein morphologischer Werkstattbericht aus der Onkologie. In: Musiktherapeutische Umschau 14, 317-322

Holtermann, Kathrin (1995): Horch, was kommt von drinnen raus – Musik in der Gerontopsychiatrie. Diplomarbeit Studiengang Musiktherapie Universität Münster

*Jochims, Silke (1992): Depression im Alter. Ein Beitrag der Musiktherapie zur Trauerarbeit. In: Zeitschrift für Gerontologie 25, 391-396*

*Jochims, Silke (1993): Stationäre Kurzzeitpsychotherapie am Beispiel der Depression im Alter. In: Musiktherapeutische Umschau 14, 115-125*

Jorden, Juliane (1997): Depressive Erkrankungen und ihre Behandlungsmöglichkeiten in der Musiktherapie. Diplomarbeit Studiengang Musiktherapie Universität Münster

Jungblut, Monika (1999): Aspekte zur Musiktherapie im Behandlungskonzept der Aphasie – Singen als Brücke zur Sprache. Diplomarbeit Musiktherapie, Hochschule für Musik und Darstellende Kunst Hamburg

König, Elisabeth (1996): Die Institution Altenheim – ein Praxisfeld der Musiktherapie? Diplomarbeit Studiengang Musiktherapie Universität Münster

Kühn, Manfred (1993): Musik gegen den Alltag. Zur Bewältigung von Krisen und Konflikten in sozialen Berufen. In: Sozialtherapie. Zeitschrift für Theorie und Praxis der Sozialtherapie. Heft 6-7, 56-63

Küppers, Udo (1998): Brücken zur Welt – musiktherapeutische Erfahrungen mit einem apallischen Heimbewohner und seiner Ehefrau. Diplomarbeit Studiengang Musiktherapie Universität Münster

*Latz , I. (1995): Musik im Leben älterer Menschen. 5. Aufl. Bonn*

*Lohse-Blohm, Ursula: (1990): Brücke zu Kindheit und Jugend. Lied und Stimme in der Geriatrie. In: Musiktherapeutische Umschau 11, 141-143*

Loos, Gertrud Katja (1977): Abschieds-Musik. In: Musiktherapeutische Umschau 18, 74-78

*Lord, T.R. / Garner, J.E. (1993): Effects of Music on Alzheimer Patients. In: Perceptional and Motor Skills 76, 451-455*

Lorenzer, Alfred (1973): Sprachzerstörung und Rekonstruktion. Suhrkamp, Frankfurt a. M.

Löwe, Kati (2000): (Be)Handlungskonzepte in der musiktherapeutischen Einzelbegegnung mit Bewohnerinnen eines Altenpflegeheimes. Zum Entstehen eines musiktherapeutischen Konzeptes, entwickelt am Beispiel Alzheimer-Demenz. Diplomarbeit Musiktherapie Universität der Künste Berlin

Munro, Susan (1986): Musiktherapie bei Sterbenden. Gustav-Fischer Verlag, Stuttgart

Muthesius, Dorothea (1990a): Denkt man doch im Silberhaar gern´ vergangner Zeiten. In: Musiktherapeutische Umschau 11, 132-140

*Muthesius, Dorothea (1990b): Musik ist Träger von Erinnerungen. In: Altenpflege 15 (12), 727-730*

*Muthesius, Dorothea (1993): Ansätze der Musiktherapie mit Altersdementen. In: Praxis der Psychomotorik 18 (1), 22-28*

Muthesius, Dorothea (1997): Musiktherapeutische Beiträge zu einem veränderten psychosozialen Versorgungsbedarf alter, erkrankter Menschen. In: Musiktherapeutische Umschau 18, 94-102

*Olderag Millard K.A. / Smith, J. (1989): The Influence of Group Singing Therapy on the Behaviour of Alzheimer's Disease Patients. In Journal of Music Therapy 26 (2), 11-28*

*Pollack, N. J. / Namazi , K.H. (1992): The Effect of Music Participation on the Social Behaviour of Alzheimer Disease Patients. In: Journal of Music Therapy 19 (1), 54-67*

*Pricket, C.A. / Randell, S. M. (1991): The Use of Music to Aid Memory of Alzheimer's Patients. In: Journal of Music Therapy 28 (2), 101-110*

*Scheu, Friedhelm (1990): Das erste und das letzte Instrument. In: Musiktherapeutische Umschau 11, 144-146*

Schneberger-Nowitzky (2001): Die Anwendbarkeit von Musiktherapie in Abhängigkeit vom Fortschreiten dementieller Erkrankungen. Diplomarbeit Studiengang Musiktherapie Universität Münster

*Schwabe, Christoph (1991): Aktive Gruppenmusiktherapie für erwachsene Patienten. 2. überarb. Aufl. Leipzig*

Stark, Andreas (1999): Die neuere Hermeneutikdebatte in der Psychotherapie und deren Bedeutung für die Musiktherapie. Diplomarbeit Studiengang Musiktherapie Universität Münster

Stern, Daniel N. (1992): Die Lebenserfahrung des Säuglings. Klett-Cotta, Stuttgart

Tüpker, Rosemarie (1988/1996): Ich singe, was ich nicht sagen kann. Zu einer morphologischen Grundlegung der Musiktherapie. 2., überarbeitete und erweiterte Auflage, LIT-Verlag, Münster

Tüpker, Rosemarie (1993): Der Behandlungsauftrag der Musiktherapie. In: Zwischenschritte 1993/1. Wirklichkeit als Ereignis. Das Spektrum einer Psychologie von Alltag und Kultur. Bouvier-Verlag, Bonn, 297-307

Tüpker, Rosemarie (1998): Reflexion seelischer Verhältnisse in der musikalischen Improvisation. In: Lenz, M.; Tüpker, R.: Wege zur musiktherapeutischen Improvisation. LIT-Verlag, Münster

Wynhoff, Marie (1990): Musiktherapie im Altenheim – Chancen und Schwierigkeiten. Konzeptuelle Überlegungen zum Aufbau der Musiktherapie – Arbeit mit alten Menschen. Diplomarbeit Studiengang Musiktherapie Universität Münster

Neuere Veröffentlichungen der Autorin zum Thema s. S. 25

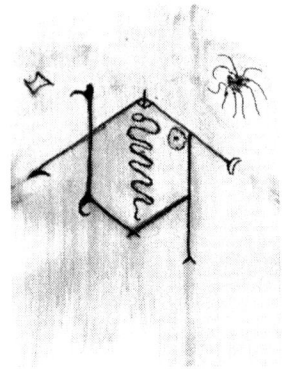

# „Übergänge"
# Tod und Sterben in der
# Musiktherapie mit Dementen[1]

## Barbara Dehm-Gauwerky

Die Auseinandersetzung mit dem eigenen Tod erweist sich als ein schwieriges und in sich widersprüchliches Unternehmen. Die meisten Menschen vermeiden das Thema direkt oder halten es sich vom Leibe, indem sie es von sich entfernt unterbringen. Freud (1915) formuliert das Problem folgendermaßen: „Der eigene Tod ist ja auch unvorstellbar und so oft wir den Versuch dazu machen, können wir bemerken, daß wir eigentlich als Zuschauer weiter dableiben." (G.W.X, S.341) Denn den eigenen Tod denken, bedeutet lebendig sein, bedeutet immer auch, über die Gegenwart hinauszugehen. „Der Tod ist die entscheidende Niederlage der Vernunft, denn der Verstand kann den Tod nicht »denken«, nicht das, was wir über den Tod wissen; der Gedanke des Todes ist – und kann nichts anderes sein als ein Widerspruch in sich", so Baumann (1992, S.25) in seinem Buch über „Tod, Unsterblichkeit und andere Lebensstrategien".

Nun gibt es allerdings Berichte von Menschen, die dem Tod sehr nahe waren: Bei Autorinnen und Autoren wie Kübler-Ross (1969) oder Moody (1977) finden wir die Schilderung solcher Erlebnisse. Die Berichte ähneln sich in wesentlichen Punkten: Es ist die Rede von Übergängen aus einem Zustand in einen anderen, auch wird von „Heimkehr" gesprochen. Das Erlebnis beginnt mit einem Gefühl wunderbaren Friedens und Wohlbehagens, das sich im Weiteren zu überwältigender Freude und Glück steigert. Alles ist still. Das mag dem Menschen den Eindruck vermitteln, dass er stirbt oder bereits tot ist. Danach erblickt er von einem erhöhten Standpunkt aus seinen physischen Körper und nimmt das, was um ihn herum geschieht, sehr real und genau wahr. Auch Blinde berichten hier von visuellen Eindrücken.

[1] Erstveröffentlichung 1997 in: Musiktherapeutische Umschau, 18/2, einer Ausgabe der Zeitschrift, die als Themenheft: „Musiktherapie in der Altenarbeit" erschienen ist. Wir danken dem Verlag Vandenhoeck & Ruprecht in Göttingen für die freundliche Genehmigung zur erneuten Veröffentlichung.

Gleichzeitig drängt sich das Bewusstsein einer anderen Realität auf, in die sich der Erlebende hineingezogen fühlt. Er treibt auf eine dunkle Leere oder einen Tunnel zu und hat das Gefühl zu schweben. In dieser Sphäre des Übergangs ereignet sich so etwas wie eine Bestandsaufnahme, Bilder und Szenen aus der Vergangenheit laufen wie in einem Lebensfilm ab. Der Schwebezustand selber führt auf ein strahlendes Licht zu, das Gefühle von Liebe, Wärme und absoluter Anerkennung vermittelt, oder es tut sich eine Welt von großer Schönheit auf. Menschen, die dem Erlebenden nahe standen, z.B. die Mutter, begegnen ihm und empfangen ihn. All dies sind, wie gesagt, Erfahrungen von bereits tot geglaubten, aber doch weiterlebenden Menschen.

Wir selber kennen in der Regel nur die kleineren Übergänge: Etwas ehemals Festes verliert an Bedeutung, etwas Neues tritt in Erscheinung. Da gibt es Zeiten und Zustände des Ungeformten, noch nicht oder nicht mehr Konturierten. Sich auf Übergänge einzulassen heißt, sich in Unsicherheiten zu befinden, mit Zerfallendem und Zerfließenden umzugehen.

Als ich vor einigen Jahren anfing, auf einer Gerontopsychiatrischen Station mit hochgradig dementen Menschen Musiktherapie zu machen, lag auch mir das Todesthema fern und es dauerte eine Weile, bis ich begriff, dass ich Menschen begleitete, die sich in einem langsamen Sterbeprozess befanden.

## *Zur Demenzerkrankung*

Demenz ist eine meist irreversible hirnorganische Erkrankung unterschiedlicher Genese, die früher oder später zum Tode führt. Sie befällt in der Regel ältere Menschen.

Störungen im Bereich des Gedächtnisses, der Orientierungsfähigkeit, der Sprachproduktion, des Sprachverständnisses und der Wahrnehmung führen zu einem mehr oder minder ausgeprägten Verlust der Verbindung zu dem, was wir Realität nennen. Sinnzusammenhänge zerreißen. Kohärenz- und Orientierungsleistung und die damit garantierten Möglichkeiten des Kontinuitätserlebens werden ersetzt durch assoziative Elemente und innere Impulse des Augenblicks. Hierdurch werden Hinweise aus der Außenwelt unter Umständen projektiv überformt. Radebold (1994) spricht von einer Regression aufgrund geschädigter Ich-Funktionen, die dem Zerfall von ehemals Gewesenem entspricht. Dies geht bis in Bereiche völliger Desorganisation.

Das klingt hoffnungslos! Wie kann ich hier von einer Musiktherapie sprechen, die sich als deutende Psychotherapie versteht? Die Musik als freie
Improvisation beinhaltet und deren Aufgabe darin besteht, Sinnzusammenhänge herzustellen?

## Musiktherapie als Psychotherapie

Freud war bekanntlich der Meinung, dass Verstehen heilsam sei, dass
dadurch Unbewusstes bewusst, aus dem Ausgeliefertsein an innere Impulse
die Fähigkeit zur Selbstbestimmung erwachsen könne. Mir ist wichtig, an
dieser Stelle zu betonen, dass Verstehen nicht gleichbedeutend ist mit Erklären. Vielmehr stimme ich mit dem Frankfurter Psychoanalytiker Lorenzer
(1973/1995) überein, der als den Angelpunkt des Verstehens die Deutung der
Inszenierung von Übertragung und Gegenübertragung ansieht. Dafür stehen
uns in der Musiktherapie mehrere Bühnen zur Verfügung. Die eine klassische
ist die Sprachebene. Hier geht es darum, eine unbewusste szenische Repräsentanz anzubinden an Sprache. Nun schätzen wir uns als Musiktherapeutinnen ja glücklich, noch eine zusätzliche Bühne zur Verfügung zu haben, diejenige der Musik, auf welcher wir in einer „gelungenen Improvisation" zu
einer Einigung über das Beziehungsgeschehen gelangen können, wie Niedecken (1988) es nennt. Dieser Vorgang gehört in das Gefüge der sinnlich-
symbolischen Interaktionsformen, des Bereiches der Übergangsphänomene.
Hierbei geht es um die Verbindung zweier Realszenen. Diese Art von Sym-
bolen gehören sowohl zum Selbst als auch zum Nicht-Selbst, in den Bereich
der Illusionsbildung und in den der Realität, sie sind Wunscherfüllung als
auch Formulierung von Wünschen. Selbst und Objekt liegen hier noch ineinander. Dennoch ist das Produkt einer Einigung in einer gelungenen Improvisation bereits ein Drittes in der Beziehung, etwas, worauf sich beide berufen
können, das zwischen ihnen liegt und die Beziehung zur Außenwelt hin öff-
net.

Es wird sich anhand des Fallbeispiels die Frage stellen, ob diese Schalter-
stellung der sinnlich-symbolischen Interaktionsformen nicht auch die Möglichkeit der Lösung von der Welt und der Illusion einer Verschmelzung in
einer Beziehungsdyade eröffnet. Das wäre sozusagen die umgekehrte Funktion.

## *Zur Übergangssituation der dementen Menschen*

Vor dem Hintergrund der Demenzerkrankung kam ich mir zwar einiger-maßen vermessen vor, Verstehen zu versuchen, folgte damit aber dem Auf-trag derjenigen dementen Menschen, die in den Sesseln saßen oder umher-irrten und mich baten, sie zur Mutter, zum Vater oder „nach Hause" zu brin-gen. Die Übergangssituation wurde sehr bald offensichtlich. Im Sich-Einlas-sen auf den Verstehensprozess musste ich mich selbst in eine Grauzone begeben, gewohnte Vorstellungen hinter mir lassend in der Hoffnung, dass sich Erkenntnisse einstellen würden: So musste ich mich beispielsweise von der Ansicht lösen, die Dauer oder der Raum des Settings sei vorher festleg-bar. Eine Musiktherapiesitzung mit einer Dementen kann zwischen 5 Minu-ten und einer Stunde oder mehr dauern. Sie kann im Musikzimmer, am Krankenbett oder im Garten stattfinden.

Ich musste lernen, meine PatientInnen vom einen zum anderen Tag in völlig verändertem körperlich - seelisch - geistigen Zustand zu finden, z.B. plötzlich bettlägerig oder schlafend oder unerwartet munter umherwandernd. Auch stellte sich in den Therapiesitzungen sehr selten der in der analytischen Musiktherapie übliche Wechsel von Spielen und Sprechen ein. Vielmehr lagen Spielen – Sprechen und Handeln meist ineinander. Häufig war auch allein ich selber diejenige, die Musik machte und sprach. Ich musste mich auch lösen von den Zielvorstellungen institutioneller Abwehr. Denn auch hierin ist die Unmöglichkeit der Todesvorstellung verankert. Hier sollten die Patienten ruhig, glücklich und umgänglich gemacht werden. Ich aber wollte herausfinden, welches die seelischen Bedürfnisse der Sterbenden sind.

Dabei ereigneten sich Dinge, die mir sonderbar und ungewöhnlich vor-kamen. Zwei typische Phänomene möchte ich herausgreifen und in den Mit-telpunkt meiner Betrachtungen stellen. Häufig passierte es z. B., dass Men-schen einfach einschliefen, wenn ich sang oder improvisierte. Nicht selten war dies verbunden mit einer verklärten oder verklärenden Atmosphäre. Mir wurde gesagt, es sei hier schön oder auch, ich sei schön. Diese Zuschreibung betraf meistens mein Gesicht und meine Haare.

So wird es im Folgenden zum einen ums Einschlafen gehen. Wir verwen-den den Begriff „Einschlafen" ja auch gern als ein Bild für das Sterben. Ein zweiter Themenschwerpunkt wird derjenige der Illusionsbildung sein.

## *Zum Einschlafen beim Singen und Improvisieren*

Isakower (1936) beschreibt den Einschlafvorgang als einen Abzug der libidinösen Besetzungen des Ichs von der Außenwelt und eine vermehrte Besetzung des Körper-Ichs. Mit der Änderung der Besetzungsverteilung ist aber notwendigerweise eine Veränderung des Ichs verbunden, die durch zwei Vorgänge gekennzeichnet ist:

Erstens durch ein Auseinanderfallen der verschiedenen Anteile des Ichs und seiner Funktionen. Den Zerfall der Ich-Funktionen beim Erwachsenen während des Einschlafvorgangs mag man gleichsam als Folge einer Schwächung der Kohäsionskräfte des Ich ansehen. Diese Auffassung des Einschlafprozesses bezeichnet Spitz (1956) als das genaue Seitenstück zu dem, was sich an der Funktionsweise des neugeborenen Kindes beobachten lässt. Hier ist der nach außen gerichtete Sinnesapparat noch nicht in gleicher Weise libidinös besetzt wie beim Erwachsenen. Die zusammenhaltenden Kräfte müssen sich erst noch entwickeln und als Funktion die Konstituierung eines zusammenhängenden Ichs aufbauen. Deshalb braucht der Säugling Unterstützung, er benötigt eine das Selbst regulierende Bezugsperson. In diesem Stadium schließt das Erlebnismuster des Säuglings allerdings seine Erfahrung der Mutter, wie sie in ihrer personalen Wirklichkeit ist, mit ein. Entspannung bedeutet, dass das Kind nicht das Bedürfnis zum Integrieren empfindet, da die ich-stützende Funktion der Mutter als selbstverständlich angenommen wird. Das Kind bemerkt den Mangel an Kohäsion nicht. Es kann in einem Zustand der Unintegration, wie Winnicott (1965/1993) es nennt, verharren. Fehlt diese Ich-Stützung durch die Mutter, gerät der Säugling in einen Zustand der Desintegration. Damit ist eine Abwehr beschrieben, welche beim Fehlen von Ich-Stützung aktiv Chaos hervorbringt. Sie richtet sich gegen die unvorstellbare oder archaische Angst, die im Stadium der absoluten Abhängigkeit entsteht, wenn das Halten fehlt.

Einschlafen und Entspannen beim Erwachsenen setzen das Vorhandensein guter Objektrepräsentanzen auf dieser basalen Ebene voraus, die das Gefühl kontinuierlicher Selbstintegration garantieren.

Als zweite Folgeerscheinung der Regression während des Einschlafens spricht Isakower von einer Entdifferenzierung des Ichs. Normalerweise regrediert der Erwachsene im Traum auf die Stufe der visuellen Wahrnehmungs- und Vorstellungswelt. In den Vordergrund tritt ein Symbolisierungsmodus, in dem Gesetze des Primärprozesses wie Verdichtung, Verschiebung etc. gelten. Wenn nun der Einschlafprozess gestört ist, z.B.

dadurch, dass ein Zerfall des Ichs schon in wachen Zuständen eintritt - wie dies bei den dementen PatientInnen der Fall ist - , dann kann Spitz zufolge eine weitere Regression auf die Ebene coenästhetischer Wahrnehmung stattfinden. Atmosphärisches vermittelt sich, Wahrnehmungen sind nicht mehr auf spezifische Sinneskanäle fixiert, sondern betreffen von einem Modus ausgehend die Gesamtorganisation. Die Stufe coenästhetischer Wahrnehmung ist eine Welt tiefster Sicherheit und Geborgenheit, die der Mensch nach der Geburt noch erreichen kann und in welcher er umfasst und gestillt ruht. In diese Welt flüchtet sich der Mensch, wenn das Ich im wachen Zustand hilflos wird.

Auf die Therapie mit meinen dementen PatientInnen übertragen bedeutet dies die Notwendigkeit, sie in Bereichen frühester Entwicklungsphasen zu verstehen.

## *Fallbeispiel*

Frau Schoeller, eine 70-jährige, hochgradig demente Patientin, ist gestern eingeliefert worden. Über ihre Biographie kann ich kaum etwas erfahren. Mir ist nur die Tatsache bekannt, dass sie seit dem Tod ihrer Lieblingsschwester erkrankt ist und aus einem Pflegeheim kommt. Dabei ist die genaue medizinische Diagnose noch unsicher. Von der Symptomatik her fallen Sprach- und Bewegungsstörungen auf.

Ich treffe sie auf der Station umhergehend an und stelle mich als Musiktherapeutin vor. Sie fragt mich, ob für ihr Enkelkind eine Unterbringung möglich wäre. Ich meine, dass das wahrscheinlich gehen werde. Nun führt sie mich zu einer 90-jährigen, zarten und sehr gebrechlichen Mitpatientin, die sie liebt und „sehr süß" findet. Danach gehen wir ins Musiktherapiezimmer. Dort schaut sie sich um und strahlt über das ganze Gesicht. Ein „schön" entfährt ihr. Dann bricht sie unvermittelt in Tränen aus. Ich biete der Weinenden einen Platz an. Sie mag sich setzen, benötigt aber dabei meine Hilfe. Nun – im Sitzen – möchte sie mir etwas erzählen: Stammelnd kommen Sprachbrocken, deren Sinn ich beim besten Willen nicht enträtseln kann. Nur ein Gefühl festigt sich in mir, dass sie nämlich sehr viel Zeit braucht. So warte ich, spreche nach einer Pause über die Musikinstrumente im Raum. Sie scheint sich damit vertraut zu fühlen, mag aber selbst keines benutzen. So hole ich das Metallophon und beginne zu improvisieren. Frau Schoeller schließt die Augen und schläft ein.

## Kommentar:

Der Behandlungsauftrag von Frau Schoeller ist deutlich: Sie möchte, dass ich ihr einen Ort zur Verfügung stelle, an dem sie bleiben kann. Die Hoffnung, dass dies möglich sei, scheine ich bei der ersten Begegnung in ihr zu wecken. Eine Mitpatientin dient ihr dabei als Projektionsfigur. Indem sie mir diese zeigt, gibt sie mir einen konkreten, szenischen Hinweis auf ihr Selbstgefühl: Sie kann sich in ihrer Gebrechlichkeit kaum noch halten und sie möchte geliebt werden wie ein kleines Kind. Im Therapiezimmer dann wird ihr Bedürfnis, sich fallen zu lassen und gehalten zu werden offensichtlich. Hier vermittelt sich erstes Halten schon durch das gemeinsame Betreten des Raumes mit den Musikinstrumenten als eines sich spontan einstellenden, gemeinsamen therapeutischen Beziehungsraumes. Es entsteht eine Art „Verzauberung". Aspekte einer idealisierenden und Spiegelübertragung deuten sich an. Dabei hat das Zimmer selbst in der Realität kaum Schönheit. Allerdings liegt darin ein Teppich, der an ein Wohnzimmer erinnert. Hinzu kommen die Musikinstrumente, die in ihrem unterschiedlichen Bekanntheitsgrad Erinnerungen an vertraute Situationen hervorrufen als auch Neugier wecken können. Assoziationen und Erinnerungen in Verbindung mit Musik scheinen in Frau Schoeller Empfindungen hervorzurufen, die mit der Erfüllung von Sehnsüchten zu tun haben: Sie strahlt glücklich und bricht dann in Tränen aus. Mit dem Glück ist der Schmerz um den erlittenen Mangel hier noch untrennbar verbunden. Sie kam nicht von „zu Hause", sondern wohnte seit ihrer Erkrankung in einem Heim. Wie heimatlich es dort für sie gewesen sein mag, können wir aus den Anzeichen der Bedürftigkeit heraus nur erahnen. Nachdem Frau Schöller so Hoffnung, Glück und Trauer zum Ausdruck hat bringen können, erlaubt sie sich einen weiteren „Zerfall". Ich-Funktionen können wie bei dem von Isakower beschriebenen Einschlafvorgang dissoziiert werden, Sprachfunktion und motorische Selbstkontrolle lassen spontan nach. In diese Situation hinein nun fügt sich erst mein Benennen der Musikinstrumente im Raum, dann die Musik. Es entsteht eine Atmosphäre tiefer Geborgenheit, welche an den von Spitz beschriebenen Bereich coenästhetischer Wahrnehmung erinnert. Ich komme in die Rolle einer Mutter, die die Bedürfnisse des Kindes reguliert. Dass hieraus Entspannung erwächst, ist kein Wunder. Zerfallende Ich-Funktionen werden hierdurch entlastet. Frau Schöller schläft ein.

Damals war mir noch nicht klar, dass Frau Schöller mir damit signalisierte, dass sie sterben wollte. Erst im Verlauf mehrerer musiktherapeutischer

Sitzungen entdeckte ich, dass sich hinter diesem Zauber der Wunsch nach Selbstauflösung verbarg. Meist entstanden solche therapeutischen Situationen im Verlauf rapider körperlicher Verschlechterung. An dieser Stelle stellt sich mir die Frage, ob Musiktherapie hiermit nicht die besondere Chance bietet herauszufinden, wann Menschen, die dies nicht mehr selber äußern können, z.B. komatöse PatientInnen, im Begriff sind zu sterben.

Das heißt, der Vorgang der „Verzauberung" und der Idealisierung scheint im Zusammenhang mit dem Einschlafen ein wichtiger Aspekt des Sterbevorgangs und ein Indiz für diesen zu sein. Damit wäre im Übrigen auch eine Parallele zu den vorne beschriebenen Nah-Tod-Erlebnissen gezogen. Erinnern wir uns: Das Erlebnis beginnt mit einem Gefühl wunderbaren Friedens und Wohlbehagens, es ereignet sich so etwas wie eine Bestandsaufnahme. Der Schwebezustand führt auf ein strahlendes Licht zu, das Gefühle von Liebe, Wärme und absoluter Anerkennung vermittelt. Menschen, die dem Sterbenden nahe standen, z.B. die Mutter, empfangen ihn.

Ich möchte mich deshalb noch etwas ausführlicher mit der anfangs gestellten Frage, nämlich der nach der Möglichkeit zur Illusionsbildung im Übergangsbereich als Abwendung von der Welt befassen. Dabei möchte ich auch darauf eingehen, welche Funktion und Bedeutung der musikalischen Improvisation in diesem Zusammenhang zukommen kann.

### *Zur Illusionsbildung im Übergangsbereich*

Lincke (1972) revidiert die psychoanalytische Annahme, dass das Es keine spezifische Organisation besitze. Jenseits der durch Ich-Leistungen aufgebauten objektiv-realen Wirklichkeit und jenseits der Ich-Archaismen, welche Freud unter dem Namen Primärprozess beschrieb, existiert eine phylogenetisch ältere Es-Form der Realitätserfassung. Diese Dreiteilung lässt sich als Parallele zu den Formen des Realitätsbezugs im Einschlafvorgang auffassen, nämlich dem Wachbewusstsein mit den Ausformungen des Sekundärprozesses, den Traumgebilden, in denen Gesetze des Primärprozesses vorherrschen und dem Bereich coenästhetischer Wahrnehmung. Die Funktionsregeln der Es-Organisation dienen der Arterhaltung. Sie operieren auf der Basis angeborener Ausdrucksbewegungen und angeborener Auslösemechanismen. Es handelt sich um eine angeborene Fähigkeit zur präverbalen Kommunikation, die bei den frühen Verständigungsformen zwischen dem Baby und seiner Bezugsperson eine entscheidende Rolle spielt. Sie grenzt sich durch ihre Eigengesetzlichkeit scharf vom rationalen Ich ab, steht in direkter Verbindung mit den vegetativ-nervösen Steuerungssystemen und hat den weitgehend festgelegten Charakter der Instinkte. Der bekannteste Mechanismus ist unsere Reaktion auf das von Lorenz (1940) entdeckte „Kindchenschema". Ein ebenfalls allgemein bekannter Auslösemechanismus dürfte die von Spitz (1946) sorgfältig untersuchte „Lächelreaktion" des Säuglings sein. Dies Phänomen weist auf die Bedeutung hin, welche dem Gesichtsausdruck für die präverbale Kommunikation zukommt. Von hierher erklärt sich die Idealisierung meines Gesichtes als spezifische Übertragungssituation.

Diese Auffassung führt zur Vorstellung einer autonomen, eigengesetzlichen Organisation im Es, eines phylogenetischen Erbes, das bis zu einem gewissen Grad noch den Instinkten unserer menschlichen Vorfahren entspricht. Diese Organisation beruht auf der Voraussetzung einer durchschnittlich zu erwartenden Umwelt und dient der Arterhaltung. Die phylogenetisch jüngere Organisation der Realitätserfassung jedoch, nämlich die Realitätskritik, setzt keine artspezifische Umwelt voraus. In ihr gelten die Gesetze der Logik und die unserem Denken zugrunde liegenden Kategorien von Raum, Zeit und Kausalität. Beide Kategorien der Realitätserfassung bauen auf verschiedenen Voraussetzungen auf, operieren nach eigenen Prinzipien und tragen unterschiedlichen Kriterien Rechnung. Zwischen beiden Organisationen besteht eine unüberbrückbare Kluft. Sie sind grundlegend verschieden konzipiert und lassen keinerlei gegenseitige Umwandlung zu. Kein psychisches Phänomen, an welchem die Es-Form der Realitätserfassung entscheidend beteiligt ist, kann daher „erklärt" werden. Allerdings speist jene Organisation unsere Antriebe, Gefühle, Leidenschaften, welche unserem Denken und Tun Kraft verleihen. Wie aber kommt die Verbindung zustande?

Winnicott (1971/1987) postuliert zwischen dem subjektiven Bereich der Realitätserfassung und dem, was als objektiv wahrgenommen wird, einen psychischen Zwischenbereich des Illusionären, an welchem beide Gesetzmäßigkeiten beteiligt sind. In diesem Zwischenbereich stellt der Mensch Objekte oder Phänomene der realen Außenwelt in den Dienst seiner Imagination: Er verleiht ihnen Traumcharakter, Symbolbedeutung, ohne den Realitätsbezug zu verlieren. Magisches Denken und Realitätskritik werden hier in einem Schwebezustand gehalten. Der Mensch genießt auf diese Weise ein Stück Omnipotenz, sofern diese Art von Verflechtung gelingt.

Darüber aber entscheidet ganz wesentlich die frühe Beziehung des Kindes zu seiner Bezugsperson. Entscheidend ist hier die Fähigkeit der Bezugsperson, sich in ihrer Beziehung zum Baby den Gesetzmäßigkeiten der phylogenetisch älteren Organisation gemäß zu verhalten. Nur in dem Maße, wie ihr das gelingt, vermittelt sie dem Kind die Illusion, dass das sich allmählich entwickelnde objektiv-realistische Bild der Mutter sich mit den angeborenen Modalitäten der Realitätserfassung deckt. Auf diese Weise wird eine partielle Verschmelzung der beiden eigengesetzlichen psychischen Bereiche möglich. Diesen Prozess bezeichnet Lincke als Introjektion. Das Basis-Introjekt, welches die rational und archaisch organisierte Repräsentanz der Bezugsperson in sich vereinigt, verdankt ihre Bedeutung dieser besonderen intermediären Stellung.

Der erste Vertreter dieses psychischen Zwischenbereichs ist das Übergangsobjekt. Von der Symbolorganisation her bezeichnet Lorenzer diesen Bereich, wie schon erwähnt, als sinnlich-symbolische Interaktionsformen. Das Übergangsobjekt vermittelt dem Kind die Illusion, die Mutter sei bei ihm. Das Introjekt schafft also die Brücke, über welche biologisch bedeutungslose Dinge und Vorgänge mit der Aura der im Instinktbereich höchstrangigen Objekte ausgestattet werden. Es vermittelt den Objekten und Phänomenen der Außenwelt einen verklärenden, idealisierenden Zauber. Auf diese Weise können diese wie die Mutter tiefe Ängste beschwichtigen. Wo Übergangsobjekte fehlen, ist die Entfaltung des illusionären Bereichs in Frage gestellt. Ein Gefühl von Leere und Sinnlosigkeit, tiefe Angst und Verwirrung sind die Folge der misslungenen Verknüpfung der beiden Formen der Realitätserfassung.

Wann aber stellt sich beim Erwachsenen jene Assoziation mit dem Introjekt ein, die einem indifferenten Objekt besondere Bedeutung verleiht, es verklärt? Lincke weist darauf hin, dass das Erlebnis der Übereinstimmung, das Gefühl innerer Verbundenheit eine Stimmungslage schafft, welche die kritische Einstellung dämpft und die ursprüngliche Bereitschaft zur Illusion wieder herstellt. Dies geschieht beispielsweise in Massenphänomenen. Es ereignet sich aber auch in Übertragungsformen, die Kohut (1971/1988) als idealisierende und Spiegelübertragung bezeichnet. Er beschreibt diese Übertragungsformen als die Wiederbelebung eines narzisstisch besetzten, allmächtigen und vollkommenen Selbst-Objektes. Die Parallele zum Basis-Introjekt ist unverkennbar. In der archaischen Form dieser Übertragung schließt das Erlebnis des eigenen Selbst das der Therapeutin mit ein. In einer weniger archaischen nimmt die Patientin an, die Therapeutin sei so wie sie.

Offensichtlich neigten meine dementen Patientinnen zu solchen Übertragungsformen.

## *Zur Musik*

Hier nun erweist sich der Umgang mit Musik als besondere Möglichkeit: In der freien Improvisation sind wir in der Lage, uns über die musikalische Formenbildung gleichsam anzuschmiegen an die Verfassung unserer Patientinnen. Stern (1985/1992) betont die Bedeutung der Formen des Fühlens für die angeborene Fähigkeit des Kindes zur Selbstorganisation und für die Abstimmung zwischen Mutter und Kind. Diese Formen des Fühlens sind verbunden mit frühesten Erfahrungen basaler und vegetativer Vorgänge wie beispielsweise Atmen, dem Wechsel von Hunger und Sättigung, den Prozessen von Wachen und Schlafen. Sie lassen sich am ehesten beschreiben mit Begriffen der Dynamik und Bewegung, der Intensitäten, der rhythmischen Gestalten. In Musik finden wir diese Formen des Fühlens wieder. Langer (1942/1987) spricht deshalb davon, Musik erzähle uns etwas über das „Wie" des Lebens und Sterbens. Wenn musikalisch auf dieser basalen Ebene Anpassung gelingt, können in der Übertragungssituation Gefühle großer Übereinstimmung und die Illusion einer Verschmelzung mit der Mutter frühester Erfahrungen entstehen. Dies bedeutet eine Atmosphäre tiefster Sicherheit und Geborgenheit. Das Basis-Introjekt wird aktiviert. Allerdings setzt dies frühe Erfahrungen genügend guter Bemutterung voraus. Bei Frau Schöller waren diese offensichtlich vorhanden.

Gleichzeitig wird im Gelingen der Improvisation die Szene formuliert und damit ein Weltbezug auf einer präsentativen Ebene hergestellt.

Es geht hier also um ein Doppeltes:

- Im musikalischen Improvisieren geschieht Handeln als eine Form der Wiederholung. Wiederholt wird die kindliche Szene der Anpassung von Mutter und Kind. Dies betont einen regressiven Aspekt, welcher den sinnlich-symbolischen Interaktionsformen auch innewohnt.

- Gleichzeitig geschieht Formulierung. Dies betont den Weltbezug, den Aspekt der Realitätserfassung und der Realitätskritik. Im Fall meiner dementen PatientInnen dient diese aber nicht dazu, sich die Außenwelt zu eröffnen, sondern sich von ihr zu trennen. Ein Symbol hat als ein Drittes ja immer auch die Funktion, eine Distanz herzustellen. In der kindlichen Entwicklung ist es zuerst die Lösung von der Mutter der Dyade, oder besser gesagt die Zerstörung des Objektes, welches als Selbst-Objekt wahrgenommen wird, und die Anerkennung eines Objektes in der Außenwelt, die Entwicklung getrennter Selbst- und Objektrepräsentanzen, die allmählich erreicht wird. Hier nun geht es darum, von der Welt Abschied zu nehmen. Die Distanz wird zur Welt hin geschaffen. Das Symbolisierte kann Teil des Lebensfilms werden und auf diese Weise losgelassen und vergessen werden. Von hierher verstehe ich auch das Bedürfnis meiner PatientInnen, ich möge die konkreten Dinge benennen - z.B. die Musikinstrumente oder die Dinge, die wir sehen - als einen Akt des Abschiednehmens.

So entsteht in diesem Übergangsbereich vor dem Tod eine merkwürdige und verdrehte Konstellation: Auf der einen Seite geschieht in der Formulierung eine Lösung von der Welt. Im Verschmelzungserlebnis in der Übertragungssituation jedoch entwickelt sich die Illusion, in der Welt gehalten zu sein.

Dies bedeutet: Auch hier wieder manifestiert sich die Unmöglichkeit der Todesvorstellung.

## Literatur

Baumann, Zygmunt (1992/1994): Tod, Unsterblichkeit und andere Lebensstrategien. Fischer Verlag, Frankfurt a. M.

Freud, Sigmund (1915): Zeitgemäßes über Krieg und Tod. G.W.X, S.341

Isakower, Otto (1936): Beitrag zur Psychopathologie der Einschlafphänomene. Int. Zeitschrift f. Psychoanal. XXII

Kohut, Heinz: (1971/1988): Narzißmus. Suhrkamp, Frankfurt a. M.

Kübler-Ross, Elisabeth(1969/1992): Interviews mit Sterbenden. Gütersloher Verlag, Gütersloh

Langer, Susanne (1942/1987): Philosophie auf neuem Wege. Fischer, Frankfurt a. M.

Lincke, Harold (1972): Wirklichkeit und Illusion. Psyche 11

Lorenz, Konrad (1940): Durch Domestikation verursachte Störungen arteigenen Verhaltens. Z. ang. Psych. u. Charakterkunde, 59

Lorenzer, Alfred (1973/1995): Sprachzerstörung und Rekonstruktion. suhrkamp, Frankfurt a. M.

Moody, Raymond (1977/1994): Leben nach dem Tod. Rowohlt Verlag, Reinbek/Hamburg

Niedecken, Dietmut (1988): Einsätze. VSA-Verlag, Hamburg

Radebold, Hartmut (1994): Das Konzept der Regression. In: Hirsch: Psychotherapie bei Demenzen. Steinkopff, Darmstadt

Stern, Daniel (1985/1992): Die Lebenserfahrung des Säuglings. Klett-Cotta, Stuttgart

Spitz, René et al. (1946): The Smiling Response. Genetic Psychology Monographs, 34

Spitz, René (1956): Die Urhöhle. Psyche 11

Winnicott, Donald, W. (1971/1987): Vom Spiel zur Kreativität. Klett-Cotta, Stuttgart

Winnicott, Donald, W. (1965/1993): Reifungsprozesse und fördernde Umwelt. Fischer, Frankfurt a. M.

---

Neuere Veröffentlichungen der Autorin zum Thema:

Die Erleichterung. Das Sterben der 70jährigen, dementen Frau S. In: Gerd Kimmerle (Hrsg.): Zeichen des Todes in der psychoanalytischen Erfahrung. edition diskurs, Tübingen, 2000, 65-108

Über die Veränderung von Stereotypien in der Musiktherapie mit Dementen. In: Altern zwischen Defiziterfahrungen und Entwicklungschancen, Beiträge zur psychoanalytischen Entwicklungspsychologie des Alters, hrsg. von M. Peters, J. Kipp. Psychosozial-Verlag, Gießen 2002

Inszenierungen des Sterbens – innere und äußere Wirklichkeiten im Übergang. Eine psychoanalytische Studie über den Prozess des Sterbens anhand der musiktherapeutischen Praxis mit altersdementen Menschen. Tectum-Verlag Marburg 2006

Über die totale Metaphorisierung im Prozess des Sterbens, Psyche-ZPsychanal.61:493-515, 2007

# Erinnerungen an Herrn K.

## Beispiele musiktherapeutischer Arbeit mit behinderten SeniorInnen in einer Langzeiteinrichtung der Behindertenhilfe

Michael Herrlich

In diesem Beitrag werden Aspekte musiktherapeutischer Gruppenarbeit mit behinderten SeniorInnen ausgehend von grundlegenden Konzepten der Integrativen Therapie mit kreativen Medien (Petzold 1990, Frohne-Hagemann 2001 u.a.) dargestellt. Dabei ist insbesondere der Bezug zum sogenannten dritten Weg der Heilung und Förderung der Integrativen Therapie hervorzuheben, der die Bedeutung von vielfältiger Anregung der leiblichen Vermögen im fördernden Raum der Gruppe als Chance für die KlientInnen zur Entfaltung ihrer Persönlichkeit, bis ins hohe Alter, unterstreicht.

Die „Erinnerungen an Herrn K.", einen Gruppenteilnehmer, versuchen einen Einblick zu vermitteln, welche Bedeutung musiktherapeutische Begleitung in der letzten Lebensphase und angesichts des Ereignisses, das uns alle erwartet, nämlich der Tod, gewinnen kann - sowohl für den, der auf die letzte Reise geht, wie für die Zurückbleibenden.

### *Rahmenbestimmung dieser therapeutischen Arbeit*

Das Bereitstellen von Erfahrungsmöglichkeiten bis ins hohe Alter,

- in denen sich persönliche und gemeinschaftliche Potentiale (wie Phantasie, Sensibilität und Kreativität) entfalten können,
- in denen neue und alternative Beziehungs- und Erlebnismöglichkeiten, orientiert an den Grundqualitäten Wachheit, Wertschätzung, Würde und Wurzeln, erlebbar werden,
- in denen den leiblichen Vermögen vielfältige Entfaltungsanreize geboten werden,

ist Aufgabe zeitgemäßer Behindertenarbeit.

Dabei beinhaltet der Einsatz von Musik und anderen kreativen Medien die Chance, dass über das gesprochene Wort hinaus weitere Kommunikationsebenen verfügbar werden. Die „neuen Kreativitätstherapien" (Petzold 1990) setzen u.a. in Konzeptbildung und therapeutischer Praxis an dieser Erkenntnis an: Durch das Einbeziehen von kreativen Medien wie Farben, Musikinstrumenten, Bewegung, Tanz, Darstellung, Poesie werden vielfältige Angebote zum Wahrnehmen, Erinnern, Ausdrücken und Abstand-Gewinnen bereitgestellt. Kennzeichnend für diese Arbeit ist, dass Spielräume für persönliches Wachstum und Entfaltung entstehen. Besonders das Medium Musik, die Sprache der Klänge, Melodien und Rhythmen sind dabei geeignet, vor- und nicht-sprachliche Verbindungen zu knüpfen.

In Liedern und Musik drücken sich Stimmungen, Empfindungen, Lebensthemen aus. Beim Spielen und Singen kann Erlebtes wieder auftauchen, kann Erstarrtes wieder ins Schwingen geraten und Anklang und Gehör finden. (Die hier sehr komprimiert wiedergegebene Rahmenbestimmung musik- und kreativtherapeutischer Arbeit basiert auf dem in der Integrativen Therapie so benannten „Dritten Weg der Heilung und Förderung", Petzold 1988.)

## Stichworte zur Konzeption eines Gruppenmusiktherapieangebotes für SeniorInnen in einer Einrichtung der Behindertenhilfe

Ich habe hier eine therapeutische Kleingruppe vor Augen, die kontinuierlich mit einem wöchentlichen eineinhalbstündigen Gruppentreffen über einen Zeitraum von viereinhalb Jahren durchgeführt werden konnte. Die sechs TeilnehmerInnen leben allesamt in einer Großeinrichtung mit 220 Heimplätzen, welche in einem 7-stöckigen Hochhaus auf 14 Etagengruppen verteilt sind.

Diese Einrichtung bietet stationäre Hilfen für Menschen mit chronischen Erkrankungen und fortdauernden Behinderungen. Darüber hinaus ist die bedarfsgerechte Pflege altgewordener behinderter Menschen eine zentrale Aufgabe, der sich die MitarbeiterInnen der Einrichtung stellen.

Neben der übergeordneten Zielsetzung dieser therapeutischen Gruppenarbeit, erlittenen Traumata, Konflikten und Defiziten in einem positive Regressionen fördernden Gruppenklima (Herrlich 1995) zu begegnen und

Bewältigung zu unterstützen, standen auf der Handlungsebene im Blickpunkt dieser Arbeit:

- Die Förderung der persönlichen Entfaltung der TeilnehmerInnen über vielfältige Angebote zur Stimulierung der leiblichen Vermögen (Wahrnehmen, Spüren, Erinnern, Ausdrücken und Abstand-Gewinnen).

- Die Bereitstellung des musikalischen Mediums in diesem Sinne z.B. in Form von Instrumenten, Liedern, Musikhören und selber machen etc. und damit auch das Angebot einer Ergänzung zur verbalen Ausdrucksebene.

- Das Erleben der therapeutischen Gruppe als geschützten, intimen Ort, an welchem individuellere Beachtung und Begleitung möglich sind und aufkommende Themen kreativtherapeutisch bearbeitet werden.

- Das Fördern von Selbstbewusstsein und Eigenverantwortung der TeilnehmerInnen.

- Die Entwicklung von Ideen für angemessene Ansprache und Begleitung für behinderungs- bzw. durch Begleiterscheinungen des Alters bedingt, schwer zu erreichende TeilnehmerInnen.

- Das aufmerksame Begleiten des Miteinander unterschiedlicher Persönlichkeiten, welches hier auf andere Weise als sonst wahrnehmbar wird.

- Das Aktivieren kommunikativer Kompetenzen, das Fördern von Kommunikation und Kooperation untereinander.

- Das Unterstützen von neuen sozialen Erfahrungen miteinander, das Erleben von gemeinschaftlichen Potenzialen.

Wichtige Wahrnehmungen des von außen kommenden Therapeuten betreffs der TeilnehmerInnen wurden prozessbegleitend sowohl durch den direkten Kontakt mit den AlltagsbegleiterInnen nach den therapeutischen Sitzungen als auch durch jährlich stattfindende Zwischenauswertungen übermittelt (Stichwort „Dreiecks-Kontrakt").

Auf die Auflistung der methodischen Schwerpunkte und der therapeutisch-inhaltlichen Themengebiete verzichte ich an dieser Stelle. Einige dieser Aspekte sind beispielhaft in dem nun folgenden Bericht aus der Gruppenarbeit beschrieben.

## Musiktherapeutische Begleitung in der letzten Lebensphase: Erinnerungen an Herrn K.

> *„Ein Hirt saß bei seiner Herde am Ufer*
> *eines großen Flusses, der am Rande der Welt fließt.*
> *Wenn er Zeit hatte, schaute er über den Fluss*
> *Und spielte auf seiner Flöte.*
>
> *Eines Abends kam der Tod über den Fluss herüber*
> *Und sagte : Ich komme und möchte dich mitnehmen*
> *auf die andere Seite. Hast du Angst ?*
>
> *Warum Angst? fragte der Hirt.*
> *Ich habe immer hinübergeschaut über den Fluss,*
> *seit ich hier bin. Ich weiß, wie es dort ist.*
>
> *Da legte ihm der Tod die Hand auf die Schulter,*
> *und der Hirt stand auf und fuhr mit ihm über den Fluss,*
> *als wäre nichts.*
>
> *Das Land am anderen Ufer war ihm nicht fremd,*
> *und die Töne seiner Flöte,*
> *die der Wind hinübergetragen hatte,*
> *waren noch da."*
>
> *(Heidi und Jörg Zink 1980)*

Ich begegnete Herrn K. das erste Mal Anfang November 1996, in der bereits seit Frühjahr 1995 bestehenden musiktherapeutischen Gruppe. Der 77-jährige Herr K. war erst vor wenigen Wochen – nach über dreißig Jahren Aufenthalt in einem anderen Heim – in diese Einrichtung , die speziell auf die Betreuung und Begleitung von älteren Menschen z.T. mit besonderen Pflegebedarfen zugeschnitten ist, aufgenommen worden.

Seine Aufnahme in den Langzeitbereich vor über 30 Jahren, Anfang der 60er Jahre, war aufgrund eines „Zustands nach exogener Hirnschädigung mit einer Epilepsie in der Jugend" erfolgt, der sich seinerzeit in einer auffälligen Zunahme von Vergesslichkeit, Antriebsarmut und Schwierigkeiten, sich im normalen Leben zu behaupten, äußerte.

Aus seiner Lebensgeschichte vor der Heimunterbringung war bekannt, dass er Kindheit und Jugend als 9. von 10 Geschwistern im Ruhrgebiet verbracht hatte. Berichtet wurde hier weiter vom Tod des Vaters, als er, Herr K. noch ein Kleinkind war. Nach einem Sturz auf den Kopf und einer späteren Encephalitis traten als Folge seit seinem 6. Lebensjahr epileptische Anfälle auf, verbunden mit einer linksseitigen Lähmung. Nach dem Volksschulbesuch arbeitete er als Bergjungmann. Dieses Arbeitsverhältnis wurde aber bald wegen Anfallshäufungen beendet. Es folgten Krankenhausaufenthalte wegen der Epilepsie und mit 16 Jahren eine 2-jährige stationäre Epilepsiebehandlung in Bethel. Von hier aus konnte er wieder in die Heimatregion zurückkehren. Während des 2.Weltkriegs arbeitete er in der Küche eines Marine-Minensuchbootes. Es folgte die Heirat (ein Kind starb bei der Geburt), doch nach 4 Jahren wurde die Ehe wegen seiner zunehmenden Vergesslichkeit geschieden. Schließlich arbeitete er in einer Zeche im Ruhrgebiet, anschließend dann als Hilfsarbeiter beim Straßenbau. Berichtet wurde auch von seiner langjährigen Mitgliedschaft im Gesangsverein.

Zum Zeitpunkt unseres Kennenlernens waren diagnostisch eine „rasch fortschreitende Demenz mit irreparablen Abbauerscheinungen und lähmungsbedingte Einschränkungen der Oberarmbeweglichkeit, des Gesichtsnervs mit Einschränkungen der Gesichtsmotorik und linksseitige Reflexstörungen" vom Ärztlichen Dienst festgehalten worden.

(Dieses alles waren Hintergrund-Informationen, die ich einige Wochen später über ein den Therapieprozess begleitendes Austauschgespräch mit Herrn K.'s Bezugsperson erhielt.)

Verbunden mit seiner Aufnahme in die musiktherapeutische Gruppe war das Anliegen der MitarbeiterInnen, ihm eine überschaubare und angenehme, klar strukturierte soziale Situation anzubieten, eine Situation, in der er an Potenziale und Ressourcen anknüpfen könne. Die AlltagsbegleiterInnen wussten von seiner Männergesangverein-Vergangenheit und sein Interesse an Gesang und alten Schlagern waren bereits aufgefallen. Über die musiktherapeutische Gruppe könnten sich in einer Situation des Verlustes seines langjährigen Zuhauses auch neue Chancen und Kontaktangebote im neuen Umfeld anbahnen.

Gleich in der ersten gemeinsamen Gruppensitzung, als wir zum gegenseitigen Kennenlernen mit einer Vorstellungsrunde begannen, nutzte er die Gelegenheit, von seiner Herkunft aus dem Ruhrgebiet, er bezeichnete seinen

Herkunftsort genau, zu berichten und zu erzählen, dass er mit der Marine zur See gefahren war und die Mannschaft seines Minensuchbootes manche gefährliche Situation überstanden hatte. Stolz lag in seiner Stimme und wehmütige Erinnerung an die Jahre, in denen er „seinen Mann gestanden" hatte.

Sein Bericht wurde von mir und einem der anderen Gruppenteilnehmer mit großem Interesse zur Kenntnis genommen und Herrn W., einem anderen Gruppenteilnehmer, fiel schnell die wohlklingende relativ ungebrochene Stimme „des Neuen" auf, als wir Lieder aus unserem Gruppen-Repertoire anstimmten, aber auch als Resonanz auf seinen Bericht von den „wilden Stürmen" sangen und das wehmütige „Junge, komm bald wieder".

Nach der Sitzung – in einer kleinen „Verschnauf-Pause" zwischendrin gab es immer eine Tasse Kaffee und etwas Gebäck – zeigte sich Herr K. interessiert, sozusagen als ehemaliger „Smutje" auf See, sich um den Abwasch bei uns zu kümmern.

Während ich einen Teil der TeilnehmerInnen zu ihren Gruppen zurückbrachte, blieb dann Herr W. noch eine Weile bei Herrn K. sitzen und leistete ihm Gesellschaft. Später dann begleitete er wiederum Herrn K., der Schwierigkeiten hatte, sich in dem neuen großen Haus zu orientieren, auf meine Vermittlung hin, zu seiner Gruppe. (An dieser kleinen Schilderung zeigt sich – einmal nebenbei bemerkt – wie dieser musik- und kreativtherapeutische Arbeitsansatz die Möglichkeiten, die im gemeinsamen musikalischen Handeln, im Singen und Spielen mit Instrumenten, entstehen, nutzt – aber auch jederzeit dazu bereit ist, darüber hinauszugehen!)

Herr K. fiel nicht als „Mann großer Worte" auf, zur Gruppe wurde er von einer Mitarbeiterin gebracht. Dann stand er erst abwartend und leicht orientierungslos im Raum und war froh, dass ich ihn zu seinem Platz begleitete. Auch hier nahm er abwartend und eher wahrnehmend teil, in die „gestimmten Improvisationen" (Herrlich 1995) brachte er sich vorzugsweise mit den dunkel und warm klingenden Bass-Klangstäben oder den lange nachklingenden Metall-Klangstäben ein. Sein linker Arm spielte lähmungsbedingt nicht mehr richtig mit, manchmal hob er ihn mit seinem rechten Arm an, um ihn in eine andere Position zu bringen. Beim Spielen und Singen schien er tief in die Klänge eintauchen zu können.

Dann aber konnte er wieder urplötzlich „erwachen" und in flotten Sprüchen zu dem momentanen Lied oder Gesprächsthema assoziieren oder davon berichten, „wie sie früher gesungen hatten".

Da wurde dann schnell mal aus den Capri-Fischern das Kohlenklauerlied mit dem umformulierten Text „Bella bella bella Marie, halt den Sack auf, heute klappt's wie noch nie !" oder Klavier spielen wurde kurzerhand umgewandelt in Geschirr spülen und zum allgemeinen Amüsement brachte er uns bei „Man müsste Geschirr spülen können, wer Geschirr spült hat Glück bei den Frau'n!" und nicht zuletzt die „Nationalhymne" des Ruhrgebietes (Glückauf der Steiger kommt), mit seinem Lieblingsvers „Bergleute sein kreuzbrave Leut' und sie tragen das Leder vor dem A.... bei der Nacht und trinken Schnaps ".

In seiner lustvoll provozierenden Haltung beim Vortrag dieser Textvariationen und Wortspielereien wurde wieder etwas von dem „Bochumer Jung'" und der sozialen Welt, der er ursprünglich entstammte, spürbar. Einer sozialen Welt, die in ihm, auch nach 30 Jahren Ostwestfalen, lebendig geblieben war und die er hier über das gemeinsame Teilen einer musikalischen Form vermitteln und nachempfindbar machen konnte.

Der Verlauf des Gruppenprozesses brachte, bedingt durch die heterogene Zusammensetzung der TeilnehmerInnen, Grenzsituationen mit sich. Da waren einerseits die bedürftigeren TeilnehmerInnen, denen die selbständige direkte Kommunikation untereinander schwer fiel und die auf die Vermittlung durch den Therapeuten bzw. durch die Unterstützung durch Assistenten (z.B. Musiktherapie-PraktikantInnen, die in der Co-TherapeutInnen-Rolle den Prozess mitgestalteten) angewiesen waren und andererseits die TeilnehmerInnen, zu denen eben auch Herr K., der bereits erwähnte Herr W. und Frau O. gehörten, die die Gruppe als Gelegenheit nutzen konnten, etwas zusammen zu machen, miteinander etwas zu erleben und sich auch untereinander auszutauschen.

Eine Polarisierung der Interessen war zu verschiedenen Phasen deutlich spürbar und das Für-Verbindungen-Sorgen ein anstrengender, energiezehrender Vorgang.

Über das gemeinsame Interesse von Herrn K. und Herrn W. an alten Schlagern entstand einige Monate nach seiner Aufnahme in die Gruppe eine mitreißende Dynamik, die in der Auftrittsidee beim Fest zum Einrichtungsjubiläum im Sommer des folgenden Jahres mündete.

Dafür stellten wir gemeinsam ein kleines Programm mit Lieblingsliedern der einzelnen TeilnehmerInnen, Hits und Evergreens zum Zuhören und Mitsingen zusammen, das zu einem Höhepunkt der Feierlichkeiten wurde, denn hier trugen die Menschen, die in dieser Einrichtung leben, selbst mit kulturellen Mitteln hör- und sichtbar zur Gestaltung ihres Lebensumfeldes bei.

Dabei kamen die ironisch-witzigen Beiträge von Herrn K. besonders gut an.

Und für Gruppenmitglieder wie ZuhörerInnen wurde eindrücklich erfahrbar, wie Lieder und gemeinsames Musizieren schwierige, durch Unterschiede geprägte Situationen in einer Gruppe überbrücken und verbinden helfen können, sozusagen wie der kleinste gemeinsame Nenner, aber eben ein gemeinsamer Nenner.

Und die aus dem gemeinsamen Spielen und Improvisieren im Schutzraum der Gruppe heraus entstandenen kleinen musikalischen Arrangements und Spielformen luden die ZuhörerInnen zum spontanen Mitsummen und –singen ein.

In einer allgemeinen Zwischenauswertung mit den BezugsmitarbeiterInnen der Gruppenteilnehmerinnen einige Wochen später informierte ich über meine Wahrnehmung des Gruppenverlaufs, über Abschiede und Neuaufnahmen sowie Entwicklungen und Tendenzen. Bezüglich Herrn K. konnte ich anmerken, dass er, der in seiner Wohngruppe als Eigenbrötler erlebt wurde, in der Musiktherapiegruppe über die Brücke, die seine Liebe zur Musik ihm bot, schnell Anschluss gefunden und das Angebot, Erlebtes mitzuteilen, rege genutzt und darüber viel Interesse und Resonanz erfahren hatte.

Ausgelöst durch verschiedene Krankenhausaufenthalte von TeilnehmerInnen waren Themen wie der Umgang mit dem schwächer werdenden Leib, das Altern allgemein, die letzten Lebensjahre, die Vorbereitungen auf den letzten Abschied, aber auch das Erinnern an das gelebte Leben präsent.

Ein wichtiger Zielkomplex dieser musiktherapeutischen Gruppenarbeit, beispielhaft einen Raum für Solidaritätserfahrungen bereitzustellen, das Anknüpfen an Potenziale und persönliche Ressourcen zu stimulieren und gegenseitige Hilfeleistungen und Unterstützungen zu fördern, wurde für die TeilnehmerInnen des Auswertungsgespräches eindrücklich in der Szene mit den Herren K. und W. bei Abwasch und gemeinsamem Nachgeplänkel „unter Männern", nach den Therapiestunden.

Ein Halbjahr später trafen wir uns erneut auf Mitarbeiterebene zu einem Gespräch, um unsere aktuellen Wahrnehmungen bezüglich Herrn K.'s momentaner Lebenssituation und Befindlichkeit auszutauschen.

Dabei standen für die MitarbeiterInnen im Vordergrund die Schwierigkeiten im Umgang mit Herrn K., wenn er besonders an den Wochenenden und Feiertagen des öfteren „loszog" und dann zwar pünktlich, aber alkoholisiert zum Abendessen in die Gruppe zurückkehrte. Auf dem Weg dorthin, aber auch in der Gruppe, schimpfte er, so wurde berichtet, selbstvergessen lauthals über seinen derzeitigen Lebensort, über „Gott und die ganze Welt".

Über die Schilderung der problematischen Szenen und die damit verbundenen Schwierigkeiten in der Gruppe gelang es uns, im gemeinsamen Gespräch herauszuarbeiten, dass Herr K. den „Identitätsknick Heimaufnahme" offenbar über sozialen Rückzug und ein Leben im „glorifizierenden Rückblick" zu bewältigen suchte. In den letzten Jahren traten zunehmend Anzeichen für ein weiteres Schwinden von leiblicher Kraft und Potenz hinzu, eine Situation, die Gefühle von Ohnmacht und Wut in ihm auslösen musste, die er impulsiv auf seine Mitwelt zu übertragen schien. Da die Verständnismöglichkeit bei seinen MitbewohnerInnen für seine nicht einfache Situation allerdings auch begrenzt war, waren Konflikte und Eskalationen vorprogrammiert. In solchen Situationen, in denen er verbal ausfallend und in seiner hilflosen Wut auch schon mal ohne Vorwarnung handgreiflich werden konnte, mussten die MitarbeiterInnen regelmäßig für Deeskalation und Schutz der BewohnerInnen voreinander sorgen.

Im Zusammenhang dieser Erörterungen hielten wir gemeinsam fest, welche große, persönlichkeitsstabilisierende Bedeutung für ihn die musiktherapeutische Gruppenarbeit haben musste, die es ihm ermöglichte, in einem therapeutischen Prozess ohne ausgesprochene Konfliktzentrierung, im Einbringen seiner musischen Potenziale und im Anknüpfen an die Erinnerungen an seine gute alte Zeit, emotionale Annahme und Unterstützung zu erleben, um nicht – zusätzlich zu der Kränkung durch das Erleben von leiblichen Abbauprozessen – weitere Kränkungen zu erleiden.

So konnte die musiktherapeutische Begleitung ihm die Chance behutsamen Abschiednehmens und Einstellens auf neue Lebensaufgaben eröffnen und gleichermaßen als Kleingruppen-Setting, mit der Möglichkeit ganz individueller Beachtung und Ansprache, notwendige Ergänzungen zu der von der Heimgruppe leistbaren Begleitung bieten.

Nachdem in den ersten eineinhalb Jahren seiner Gruppenteilnahme Herrn K.'s Berichte über seine großen Zeiten und ihre Statussymbole im Vordergrund standen, saß er in den folgenden Wochen und Monaten inzwischen oft ganz still in unserer Mitte und schien, selbst leise seinen Bass-Klangstab spielend, auf den Flügeln der Musik zu träumen. Dabei schien es, als schaue er in Gedanken schon mal voraus auf die „andere Seite des Flusses am Rande der Welt"(s. die Geschichte von Zink).

In einer Andachtsreihe zum Thema „Leben, Sterben, Abschiednehmen", initiiert von dem für Herrn K.'s Gruppe zuständigen Hausseelsorger, nahmen wir diese Erfahrungen mit in die Gestaltung einer Abend-Einheit hinein. Bei der gemeinsamen Vertonung der einem Grimmschen Märchen nachempfundenen Geschichte vom „Tod und dem Hirten" war auch für Herrn K.'s Mitbewohnerinnen angesprochen und erlebbar, wie die Klänge von Hirtenflöte und anderen Instrumenten über die uns umgebende sichtbare materielle Welt hinausweisen können ...

Vorrangige Zielsetzung für Herrn K. innerhalb der musiktherapeutischen Gruppe schien mir in der folgenden Zeit zu sein, den Einzelgänger einzubeziehen in den gemeinsamen Prozess, ihm in Respekt und Würde zu begegnen und ihm immer neu zu zeigen, dass hier ein Platz für ihn ist, eine angenehme Atmosphäre, in der er träumen kann von den guten alten Zeiten, aber auch vorausschauen kann, was kommen wird...

An seinem 80-sten Geburtstag verabredete ich mit seinen Sanges-KollegInnen als Geburtstagsüberraschung einen gemeinsamen Besuch in seiner Gruppe, um ihn mit seinen Lieblingsliedern zu feiern. Nicht erst bei „Glückauf, der Steiger kommt", das wir in Erinnerung an vergangene Zeiten „im Pütt" anstimmten, kam eine bewegende feierliche Stimmung auf. Seine Augen wurden vor Rührung feucht. ...

Dann werde ich im September 2000 darüber informiert, dass er vorerst nicht mehr kommen kann. Herr K. wurde nach einem Schlaganfall ins Krankenhaus verlegt. Ich suche ihn in der Klinik auf, um ihm das Mitgefühl und die Grüße seiner Sanges-KollegInnen zu übermitteln. Die Nachricht hat erst einmal einen Schock unter uns ausgelöst – im gemeinsamen Austausch teilen wir unser Bedauern und die ausgelösten eigenen Ängste.

In der Klinik erkennt mich Herr K. und lächelt, als er mich sieht. Er kann nicht mehr sprechen. Ich habe ein Lied, dass er sehr gerne mag und dass er auch schon früher im Männerchor gesungen hat, mitgebracht und spreche den ersten Vers von „Bunt sind schon die Wälder" und sehe, wie er die Lippen mitbewegt. Als ich gehe, stelle ich mir schon voller Hoffnung vor, wie wir an dieser Stelle weitermachen können. Bei meinem zweiten Besuch eine Woche später finde ich ihn im Bett liegend vor, der Schleim, den er nicht abhusten kann, quält ihn und er versucht zu sprechen, kann sich aber nur noch mit kehligen Lauten äußern.

Als ich mich von ihm verabschiede, ahne ich schon, dass es ein Abschied für immer sein könnte.

Nach dem Transport von der Klinik in die Reha-Kur ist Herr K. dort an den Folgen des Schlagfalls gestorben.

Als sich die Musiktherapiegruppe ein paar Tage später trifft, erinnern wir uns an Herrn K., den wir, wie Herr W. entschlossen formuliert, „nicht vergessen werden!", über seine Lieblingslieder, die wir z.T. noch einmal im Gedenken an ihn gemeinsam anstimmen.

Die Stimmung in der Gruppe ist ernst und nachdenklich. Dass hier jemand immer fehlen wird, scheint auch denen klar, die dieses nicht in Worten zum Ausdruck bringen können.

Aber wir bleiben eben nicht allein in unserer Betroffenheit und Trauer. In unserem erinnernden Singen, dem Erzählen und Spielen und Klingen ist Verbundenheit, Voneinanderwissen und Respekt und gegenseitige Anteilnahme spürbar, das Wertvollste, was wir Menschen uns erweisen können.

Zur Beerdigung schloss ich mich mit Frau F. und Herrn W. aus der Musiktherapiegruppe der Trauergemeinde an. Die Pastorin erinnerte an seine Lebensstationen, zeichnete seinen Weg nach und dann begleitete ihn unser Trauerzug zu seiner letzten Ruhestätte.

In Würde alt werden zu können, angemessene Ansprache und Aufmerksamkeit am Lebensabend zu erleben, um schließlich ohne Gram Abschied vom Leben nehmen zu können, ist ein aus unserem Menschsein abgeleiteter Anspruch, dem sich unsere Kultur stellen muss.

Der Beitrag, den das gemeinsame Erleben in einem musiktherapeutischen Kontext dazu leisten kann, mag durch das soeben Geschilderte erahnbar sein.

## Literatur

Frohne-Hagemann, Isabelle (2001): Musiktherapie vor dem Hintergrund integrativer Theorie und Therapie. In: Decker-Voigt (Hrsg.): Schulen der Musiktherapie. Ernst Reinhardt, München/Basel

Petzold, Hilarion G. (1988): Die vier Wege der Heilung und Förderung in der Integrativen Therapie. In: Petzold, H. G.: Integrative Bewegungs- und Leibtherapie (Teil 1) Junfermann, Paderborn 1988

Petzold, Hilarion G. (Hrsg.) (1990): Die neuen Kreativitätstherapien, Junfermann, Paderborn

Herrlich, Michael (1995): „Wo neue Erfahrungen möglich sind ...!"/ Integrative Therapie mit Musik und anderen kreativen Medien: Ein Weg zur Entfaltung der Persönlichkeit für geistig behinderte Menschen in einem Langzeitbereich der Behindertenhilfe, unveröffentl. Manuskript, Bielefeld

Zink, Heidi und Jörg (1980): Der Tod und der Hirte. In: Wie Sonne und Mond einander rufen, Kreuz Verlag, Stuttgart

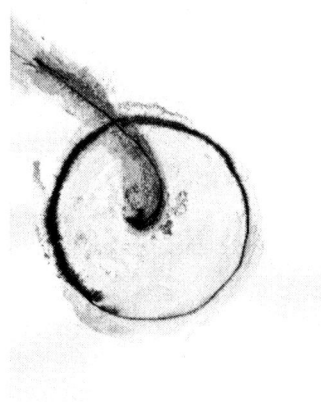

# Musiktherapie mit einer depressiven Patientin

## Markus Münsterteicher

Dass sich Musiktherapie mit älteren Menschen auf das Singen und Musizieren von Liedern beschränkt, dieses Vorurteil scheint mittlerweile nicht nur in Fachkreisen ausgeräumt. Die Darstellung von psychotherapeutischen Behandlungen von über 60-jährigen Menschen findet jedoch erst in den letzten Jahren mehr und mehr Beachtung, nicht nur innerhalb der Musiktherapie. Die musiktherapeutische Arbeit mit diesem Personenkreis birgt tatsächlich besondere Schwierigkeiten, aber auch Chancen und Gelegenheiten. Zum einen sei die restriktive Musikerziehung der Kriegs- und Nachkriegszeit erwähnt, zum anderen die besondere Bedeutung und der Missbrauch der Musik dieser Zeit. Auf der anderen Seite stellt die Musik für viele ältere Menschen eine zentrale Bedeutung in ihrem Alltag dar oder es lassen sich verloren geglaubte Erinnerungen und Fähigkeiten mithilfe der Musik reaktivieren. Zusammen mit einer psychotherapeutischen Vorgehensweise innerhalb der Behandlung, kann die Musik so – *ganz besonders* in der Arbeit mit älteren Menschen – Ressourcen stärken, Zugang ermöglichen und Verstehenswege ebnen, die auf anderen Wegen vielleicht unerreicht blieben.

Im Folgenden geht es mir darum, musiktherapeutische Prozesse und Behandlungsmethoden vorzustellen und an einer konkreten Behandlungssituation beispielhaft zu verdeutlichen und zu erklären. Die musiktherapeutische Behandlung bezieht sich dabei auf eine damals 62-jährige, depressive Patientin, – ich möchte sie Frau D. nennen – die über einen Zeitraum von ca. 2 Monaten einzel- und gruppentherapeutisch von mir behandelt wurde. Frau D. war zu dieser Zeit Patientin der gerontopsychiatrischen Abteilung einer psychiatrischen Landesklinik und bereits zum dritten Mal wegen einer depressiven Erkrankung in Behandlung. Während ihres Aufenthalts hatte sie schon Gelegenheit, Musiktherapie in einer gemischten Gruppe ihrer Station kennen zu lernen, an einer Einzelmusiktherapie hatte sie jedoch zuvor noch nie teilgenommen.

Die erste Begegnung mit Frau D. fand im Rahmen des Vorgesprächs zur geplanten Teilnahme an einer musiktherapeutischen Gruppe statt. Vor diesem

Gespräch hatte ich kaum Informationen zu ihrer Person oder zur Geschichte ihrer Erkrankung, ich hatte sie lediglich ein paar Mal in den kurzen Visiten erlebt.

Frau D. wirkte eher maskulin, kräftig und äußerlich stark auf mich und betrat den Raum mit auffällig starrem Blick. Im Gegensatz zu ihrer Erscheinung wirkte sie in ihren Gesten und Bewegungen eher zurückhaltend, fast schüchtern. Sie nahm mir gegenüber an dem Tisch Platz und wartete auf meine Initiative. Als ich Frau D. bat, mir etwas über sich zu erzählen, tauchten vor allem leidvolle Erfahrungen in ihrer Biografie auf: Verluste durch Kriegserlebnisse, schmerzliche Erlebnisse und Entbehrungen im privaten Bereich, die sie jedoch ausschließlich stumm und geduldig ertragen hatte. Hier zeigte sich zum zweiten Mal die besondere Stärke von Frau D., die trotz einiger leidvoller Erfahrungen stumm ihr Schicksal ertrug. Tatsächlich galt ihre Sorge zu Beginn ihres Aufenthalts in der Klinik fast ausschließlich ihrem Ehemann, der „ohne sie zu Hause nicht zurecht" käme. Ihr eigenes Leiden konnte Frau D. nur schwer in Worte fassen: „Ich muss immer weinen und weiß nicht warum..." war ihre Formulierung, die sie mit Tränen in den Augen und fast verkrampft vorbrachte. Ihr stand offensichtlich kein großes sprachliches Ausdrucksrepertoire zur Verfügung, um ihren Zustand oder eigene Gefühle im Allgemeinen zu beschreiben. Demzufolge verwunderte es auch kaum, dass sie nur ungern über ihre inneren Erlebniswelten sprach und viel lieber „in Ruhe gelassen" werden wollte. Da ich Frau D. bereits in vorangegangenen Gruppenstunden in der Musiktherapie erlebt hatte, wusste ich, dass sie auch sehr ungern auffiel oder in irgendeiner Form „aus der Reihe tanzte". Unter anderem aus diesen Erfahrungen heraus hielt ich es für angebracht, Frau D. in Einzelsitzungen vor ihrer Hemmung, sich vor anderen blamieren zu können, zu schützen. Die positive Aufnahme in der Gruppe sollte dabei nicht abgebrochen, sondern parallel weitergeführt werden. Für die Einzelsitzungen vereinbarten wir nach einigen Formulierungsschwierigkeiten eine Art vorläufigen Behandlungsauftrag, nämlich „**etwas erleben**" zu können. Mir gefiel diese Formulierung mit der doppelten Lesart besonders gut, da sie einerseits das Nicht-Fühlen-Können aus der Krankheitsbeschreibung von Frau D. selbst, aber andererseits auch ihren Vorbehalt der Behandlung gegenüber mit einschloss („da könne Sie *was erleben*....!").

Das Prinzip, gemeinsam einen Behandlungsauftrag schon im ersten Vorgespräch miteinander zu entwickeln, hat für mich den Vorteil, Verlässlichkeit und Überprüfbarkeit der Patientin gegenüber zu gewährleisten. In der Regel

erfahren die Patienten in der Klinik die Situation, dass von ihnen Aufrichtig-
keit und Mitarbeit gefordert wird und Dinge über ihren Kopf hinweg entschieden werden. Selbst wenn nach Beschwerden oder Nebenwirkungen
gefragt wird, sind die Patienten doch kaum an Entscheidungen über Behandlungsmethoden oder -inhalte beteiligt. Durch die Kombination aus Vorgespräch und gemeinsamer Formulierung eines Behandlungsauftrags versuche
ich, meine Behandlung für die Patienten transparent und überprüfbar zu
machen. Häufig kontrolliere ich nach einer gewissen Zeit mit den Patienten
gemeinsam, ob wir dem Behandlungsauftrag noch entsprechen oder dem Ziel
der Behandlung näher gekommen sind. Eventuell muss diese erste Formulierung des Behandlungsauftrags auch im Laufe der Behandlung umformuliert
werden – vielleicht, weil die Erwartungen zu hoch waren oder der Allge-
meinzustand der Patienten sich inzwischen verändert hat – oder es lassen sich
kurz gesteckte Ziele erweitern oder konkretisieren.

In ihrer ersten musiktherapeutischen Improvisation in der ersten Einzel-
sitzung spielt Frau D. Xylophon, der Therapeut Klavier.

## Improvisation 1

*Frau D. beginnt mit einem rhythmisch klar definierten Motiv, der Thera-
peut steigt mit harmonisch stützender Begleitung ein.*

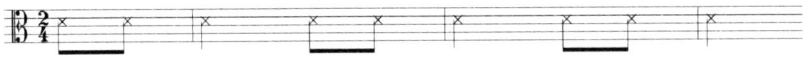

*Im Verlauf der Improvisation fällt auf, dass das eingangs vorgestellte
Motiv über die gesamte Länge des Stücks kaum verändert wird. Ähnlich
verhält es sich mit dem verwendeten Tonmaterial bzw. dem Tonumfang. Der
Therapeut improvisiert im weiteren Verlauf der Musik immer weiter
reichende Melodiebögen, ohne das rhythmische und harmonische Grund-
gerüst zu verlassen. Die Patientin bleibt jedoch bis zum Schluss bei Ihrem
Anfangsmotiv, so dass auch der Schluss vom Therapeuten eingeleitet wird.*

Die im Anschluss an die Musik gesammelten Kommentare und Eindrücke aus
dem Auditorium der Tagung stellen Beschreibungen wie „statisch", „klammernd",

„wenig beweglich", „kaum variierend", aber auch „Halt gebend", „stützend" etc. in den Vordergrund.

In den Unterlagen meiner damaligen Protokolle zu dieser ersten Stunde mit Frau D. habe ich vermerkt, dass mir die Musik wie ein „Festhalten an einer Idee" vorkam, während meine Intention in musikalischer Hinsicht wie ein „Halt geben" wirkte. Diese stützende Intervention lässt sich in der Musik an den Stellen wiederfinden, in denen vom Klavier hauptsächlich langsam, akkordisch und ruhig die melodischen Bewegungen vom Xylophon untermalt wurden. Darüber hinaus lassen sich jedoch auch Passagen finden, in denen das Klavier eine vorantreibende Kraft darstellt, die vom Xylophon aber unbeantwortet bleibt. Diese Passagen stellen so betrachtet keine allein stützende Funktion dar, sondern versuchen die Patientin mit auf eine Reise zu nehmen; sie dazu zu animieren, gemeinsam einen Weg zu beschreiten. Ich kann mich noch sehr gut an das Gefühl erinnern, mit Frau D. diese Improvisation zu gestalten: Zunächst war ich überrascht, wie schnell und auch bestimmt das anfängliche Motiv gefunden war und in musikalischer Hinsicht auch zu „funktionieren" schien. Ich war zu Beginn darauf bedacht, diese Erfindung sehr behutsam zu behandeln und nur vorsichtig zu unterstützen. Nach einiger Zeit jedoch wurde mir klar, dass eine Weiterentwicklung innerhalb der Musik nicht vonseiten der Patientin geschehen würde. Daher versuchte ich im Laufe der Improvisation vorsichtig, immer weitere Melodiebögen zu spannen und der Patientin damit Ideen und Anregungen zu bieten, welche Richtungen oder Entwicklungen noch möglich wären. Frau D. reagierte auf meine Interventionen in dieser ersten Improvisation nur bedingt, weshalb ich diese melodischen „Ausflüge" schließlich in ein Ende der Musik übergehen ließ. Frau D. stieg auch auf diesen Vorschlag nur sehr zögerlich ein, fast so, als wache sie nur langsam aus einem tiefen Traum auf und könne sich gar nicht dazu entschließen, endlich die Augen auf zu machen.

Erwähnenswert ist noch die Tatsache, dass mir Frau D. im weiteren Verlauf der Stunde berichtete, sie habe Schmerzen im linken Arm. Diese Schmerzen ließen sie nachts schlecht schlafen und behinderten sie auch bei der Musik. Im Stationsalltag nahmen diese körperlichen Symptome einen enormen Stellenwert ein, was ich aufgrund meiner relativ guten Einbindung in die Arbeit der Gerontostation einzuschätzen wusste. Für Frau D. stellten sie die Möglichkeit dar, über ihre schlechte Befindlichkeit reden zu können. Ihr fiel es, wie bereits erwähnt, insgesamt schwer, über inneres Erleben zu reden, Gefühle auszudrücken oder ihre Emotionen mit anderen zu teilen. Die

Tatsache, dass ihre depressive Stimmungslage niemand sehen konnte, führte
ständig zu einer Kränkung, die ihr das Gefühl vermittelte, nicht ernst
genommen zu werden. Die körperlichen Symptome boten da einen scheinbaren Ausweg, der in der Regel jedoch nur für kurze Zeit Bestand hatte, denn
die eigentlichen Ursachen wurden von diesem „Nebenschauplatz" nur sehr
oberflächlich berührt. Trotzdem wird an den Hintergründen deutlich, dass ein
bloßer Verweis auf die Irrelevanz der körperlichen Symptome eine erneute
Kränkung bedeutet hätte. Daher entschied ich mich dafür, Frau D. in der
Musiktherapie den Raum zu geben, den sie als wichtig dafür erachtete, über
ihr Leiden – also auch über ihre Schmerzen im Arm – zu sprechen. Gleichzeitig versuchte ich im Verlauf der kommenden Sitzungen mit ihr gemeinsam
zu erörtern, wo Verbindungen von körperlichen und seelischen Phänomenen
erkennbar waren. Mit anderen Worten: die Schmerzen in ihrem Arm als
Ausdruck ihrer psychischen Verfassung zu sehen.

Ferner wurde mir klar, dass für Frau D. ein sicherer Rahmen in vielerlei
Hinsicht von großer Bedeutung war. Da sie anscheinend kaum Übung darin
hatte, Kontakt zu ihrer inneren Erlebniswelt herzustellen, war es notwendig,
sehr behutsam vorzugehen. Für Frau D. war es fast peinlich, selbst über ihren
Eindruck unserer gemeinsam erlebten Musik zu sprechen. In solchen Mo-
menten wirkte sie schüchtern, verängstigt und fast wie ein Schulmädchen,
das die Schulbank drückt. Der Patientin zu vermitteln, dass die Inhalte unserer Gespräche in einem vertrauten Rahmen stattfanden, dass nichts von dem,
was in unseren Stunden geschah, ohne ihre Erlaubnis nach außen drang, dass
auch unsere Musik nur dann vorgespielt wurde, wenn sie sich damit einver-
standen erklärte, trug meiner Überzeugung nach in großem Maße dazu bei,
dass ein Vertrauensverhältnis zwischen Therapeut und Patientin entstehen
konnte. Nur ein gegenseitiges Vertrauen kann die Basis einer tragfähigen,
therapeutischen Beziehung sein.

Was dies auch bedeuten kann, lässt sich am weiteren Verlauf der
Behandlung zeigen. Frau D. „vergaß" nämlich den kommenden Termin und
ich wartete vergeblich im Therapieraum. Nachdem klar wurde, dass sie nicht
mehr erscheinen würde, ging ich auf die Suche nach ihr. Als ich sie auf der
Station antraf und auf unsere Vereinbarung ansprach, reagierte sie peinlich
berührt und ein wenig ärgerlich. Mir war es an dieser Stelle im Sinne der
oben erwähnten therapeutischen Beziehung wichtig, der Patientin deutlich zu
machen, dass ich unsere Vereinbarungen – und damit auch ihren Beitrag
daran – ernst nahm und mich darauf verließ. Um ihr zudem zu vermitteln,

dass auch diese Termine „wertvoll" sind, vereinbarten wir eine Nachhol-sitzung am selben Tag. Mir war wichtig Frau D. zu zeigen, dass mir unsere gemeinsamen Treffen nicht gleichgültig waren. Auch durch diese Interven-tion wollte ich vermitteln, dass Stabilität ein Pfeiler ist, der für eine thera-peutische Beziehung unerlässlich ist. Schließlich sagte Frau D. mit den Worten zu: „Na, eine halbe Stunde ist ja auch schnell vorbei...".

Auch der weitere Verlauf der Behandlung gestaltete sich zunächst so zäh und schwierig, wie das diese Situation erahnen lässt. Die Widerstände, die Frau D. der Musiktherapie, aber auch ihrem gesamten Aufenthalt in der Kli-nik entgegenbrachte, spiegelten sich in ihrer Verschlossenheit und dem Rin-gen um Mitarbeit innerhalb der Therapiestunden wider. In diesem Zusam-menhang erscheint es schon auffällig, dass Frau D. in der neu vereinbarten Nachholstunde sich für ein neues Instrument entschied: die Harfe. Nach dem gemeinsamen Spiel fragte sie mich nach dem Namen und der Herkunft des Instruments.

## Improvisation 2

*Eine sehr leise und zart gespielte Harfe, die stetig einen gleichmäßigen Puls spielt, wird von einigen freien Klängen am Klavier begleitet. Das Klavier hat Mühe, die Harfe nicht zu übertönen und lässt Lücken in der Musik. Gegen Ende des Ausschnitts treten ein paar neue Töne der Harfe hinzu, im Wesentlichen bleibt sie jedoch bei einem kleinen Ausschnitt des vorhandenen Tonumfangs.*

Auch in dieser Improvisation herrscht ein einmal gefundenes Motiv das ganze Stück über vor. Die Harfe findet erst ganz zum Schluss ein paar neue Töne, die dann sofort in das Ende der Improvisation übergehen. Allerdings hat Frau D. mit der Wahl ihres Instruments eine Möglichkeit gefunden, ihre körperlichen Schmerzen nicht zu einem Handicap werden zu lassen. Indem sie sich für die Harfe entschied, entschied sie sich auch für den konstruktiven Umgang mit ihrem Leiden – um eine andere Ebene in der Betrachtung einzu-nehmen. Da sie am Xylophon über Schmerzen beim Spielen klagte, die sie auch als Vorwand für ein Nicht-Spielen-Können einsetzte, stellt die Wahl eines neuen Instruments in diesem Zusammenhang etwas Wichtiges dar. Beim Spielen waren die Schmerzen nun kein Thema mehr, der Blick wurde plötzlich frei für das Instrument, was vor ihr auf den Knien lag. Für sich genommen scheint die Wahl des Instruments eine nebensächliche Tatsache zu sein, doch rückblickend erscheint sie im gesamten Behandlungsverlauf als erste richtungsweisende Nuance.

Diese Tendenz setzt sich auch im weiteren Verlauf der Behandlung fort: In der kommenden, dritten Stunde tauchte die eingangs erwähnte Stärke von Frau D. wieder auf. Sie berichtete vom Geburtstag ihres Mannes, zu dem sie zu Hause war und leidvoll erfahren musste, wie glücklich die anderen schienen und wie sie selbst sich noch trauriger erlebte. Frau D. schaffte es aber auch, ihren Mann zu trösten, der sie vermisst habe und sie drängte, doch schnell wieder nach Hause zu kommen. Sie habe „Hoffnung für zwei" haben müssen, berichtete Frau D. und erzählte nebenbei, dass sie sich allein um das Essen des Mannes gekümmert habe.

Eine häufig anzutreffende Tatsache bei depressiv erkrankten Patienten ist die Ausblendung von eigenen Erfolgen oder Fortschritten. So konnte auch Frau D. erst im Gespräch erkennen, dass die Leistungen, die sie an dem Geburtstag ihres Mannes vollbracht hatte, einen Fortschritt in ihrer Therapie darstellten. Gleichzeitig wurde ihr klar, dass sie es zwar schaffte, sich um ihren Mann und dessen Gäste zu kümmern, ihre eigenen Bedürfnisse aber allzu oft vernachlässigte. Frau D. schien neue Energie getankt zu haben, denn gegen Ende der Stunde entwickelte sie neue Ideen: sie wollte die Harfe mit Schlegel spielen und weitere, neue Instrumente ausprobieren. Da unsere Stunde zu Ende war, nahmen wir diese Vorhaben mit in die kommende Stunde, was Frau D. – in Abwandlung ihres Kommentars zur letzten Stunde – mit den Worten kommentierte: „eine halbe Stunde ist ja sooooo schnell um..."

In den kommenden Stunden setzte sich diese Entwicklung weiter fort. Frau D. probierte tatsächlich neue Instrumente und Spieltechniken aus. Es scheint so, als habe sie durch die zur Verfügung gestellten Angebote auch ein Repertoire entwickeln können, das sie für sich nutzen konnte. Sie selbst beschrieb eine Art Umbruch in der Musiktherapie mit den Worten „Neuanfang" und „Veränderung", die in Beschreibungen und Bildern zu unseren gemeinsam gestalteten Improvisationen in der Musiktherapie auftauchten. Indem sie die Stunden mehr und mehr für sich als Möglichkeit nutzte, über bedrohliche oder verwirrende Begebenheiten zu sprechen, wurde ihr selber der Wert dieses Angebots deutlich. Im Folgenden tauchten der unvollständig verarbeitete Tod der Mutter und häusliche Konflikte auf, die eine immense

Belastung für Frau D. darstellten. Auch hier schaffte sie es, zunächst weit zurückliegende Situationen zu bearbeiten, um Schritt für Schritt aktuelle Konflikte in den Stunden zu besprechen. Allein die Verdeutlichung der belastenden Aspekte der geschilderten Begebenheiten stellten für die Patientin eine Entlastung dar. Darüber hinaus ließen sich gemeinsam mit den Kolleginnen und Kollegen auf der Station aber auch konkrete Lösungen für Probleme finden, die Frau D. vor allem im konfliktbesetzten Umgang zwischen Ehemann und Tochter vorfand. Da es hier aber hauptsächlich um die Aspekte gehen soll, die sich auch in der Musik wiederfinden, möchte ich diese Bereiche hier nicht weiter vertiefen.

Schließlich tauchte sogar der Spaß in den letzten Stunden der musiktherapeutischen Einzelbehandlung auf. Zunächst schilderte sie die Freude auf das bevorstehende Osterfest, dann äußerte sie aber auch spontan ihren Spaß am Musikmachen. Diese Äußerung bezieht sich auf die Improvisation aus der vierten Stunde, in der Frau D. wieder zum Xylophon griff, während der Therapeut das Klavier spielte.

**Improvisation 3**

*Das Xylophon beginnt wieder mit einer festen rhythmischen Struktur, die im Vergleich zur Improvisation 1 nun freier und gelöster klingt. Das Klavier begleitet mit einer eigenständigen Melodie und einem klaren Harmonieschema. Es erklingen Melodiefragmente von Kinder- und Volksliedern, eine Tonleiter wird auf und ab gespielt. Das gesamte Stück klingt eher fröhlichverspielt und wird vom Xylophon mit einem deutlichen Abschlussschlag beendet.*

Aus dem Auditorium zusammengetragene Beschreibungen zur Musik bestätigen den fröhlichen und gelösten Charakter des Stücks. Assoziationen von spielenden Kindern oder umhertollenden Zwergen werden geäußert.

Die vorgetragenen Erinnerungen an Kinderszenen gehen konform mit den Assoziationen, die die Patientin im Anschluss an diese Musik äußerte. Auch sie fühlte sich an ihre eigene Kindheit erinnert, musste an ihre Mutter denken und an idyllische Situationen aus ihrer Jugendzeit. In dieser Beschreibung und Erinnerung steckt erneut die bereits beschriebene Wende im Therapieverlauf: nicht mehr nur das Leid Bringende, Belastende, sondern auch das Halt Gebende, Kraft Spendende bekommt mehr und mehr Raum in ihrer

Erzählung. Schließlich gelingt sogar der Schritt zum Hier und Jetzt, was in der spontanen Äußerung („das hat Spaß gemacht" in Bezug auf das Musik-machen) deutlich wird.

Die Abschlussimprovisation in unserer siebten Stunde spiegelt schließlich diese positive Entwicklung wider und greift gleichzeitig das Thema „Abschied" auf. Die Melodie wird nun eindeutig vom Xylophon initiiert und vom Klavier lediglich aufgegriffen und unterstützt. Wie zuvor herrscht ein durchgängiger Rhythmus und ein Motiv vor, welches sich aber im Gegensatz zu früheren Improvisationen über einen längeren Melodiebogen erstreckt. Auch gelingen kleine Variationen im Verlauf der Musik, die Improvisation erscheint dadurch weniger starr oder eingebunden. Das Motiv selber hat eine deutliche innere Struktur. Diese Logik in der musikalischen Struktur er-scheint mir das vorrangigste Merkmal dieser Musik zu sein, denn sie hält die improvisierten Phrasen im Innersten zusammen und gibt ihnen eine Richtung und Bedeutung. Insgesamt trägt das durchweg ruhige Stück auch wehmütige Züge, in denen – so schilderte es jedenfalls die Patientin – die traurigen Aspekte des Abschieds zum Tragen kommen. Sie werde die gemeinsamen Treffen in der Musiktherapie vermissen, freue sich aber auf die Entlassung. Der gemeinsame Schluss ist ein Zeichen für den geglückten Abschied.

**Improvisation 4**

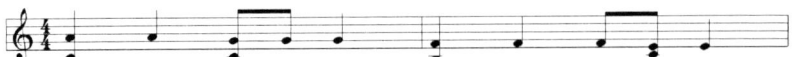

*Melodie und Rhythmus bilden eine logische Struktur, die gemeinsam von Xylophon und Klavier verfolgt und immer weiter ausgebaut werden. Das Motiv über mehrere Takte erklingt gleich zu Beginn und zieht sich wie ein roter Faden durch das Stück.*

Interessanterweise finden sich in den Rückmeldungen des Auditoriums mehrere Beschreibungen, die einen „Walzertakt" dem tänzerischen Charakter des Stückes zuschreiben. Dieser Dreierrhythmus oder Walzer lässt sich definitiv nicht finden, wohl aber durch das beschwingt vorgetragenen Achtelmotiv erklären.

# Hörschädigungen im Alter
# und ihre Konsequenzen für das Musikerleben
# und die musiktherapeutische Arbeit

Manuela-Carmen Prause

> *„Vor der Hörgeräteversorgung gab es [auch*
> *musikalische] Probleme.... Ich singe Sopran und in hohen*
> *Passagen verzerrten sich die Stimmen so sehr, dass ich oft*
> *irritiert war und mich nicht traute zu singen. Das hat mich*
> *sehr häufig deprimiert. Aufgeben wollte ich dennoch nicht.*
> *Ich dachte, da musst du durch. Das musst du aushalten.*
> *Ohne Musik kein Leben! Sie tröstet, erfreut und spielt mit*
> *allen Facetten meiner Gefühle. (...) Die Musik hat mir*
> *immer viel Kraft gegeben – in allen Lebenssituationen"*
>
> *Äußerung einer Spätertaubten nach*
> *progredientem bilateralen Hörverlust*

## *Vorkommnis und Krankheitsbilder von Altersschwerhörigkeit und deren Auswirkungen auf das Sprachverstehen und das Musikerleben*

Im Umgang mit älteren Menschen macht man immer wieder die Erfahrung, dass das Hörvermögen im Alter schwächer wird, was sich in häufigem Nachfragen und lautem Sprechen der Betroffenen äußert. Dass die Hörfähigkeit im Alter tatsächlich nachlässt, zeigen Ergebnisse statistischer und demographischer Studien. So weist eine von Ziegler geleitete ambulante Erhebung an mehr als dreitausend aus der Bevölkerung repräsentativ ausgewählten Personen auf den Zuwachs von subjektiven Hörproblemen im höheren Lebensalter: Während in der Gruppe der 20- bis 29-jährigen lediglich 8% angibt schlechter zu hören als früher, sind dies in der Gruppe der 60- bis 69-jährigen bereits 41% und in der Gruppe der 70- bis 75-jährigen sechsundvierzig Prozent (vgl. Ziegler 1986, in Fengler 1990, 207). Eine Untersuchung des Deutschen Grünen Kreuzes ergab, dass etwa 20% aller Menschen in

Deutschland und sogar 50% derjenigen, die älter als 60 Jahre sind, an einer Einschränkung ihrer Hörfähigkeit leiden. Diese Studie ergab ferner, dass die überwiegende Mehrheit der Betroffenen nicht mit Hörgeräten versorgt ist (bspw. tragen lediglich 9% der 70- bis 75-jährigen ein Hörgerät) (vgl. Wisotzki 1996, 11). Ergebnisse einer Modellrechnung des Statistischen Bundesamtes weisen darauf hin, dass es durch die steigende Lebenserwartung bei gleichzeitig zurückgehender Geburtenquote in den nächsten Jahren und Jahrzehnten zu einem starken Anstieg der über 60jährigen Menschen kommen wird und damit auch zu einer größeren Verbreitung der Hörschädigungen im Alter (vgl. ibid., 22).

Die sogenannte Altersschwerhörigkeit oder Presbyakusis stellt ein komplexes Syndrombild dar, das zusammenfassend als eine Abnahme der Hörfähigkeit im Alter definiert werden kann (vgl. ibid., 16-19). Die Funktionsbeeinträchtigung betrifft vornehmlich den Innenohrbereich, speziell die cochlearen Haarzellen. In den meisten Fällen dieser sogenannten *Schallempfindungsschwerhörigkeit* ist die Wahrnehmung der hohen Töne weit mehr geschädigt als die der mittleren und tiefen Töne, weswegen von Betroffenen Musik des mittleren Frequenzbereiches (bspw. die mittlere Lage am Klavier) deutlich bevorzugt wird. So werden durch den im Audiogramm sichtbaren charakteristischen Steilabfall der Hörkurve hohe Töne (ab 1000 Hertz etwa, das entspricht ca. dem c′′′) nur bei hoher Intensität gehört (etwa ab 70 Dezibel, was der Lautstärke von lautem Klavierspiel im Zimmer entspricht). Allerdings werden die höheren Lautstärken vom betroffenen altersschwerhörigen Menschen nicht als angenehm empfunden, da sich zumeist zusätzlich das besondere Problem *Recruitment* (Lautheitsausgleich) stellt. Dabei handelt es sich um eine extreme Veränderung der Lautstärkeempfindlichkeit des Gehörs gegenüber der Norm: leise Töne werden – aufgrund einer Erhöhung der Hörschwelle – schlecht oder gar nicht gehört, mittellaute Töne (die dem Normalhörenden als angenehm laut erscheinen) werden als sehr leise empfunden. Bei einer geringen Erhöhung der Intensität werden Töne schnell als zu laut, verzerrt und schmerzhaft empfunden. Lautes wird generell als höchst unangenehm empfunden (vgl. ibid., 118).

Anders als der Normalhörende, bei dem das Hörfeld zwischen der Hörschwelle (leises Flüstern, das etwa bei 10 Dezibel liegt) und der Schmerzschwelle (Flugzeugmotorengeräusch, das etwa bei 130 Dezibel liegt) etwa 135 Dezibel beträgt, verfügt der ältere Recruitmentgeschädigte Mensch nur über einen Dynamikbereich von etwa 10 bis 20 Dezibel (vgl. Prause 2001a,

28). Als Folge ist er beim Sprach-, Geräusch- und Musikwahrnehmen genötigt, in Abhängigkeit von der Lautstärke Cluster von Klangeindrücken zu bilden. Eine Beethovensymphonie etwa wird statt beim Normalhörenden zwischen pp und ff vom Altersschwerhörigen – bei zusätzlicher Einbuße der Klangqualität – auf den Dynamikumfang von mp bis mf reduziert. Zu einer gravierenden Verschlechterung des Sprachverstehens (Verlust an Klarheit) kommt es außerdem, weil der für die Sprachverständlichkeit wichtige Frequenzbereich (1000 bis 2000 Hertz) bei Alterschwerhörigkeit zumeist außerhalb des Hörfeldes liegt und nicht mehr gehört werden kann beziehungsweise bei Amplifikation mittels Hörhilfen verzerrt wird (vgl. ibid., 113). Es bringt also wenig, einem altersschwerhörigen Menschen, der nach dem gerade Gesagten nachfragt, laut – oder gar schreiend – zu antworten, da dieser aufgrund der erhöhten Unbehaglichkeitsschwelle die Antwort als verzerrt und schmerzhaft empfindet („Brüll' doch nicht so!"). Besser ist es, das Gesagte etwas langsamer und deutlich bei gleichzeitigem Blickkontakt zu wiederholen.

Zu einer Schädigung der Haarsinneszellen kann es auch bei *Lärmschwerhörigkeit* kommen, etwa nach einer plötzlichen (z.b. durch Knall) oder länger andauernden auditiven Belastung (z.B. durch Walkmanhören, Arbeit an Maschinen, Fernfahren etc.). Dabei sind im Unterschied zur Schallempfindungsschwerhörigkeit allerdings insbesondere die mittleren Frequenzbereiche von der Hörminderung betroffen, weswegen in solchen spezifischen Fällen von Betroffenen eher Musik tieferer Lagen bevorzugt wird (z.B. auch in der Musiktherapie). Ein Phänomen, das häufig mit Altersschwerhörigkeit einhergeht ist die *pathologische Verdeckung*, bei der der aus der Umgebung kommende Störlärm auf den Sprachschall verdeckend wirkt, weswegen Sprachverstehen und lautsprachliche Kommunikation äußerst eingeschränkt sind. Da dabei auch das Unterscheidungsvermögen bezüglich musikalischer Stimuli stark eingeschränkt ist, kann schmerzfreies Musikerleben nur unter größtmöglicher Ausschaltung von Störschall und unter Beschränkung auf einige wenige Instrumente erfolgen.

Im Gegensatz zu den genannten Krankheitsbildern betrifft der Hörverlust bei der sogenannten *Otosklerose* – einer zunehmenden Versteifung der Steigbügelplatte, die als eine Hormonmangelerkrankung insbesondere bei Frauen auftritt – den gesamten Frequenzbereich gleichermaßen (vgl. Wisotzki 1996, 38-39, 122-123).

Eine häufige Begleiterscheinung der Altersschwerhörigkeit ist *Tinnitus*, ein Phänomen, das sich als subjektives Ohrgeräusch (Klingeln, Pfeifen,

Rauschen, Brummen oder Sausen), das keinen Bezug zu einer Schallquelle der Umwelt hat, beschreiben lässt. Von Betroffenen wird die Symptomatik als „lästige oder quälende Geräuschentwicklung im Ohr oder im Kopf" (Fengler 1990, 149) beschrieben. Es wird angenommen, dass dem Tinnitus als Störung der Normalsituation eine Warnfunktion zukommt, weswegen er in der medizinischen Fachliteratur dem chronischen Schmerz gleichgestellt wird (vgl. Wisotzki 1996, 126). Hier zeigen sich Parallelen zur *Menièreschen Krankheit*, die ebenfalls begleitend zur Altersschwerhörigkeit auftreten kann. Kardinalsymptome sind subjektives Ohrgeräusch, Schwindel und Hörstörungen (u.a. Recruitment) (vgl. von Wedel/von Wedel 1991, 52). Tinnitus wie auch Morbus Menière können einen erheblichen Leidensdruck bei den Betroffenen verursachen und zu einer gravierenden Beeinträchtigung der Lebensqualität führen (vgl. ibid., 51).

Altersschwerhörigkeit kann u.a. auch die Folge eines oder mehrerer *Hörstürze* sein (dabei treten aufgrund der Störung des Elektrolythaushalts im Innenohr Störungen der Nervenpotentiale auf). Als eine Ursache der drei letztgenannten Erscheinungen wird in der Literatur Stress genannt (vgl. Fengler 1990, 149). Die folgende Äußerung einer von Hörsturz Betroffenen macht deutlich, dass psychische Faktoren bei Hörbeeinträchtigungen durchaus eine Rolle spielen können: „Ich frage meine Ohren, ob sie mir etwas sagen wollen. Muss ich taub sein, um mehr auf mich zu hören? Muss die Welt verstummen, für mich oder überhaupt, damit ich in mich hineinhören kann? Denn ich höre mich ja. Ich höre mich mehr denn je. (...) Ich höre überdeutlich meine Gedanken, die ich aufschreiben will, die nicht mehr untergehen und nicht verstümmelt und verdrängt werden durch Außenwörter. (...) Meine Ohren sind voll von Wörtern, die nicht von außen kommen und endlich Raum genug haben, sich zu entfalten." (Krause 2001, vi).

Was das Musikerleben von Altersschwerhörigen betrifft, so kann grundsätzlich gesagt werden, dass Musik für diese besser zugänglich ist als Sprache: Aufgrund des erheblich größeren Umfangs des Frequenzspektrums von Musik (ca. 16 bis 4608 Hertz) verglichen mit Sprache (ca. 250 bis 2000 Hertz) ist ein Zugang zu Musik über das Ohr selbst dann noch möglich, wenn Sprache auditiv nicht mehr wahrgenommen werden kann. Normale Hörgeräte können die Möglichkeiten des auralen Zugangs zu Musik (wie auch zu Sprache) noch verbessern, aufgrund von Recruitment – sowie dem Problem, dass Hörgeräte auch Störschall maximieren – jedoch nur bedingt. Eine zu hohe Amplifikation würde eine Verzerrung und Schmerzempfindung verursachen, da die Klangfarbe bei diesem Phänomen abhängig von der Lautstärke ist (zu laute Klänge werden, wie erwähnt, als verzerrt wahrgenommen). Eine erheblich bessere Klangqualität erreichen zwar die neuen computerprogrammierten digitalen Hörgeräte, gleichwohl sind diese aufgrund der hohen finanziellen Eigenbeteiligung unter Altersschwerhörigen selten anzutreffen.

Für manche Spätertaubte wird Musikerleben (wie auch Sprachverstehen) erst durch die operative Versorgung mit einem Cochlear-Implantat (einer Innenohrprothese, bei der die Funktionen der Haarsinneszellen über elektrische Stimulation ersetzt werden) wieder möglich. Dabei handelt es sich jedoch um eine Art technisches Hören, bei dem die Klangqualität stark eingeschränkt ist und individuell als sehr unterschiedlich empfunden wird sowie mit normalem Hören nicht verglichen werden kann. Auf das Vorhandensein eines breiten Spektrums des Musikerlebens bei spätertaubten Cochlear-Implantat-Trägern weisen auch Gfeller und Mitarbeiter der Iowa Universitätskliniken anhand von Ergebnissen einer umfangreichen qualitativen Studie hin: „Einige CI-Verwender beschreiben Musik als angenehm klingend, andere beschreiben Musik als Krach klingend, einige identifizieren bestimmte Musiktypen oder bestimmte Lieder als angenehmer als andere klingend (...) und einige berichten von Erfolgen bezüglich des Erkennens und Genießens von Liedern" (Gfeller et al. 1997, 252; Übersetzung MP). Trotz der unterschiedlichen Wahrnehmungen im Musikerleben und der Einschränkungen der Klangqualität hat Musik – wie aus den nachstehenden Äußerungen verschiedener Betroffener hervorgeht – insgesamt doch für viele altersschwerhörige Menschen eine besondere Bedeutung im Leben, weswegen diese trotz der Mühen und klanglichen Einschränkungen immer wieder den Zugang zur Musik suchen:

> „Ich werde versuchen, den Bezug zur Musik nicht zu verlieren, weil sie für mich immer noch so etwas wie ein Genußmittel ist, das ich ab und zu brauche. (...) Stets hatte ich das Gefühl, daß Musik mir über Verstimmungen hinweghelfen konnte. Mit Musik ging alles leichter."

> „Musik hat etwas sehr Emotionales. Das bedeutet für mich, daß Musik ein Befinden durchaus positiv oder negativ beeinflussen kann – auch mich mit meinem unzureichenden Hören. Es kommt vor, daß ich Musik anmache mit dem Wissen, daß es mir anschließend besser geht."

„Musik (...) bedeutet mir unendlich viel. Nach Möglichkeit spiele ich täglich [Klavier]. Fast wie zu guthörenden Zeiten kann ich mich dabei entspannen, wenn ich nervös bin, abreagieren bei Ärger, Freude Ausdruck geben usw."

„Musik bedeutet mir viel. Die [von mir nach jahrelanger Resignation wieder] ´produzierte´ Musik wirkt therapeutisch, ist entspannend, wirkt mitunter wie eine Droge, ist enorm lebensbereichernd" (alle Äußerungen zit. in Prause 2001b, 87-90).

## Seelische und psycho-soziale Auswirkungen von Altersschwer-hörigkeit für Betroffene

Hören als eine „Sinnesbrücke" (Krüger 1982, 3) ermöglicht dem Menschen, Zugang zu seiner Umwelt zu haben, bestimmte Informationen über diese zu erhalten und von der intrauterinen Phase bis zum Lebensende einen ständigen Kontakt zu Phänomenen seiner Außenwelt zu haben (vgl. Wisotzki 1994, 46). Aus psychologischer Sicht wird immer wieder auf die Funktion des Gehörs für die „seelische Anreicherung" (Fengler 1990, 14) sowie die gesamte individuelle Entwicklung hingewiesen. Im Gegensatz zum „Raumauflöser" (Krüger 1987, 46) Auge, das die Möglichkeit hat räumliche Vorgänge simultan und mehrfach abzutasten, muss das Gehör als „Zeit-auflöser" (ibid.) die in der Zeit fortlaufenden akustischen Phänomene sukzessiv und auf Anhieb sicher wahrnehmen. Es hat weniger Möglichkeit, Dinge „mehrfach abzutasten" (Berendt 1991, 39). Gerade bei der Sprachwahrnehmung muss in der Regel das einmalige Hinhören genügen, Informationen aufzunehmen und als Sprache zu erkennen (vgl. ibid.).

Bei einem Hörverlust werden grundlegende Funktionen des Gehörs beeinträchtigt. Für altersschwerhörige Menschen kommt es zu einem Informationsverlust der lautsprachlichen Mitteilung und folglich zu Kommunikationsschwierigkeiten. Das einmalige Äußern von Sprache reicht den Betroffenen nicht mehr – oder nur unter sehr starker psychischer Anspannung und Konzentration – aus, um Sprachinformationen zusammenzusetzen, eine große Bedeutung kommt dem Kombinieren und Raten des Gesagten zu (vgl. Fengler 1990, 149). Das Fehlverstehen führt zu emotionalem Missverstehen und Stressempfinden in Kommunikationssituationen. Eine nervliche Belastung resultiert ferner aus dem mit der begrenzten akustischen Kontrolle einhergehenden Eintritt unerwarteter Ereignisse, die Schrecksituationen auslösen (vgl. Wisotzki 1996, 17). Als belastende Symptome können in diesem

Zusammenhang auftreten: Nervosität, Abgeschlagenheit, Lebensangst, Anspannung und Unsicherheit, Frustration, Selbstwertkrisen, Minderwertigkeitsgefühle, Einsamkeit, Isolation, depressive Verstimmtheit bis hin zu paranoiden Gefühlen und Schizophrenie (vgl. Wisotzki 1996, 17, 131). Diesen aus der dauernden Angespanntheit sowie psychosozialen Konfliktsituation entstehenden Leidensdruck beschreibt eine Spätertaubte etwa wie folgt:

„Krampfhaft versuchte ich, möglichst viele akustische Signale aufzunehmen und empfand das Hören als anstrengende Arbeit, die mich erschöpfte. (...) Ich fühlte mich isoliert und habe es als Qual empfunden, bei fröhlichen Festen nicht mitlachen zu können. Man sah es mir nicht an, aber ich habe jedesmal innerlich geweint. Immer öfter bekam ich nach Feiern Kopfschmerzen, die einige Tage anhielten. Von einem fröhlichen Menschen verwandelte ich mich in einen Trauerkloß. Für die ganze Familie war das sehr tragisch. [Meiner Familie] zuliebe nahm ich, obwohl es qualvoll war, an allen [Veranstaltungen, Festen, sogar Konzerten] teil. Sie sollte nicht übermäßig unter meiner Behinderung leiden. Mich machte die psychische Belastung zunehmend depressiv, und mein Immunsystem wurde schwächer, weshalb ich ständig erkältet war und an Kniegelenksergüssen litt." (zit. in Prause 2001b, 99).

Tägliche Frustrationen erlebt der altersschwerhörige Mensch darin, dass er Filme in Fernsehen und Kino nur noch halb versteht, Telefonieren und Autofahren mühsamer sind als zuvor, der Kontakt zu Familienmitgliedern (z.B. zu Enkeln) an Herzlichkeit und Spontaneität verliert, da das Zusammensein als Tortur erlebt wird, während des Essens aufgrund der Geräusche und der verdeckten Mundbilder Verstehen unmöglich wird (vgl. Fengler 1990, 209). Ein besonderes Problem stellt die Bedrohung der Identität Altersschwerhöriger dar, was sich auch darin zeigt, dass die Suizidrate dieser Gruppe hoch ist (vgl. Wisotzki 1996, 17). In diesem Zusammenhang spricht ein von Hörstürzen Betroffener auch von den aus dem enormen Leidensdruck entsprungenen Suizidgedanken:

„Ein Hörender ist selbst in stiller Nacht immer durch Geräusche mit der Umwelt verbunden. Diese Verbindung zum Leben war mir genommen. Meine Einsamkeit und meine Trauer wurden grenzenlos, die Frage nach dem Warum übermächtig. Dann bekam das Gefühl, nicht mehr leben zu können, die Oberhand. Einfach ganz eintauchen in meinen Nebel, nicht nur nichts mehr hören, auch nichts mehr sehen, nichts mehr spüren – Ende!" (zit. in Prause 2001b, 93).

Erwähnt sei, dass dieser durch den Hörverlust verursachte Leidensdruck durch Tinnitus oder Morbus Menière bei Altersschwerhörigen noch verstärkt werden kann, wodurch das Auftreten sekundärer psychosomatischer Folge-erscheinungen (z.b. Verspannungen, Schmerzen) bis hin zu Depressionen und Angstzuständen begünstigt und das Suizidrisiko noch erhöht wird (vgl. von Wedel/von Wedel 1991, 51, 54). In diesem Zusammenhang zu nennen sind auch die folgenden bei Altersschwerhörigkeit häufig auftretenden psy-cho-physischen Faktoren: emotionale Reaktionen von Ärger, Gereiztheit, Aggression und Ungeduld, die mit der Frustration einhergehen, sich nur unter großen Schwierigkeiten mit der Umwelt verständigen zu können (vgl. Wisotzki 1996, 143). Betont sei, dass die Welt des altersschwerhörigen Men-schen in der Regel nicht einfach nur still ist, sondern vielmehr laut und voller schmerzender, den Betroffenen häufig erschreckenden Geräusche, was wie-derum auch zu Aggressionen führen kann. Nach Meinung einer spätertaubten Betroffenen kann man sich über die Vorstellung von Edvard Munchs be-rühmtem Holzschnitt „Der Schrei" dieser Erlebenswelt – dem Nichtfliehen-können von der akustischen Außenwelt – vielleicht annähern: Auf diesem ist ein Mensch zu sehen, der sich – die Geräusche der Umgebung nicht mehr ertragen könnend – die Ohren zuhält und seinem Schmerz über den Schrei Ausdruck verleiht (vgl. Krause 2001, vi).

Ein typischer Kreislaufprozess zeigt sich dergestalt, dass der nicht hörbe-hinderte Gesprächspartner, der den Hörverlust des älteren Menschen nicht sieht und um diesen nicht weiß, aus Sicht des Betroffenen unangemessen reagiert, was dann wiederum zu unangemessenem Verhalten des Betroffenen führen kann (vgl. Wisotzki 1996, 18). Als Folge dieses Missverständnisses kann es einerseits zu Verletzungen kommen, der Betroffene wird von Außen-stehenden vielleicht als ‚schrullig' oder ‚komisch' empfunden; andererseits besteht die Gefahr eines wachsenden Misstrauens, die Angst, dass über ihn gesprochen wird, er sich lächerlich macht (vgl. ibid., 147). Auch mag es beim Überwiegen von Sonderwünschen selbst bei einer ursprünglich sehr wohl-wollenden Umgebung zu Zurückweisung und Ungeduld bis hin zu einem Verlust der Bezugsgruppe kommen (vgl. Fengler 1990, 209). Wie die Aggra-vation subjektiver Hörprobleme zu sozialem Rückzug führen kann, wird deutlich im Beispiel des alleinstehenden altersschwerhörigen Jacks, der mo-natlich an einer Selbsthilfegruppe teilnimmt: „Wenn ein Sprecher (...) um-hergeht, schnell redet oder murmelt, versteht Jack ihn nicht. Seine Konzen-tration auf den Sprecher ist so intensiv, daß er nichts von dem mitbekommt, was seitlich oder hinter ihm gesagt wird. Im Verlauf des Treffens wird Jack immer frustrierter. Er verspannt sich und ist deshalb immer weniger in der Lage zu verstehen, was abläuft. Seine Ängste und Irritationen wachsen. Wenn sein Ärger einen bestimmten Punkt erreicht, springt er häufig auf und stürmt davon. Auf dem Heimweg schwört er sich dann, dort nie wieder hinzugehen. Während des nächsten Monats aber wächst seine Einsamkeit, und er geht zu dem nächsten Treffen, nur um den gleichen Verlauf wieder zu erleben" (Trychin 1987, zit. in Fengler 1990, 211).

Ein typisches Problem für altersschwerhörige Menschen ist die Erschütterung des Selbstvertrauens und Selbstwertgefühls durch den plötzlichen oder progredienten Hörverlust sowie ein Gefühl von ʹGelähmtheitʹ und Ohnmacht durch die Diagnose (vgl. Wisotzki 1996, 161). Einige charakteristische Bewältigungsstrategien und Abwehrmechanismen in diesem Zusammenhang sind: Bagatellisierung, Verleugnung und Verdrängung. Oftmals wird versucht, die Identität durch das Festhalten am Vertrauten („So weitermachen wie bisher!") zu verankern. Erschwerend kommt die Tatsache hinzu, dass aufgrund der ‚Unsichtbarkeit‘ der Schädigung die Reaktionen der Umwelt teilweise unangemessen sind (der Hörverlust ‚nicht geglaubt wird‘), was, nach Aussagen einer Betroffenen, wiederum ein kommunikatives Konfliktpotential darstellt und zu dem Gefühl des ‚Nichtverstandenwerdens‘ führt. In diesem Sinne äußert eine Betroffene innerhalb einer im Zusatzstudiengang Musiktherapie an der Universität Münster erhobenen unveröffentlichten qualitativen Studie (zit. in Prause 2001b, 93):

> „Der Hörverlust war die größte Katastrophe meines Lebens! Angst, Depressionen und Lebensunlust, dazu ein erhöhter Blutdruck stellten sich ein und verstärkten sich. Meine Familie reagierte mit Unverständnis. Die sicher gut gemeinten Aufmunterungen: Du hörst doch ganz gut! waren eher deprimierend als tröstlich. Fachleute rieten mir zu einer OP [zur Entfernung der Sklerotisierung], die aber keine Verbesserung ergab. Das machte mich noch ratloser. Der Verdrängungsprozeß begann. Ich zog mich zurück und überspielte so gut es ging meine Behinderung. (...) Der Schock saß so tief, die Verdrängung funktionierte einfach perfekt."

Ein zentrales Problem ist das Nichtakzeptierenkönnen der Hörminderung und damit verbunden das Verstecken des Hörverlustes, um nicht für ʹdummʹ oder ʹgebrechlichʹ gehalten zu werden (vgl. Fengler 1990, 149). Dieses Verstecken wiederum erfordert einen immensen Kraft- und Energieaufwand vom

Betroffenen. Einen Einblick in den daraus resultierenden vielschichtigen Leidensdruck erhält man über Beethovens Heiligenstädter Testament:

> „O ihr Menschen, die ihr mich für feindselig, störrisch oder misanthropisch haltet oder erkläret, wie unrecht tut ihr mir! (...) und doch [ist es] mir nicht möglich, den Menschen zu sagen: sprecht lauter, schreit, denn ich bin taub. (...) Für mich darf Erholung in menschlicher Gesellschaft, feinere Unterredungen, wechselseitige Ergießungen nicht statthaben. Ganz allein fast, nur so viel, als es die höchste Notwendigkeit fordert, darf ich mich in Gesellschaft einlassen. Wie ein Verbannter muß ich leben; nahe ich mich einer Gesellschaft, so überfällt mich eine heiße Ängstlichkeit, indem ich befürchte, in Gefahr gesetzt zu werden, meinen Zustand merken zu lassen." (Beethoven, zit. in Wisotzki 1996, 13-14).

Charakteristisch ist in diesem Zusammenhang auch die Ablehnung von Hörhilfen, die für viele Betroffene eine stigmatisierende Wirkung haben. Eine Leiterin einer Selbsthilfegruppe für Altersschwerhörige berichtete der Verfasserin von der Tendenz vieler Betroffener, Hörverlust und Hörhilfen „geheimzuhalten". Dieses Festhalten am Alten und die damit verbundene fehlende Flexibilität „ist als psycho-physischer Widerstand gegen die Bedrohung der eigenen Identität zu werten" (Wisotzki 1996, 161). Oft erfolgt eine abweisende Reaktion des Betroffenen in Form von Verleugnung (vgl. Fengler 1990, 145, 214). Die Tatsache der Hörstörung, die Unabänderlichkeit des Hörverlustes, die für den Betroffenen ein Angstpotential darstellt, wird oftmals verdrängt, da sie „dem aufrechterhaltenen Selbstbild, gesund zu sein, [ein] abträgliches Zugeständnis [ist]" (ibid., 210). Auch wenn die Belastung im Interaktionsprozess mit der Umwelt als zu hoch empfunden wird, kann es zur Verdrängung beziehungsweise Abgabe der Verantwortung für die Gestaltung der sozialen Interaktion an die Interaktionspartner kommen (vgl. Wisotzki 1996, 146). In diesem Zusammenhang ist auch die Rationalisierung zu nennen, bei der die Ursache des Hörverlusts dissimuliert wird. Problematisch dabei ist, dass es durch den Verzicht auf medizinisch-audiologische Versorgung und die Ablehnung von Hörhilfen zu einer Aggravation des Hörverlusts bis hin zu einer vollkommenen Desaktivierung des Hörorgans kommen kann (vgl. ibid., 18). Gemäß der amerikanischen Selbsthilfegruppe für hörgeschädigte Menschen SHHH vergehen bei altersschwerhörigen Menschen durchschnittlich sieben Jahre zwischen Hörverlustbeginn und dem Aufsuchen von Hilfe (vgl. Fengler 1990, 210).

Ein weiteres Kernproblem besteht darin, dass der altersschwerhörige Mensch, der die Kommunikationsangebote seiner Umwelt nicht aufgreift –

nicht aufgreifen kann, ohne dabei zu erkennen zu geben, dass er Hörprobleme hat – diese Kommunikationsangebote noch herabsetzen wird (da die Bekannte nicht mehr ‚richtig mitredet', ‚komisch ist', braucht man auch nicht mehr nachzufragen, wie es ihr so geht, ob sie etwas unternehmen möchte usw.), wodurch er seine Isolation und Einsamkeit noch begünstigt (vgl. Wisotzki 1996, 25). Folge von ständig wiederkehrenden Schwierigkeiten und Misserfolgen in der Kommunikation sind ferner Resignation, Entmutigung, Niedergeschlagenheit und damit einhergehende psychische Erkrankungen. Bei altersschwerhörigen Menschen, die in einem Seniorenheim leben, konnten in hohem Maße Symptome seniler Demenz beobachtet werden, die sich mit Eintritt der Hörprobleme entwickelten (vgl. ibid., 143). Bei älteren Menschen besteht als Folge des zunehmenden Identitätsverlustes außerdem die Gefahr des Entstehens regressiver Verhaltensweisen. Durch die zunehmende Abgabe von Verantwortung kommt es zu einem „Verlust erwachsenentypischer Ich-Funktionen", dem „Verlust der Fähigkeit zur Selbstkontrolle, zur selbständigen Lebensführung und zum realitätsbezogenen Umgang mit der Welt" (ibid., 161).

Das Ereignis der Hörminderung stellt ohne Ausnahme eine schwere Lebenskrise für ältere Menschen dar; diesbezüglich äußerten Betroffene gegenüber der Verfasserin, dass sie „eine schwere Persönlichkeitskrise" durchlebten, „Wut und Trauer über den Verlust (...), eine Verzweiflung von zerstörerischer Kraft" empfanden (vgl. Prause 2001b, 92). Während Betroffene mit progredientem Hörverlust die Möglichkeit haben, sich langsam an den Verlust der Hörfähigkeit zu ‚gewöhnen', führt die unvorhergesehene plötzliche Ertaubung als Folge von Hörstürzen zu einer schweren Traumatisierung und Orientierungslosigkeit sowie Schockgefühlen des derartig betroffenen älteren Menschen:

> „Mit jedem weiteren [Hörsturz] wurde mein Gehör schwächer. Bis dann der Hörsturz geschah, der endgültig und auf einen Schlag für mich die absolute und unvorstellbare Stille brachte! Im Kopf ein unbeschreibliches Rauschen. Dann das Urteil: Taub! Es war, als wenn der Nebel fällt und mich allein sein läßt wie einen verirrten Wanderer. Dem ersten Schock folgte bald das Gefühl vollständiger Verlassenheit und Einsamkeit. Alles war zu Ende: lärmende Geselligkeit, Musik (...). Nicht einmal mehr der eigene Atem war zu vernehmen" (zit. in Prause 2001b, 93).

Von berufstätigen älteren Menschen wird als besonders tragische Auswirkung der Hörminderung der plötzliche Austritt aus dem Berufsleben

und das Gefühl des Nichtgebrauchtwerdens empfunden: „Man zog sich von
mir zurück – ich konnte es sogar verstehen; ich war lästig geworden. Damit
nicht genug. Meine (...) Karriere (...) wurde brutal beendet. Man konnte mich
einfach nicht mehr brauchen – es war wohl zu schwierig, sich mir verständ-
nisvoll zu widmen" (ibid., 94). Im Pensionsalter bringt die Hörbeeinträchtigung besondere Belastungen mit sich, „weil durch sie ein Schatten auf den
Lebensabend fällt und die Neuorientierung in diesem Alter besonders schwer
fällt" (Fengler 1990, 209). An dieser Stelle sei darauf hingewiesen, dass
seelische und psycho-soziale Beeinträchtigungen nicht nur bei bilateralem,
sondern auch bei einseitigem Hörverlust entstehen und ähnlich gravierende
Ausmaße annehmen können. Ferner sei ein psychosoziales Problemfeld
angesprochen: das familiäre und partnerbezogene Konfliktpotential, denn
Partner und andere Familienangehörige haben auch unter dem Hörverlust ‚zu
leiden'. Durch die teilweise gravierenden Kommunikationsprobleme bleibt
die Gefahr bestehen, dass sich innerhalb Familien und Partnerschaften – und
natürlich auch in allen anderen menschlichen Beziehungen – Abhängigkeits-
strukturen, verbunden mit Abhängigkeits- und Minderwertigkeitsgefühlen
seitens der Betroffenen, entwickeln, wodurch die aus der Hörbeeinträchtigung oder aus den Verständigungsschwierigkeiten resultierenden negativen
Gefühle gegenüber der eigenen Person noch verfestigt werden (vgl. Wisotzki
1996, 142).

Auch bei optimaler hörapparativer und -prothetischer Versorgung bleiben
die eben beschriebenen typischen Probleme Altersschwerhöriger, vor allem
die Schwierigkeiten bei Gruppengesprächen wie auch vor geräuschvoller
Kulisse, erhalten. Als Folge wird die Teilhabe an Gruppen, größeren Kreisen,
öffentlichen Diskussionen und ähnlichen Situationen weiterhin häufig ver-
mieden, das Alleinsein als Alternative gesucht. Im Anschluss an die Hörge-
rätversorgung (wie auch an die Anpassung des Cochlear-Implantat-Prozes-
sors) stellt sich das Problem, dass Patienten erst einmal lernen müssen, mit
den neuen Höreindrücken umzugehen. Dieses neue Hören kann gerade zu
Beginn als befremdlich und unangenehm („Scheußlich, nur hohe Stimmen!"),
in jedem Fall aber als ‚anders' empfunden werden. In dieser Situation stellt
der Gewöhnungsprozess hohe psychische Anforderungen an den Betroffenen.
Gerade wenn zwischen Beginn des Hörverlustes und der Versorgung viel
Zeit liegt, kann diese Wahrnehmungsveränderung (an die Stelle der
gewohnten Klänge oder der Stille treten plötzlich vollkommen neue

Klangereignisse) in der Anfangszeit zu Orientierungslosigkeit, Angespannt-heit und im Extrem zu einer Art ‚Hörschock' führen:

> „Mit dem Hören ist es so, daß ich das Gefühl habe, noch gar nicht gelernt zu haben, mit Höreindrücken umzugehen. Psychisch fühle ich mich unstabil. Dauernd verändert sich meine Persönlichkeit, ohne mein persönliches Zutun. Dauernd werde ich von Höreindrücken irritiert und muß sie lernen. (...) Sobald ich ein Geräusch wahrnehme, kann ich nicht einfach meine bisherige Tätigkeit fort-setzen, weil dieses Geräusch in mir allmählich eine Nervosität aufkommen läßt" (Senn 1995, 294-295).

Die Darlegungen deuten bereits an, dass sich ein Hörverlust nicht auf die akustische Wahrnehmung allein bezieht, vielmehr ist immer auch das Seeli-sche des Menschen betroffen: Einschränkung oder Verlust der Hörfähigkeit bedeuten einen „Eingriff in das Kontinuum des bisherigen Lebens" (Wisotzki 1996, 139) und einen Verlust des Lebens, in dem die Integration in die sozi-ale Umwelt noch problemlos möglich war. Damit bedeutet Hörverlust insge-samt einen veränderten Erlebenswandel, eine erhebliche „Lebenserschwernis und psycho-soziale Leidens- und Konfliktbelastung" (ibid.), die die gesamte Persönlichkeit betrifft und destabilisiert, so dass man es nicht nur mit einem Menschen ‚ohne intaktes Gehör' zu tun hat (vgl. Krüger 1982, 13). Das bedeutet, dass eine Altersschwerhörigkeit und im schlimmsten Fall eine Ertaubung „ein gravierendes Lebensereignis darstellt, das allen Lebensmut nehmen kann" (Wisotzki 1996, 11).

## *Konsequenzen für das Musikerleben und die musiktherapeutische Arbeit*

Aufgrund der bereits erwähnten Entwicklung einer Umschichtung der Alterspyramide und Zunahme von Hörschäden in der Bevölkerung werden Musiktherapeuten, die mit älteren Menschen arbeiten, zunehmend auch mit altersschwerhörigen Patienten zu tun haben. Die Altersschwerhörigkeit stellt insgesamt ein komplexes Syndrombild dar. Bei allen individuellen Unter-schieden hinsichtlich Ätiologie, Ausmaß der Hörminderung und Ausprä-gungsgrad der Hörprobleme besteht doch eine übergreifende Gemeinsamkeit. So steht aus gerontopsychologischer Sicht fest, dass Altersschwerhörigkeit eine gravierende psychische Problematik mit sich bringt, auch wenn die Beeinträchtigung für den Außenstehenden ‚unsichtbar' bleibt. Aus den vorangegangenen Ausführungen zum Syndrombild der Altersschwerhörigkeit ergibt sich als zentrale therapeutische Aufgabe, den Betroffenen Hilfe bei der Aufdeckung des Geschehenen und bei der Annahme und Verarbeitung der Hörminderung zu bieten. Auch die Musiktherapie hat an diese Stelle anzuknüpfen. Ihre Aufgabe ist es, Hilfe zu bieten bei der Bearbeitung des Geschehenen, dem Akzeptieren der Hörschädigung sowie bei der Suche nach der neuen psychosozialen Identität. Zur Krankheitsbewältigung gehört die Verabschiedung von Altem und das Annehmen von Neuem wie auch die Verarbeitung der durch den Hörverlust ausgelösten Ich-Kränkung, des Gefühls des ‚Gebrechlich-Seins' und des ‚Nicht-mehr-dazu-Gehörens' (vgl. Fengler 1990, 209). Letztlich geht es auch um „die Versöhnung mit sich selbst, also die Gewinnung einer Stimmigkeit in der inneren Gleichung" (ibid., 214). Insgesamt muss es auch in der Musiktherapie mit altersschwerhörigen Menschen um das Gelingen der Erlebnisverarbeitung gehen: „Der [ältere schwerhörige] Mensch kann entgangenen Chancen nachtrauern oder versuchen, sie trotz der Behinderung herbeizuzwingen. Er hat aber auch Gelegenheit, seine jetzigen Fähigkeiten zur Geltung zu bringen und seine gegenwärtigen Möglichkeiten auszuschöpfen. Zu Letzterem gehört auch, das eigene Leben nicht als Minusvariante einer möglichen anderen Existenz zu betrachten, sondern es in seinen wesentlichen Zügen zu bejahen und zu gestalten" (ibid.).

Viele seelische und psycho-soziale Probleme altersschwerhöriger Menschen liegen darin begründet, dass diese „in der Krise den Prozeßcharakter des seelischen Geschehens nicht mehr sehen. Statt dessen sind sie von der Vorstellung besetzt, es gebe in ihrer desolaten Lage weder Vor noch Zurück" (ibid., 215). In der Musiktherapie kann es auch darum gehen, ein Bewusstsein dafür zu entwickeln, dass das Hören und die Hörschädigung „keine Zustände sind, sondern Prozesse der Aneignung und des Verlernens, des Unterscheidens, Verlierens und Wiederfindens" (ibid.). Diese Prozesse sind von vielen Bedingungsfaktoren abhängig, letztlich aber vom altersschwerhörigen Menschen selbst. So kann diesem vielleicht auch dabei geholfen werden, sich selbst nicht nur als Opfer der Hörschädigung zu betrachten, sondern sich der Hörschädigung gegenüberzustellen, „sie als Begleiter zu betrachten und mit ihr ins Gespräch zu kommen, wie dies z.B. von manchen Personen mit Tinnitus berichtet wird" (ibid.). Gerade eine plötzliche oder rasch zunehmende Hörbeeinträchtigung stellt, wie ausgeführt, auch eine Orientierungslosigkeit und Traumatisierung dar. Bei der Suche nach dem

Leid auslösenden, weggedrängten Geschehenen kann Musiktherapie helfen. Interessant ist in diesem Zusammenhang die Annahme Salbers vom Vorhandensein einer „geheimen Intelligenz", wonach das Seelische Dinge nicht ‚vergisst', sondern vielmehr „von seinen Tätigkeiten, vom Vergangenen, von anderem, von Abweichendem und Ergänzendem [weiß]" (Salber 1969, 86).

Für die Krankheitsverarbeitung bietet die musiktherapeutische freie Improvisation den Vorteil, dass etwas bearbeitet werden kann, auch ohne dass darüber gesprochen werden muss. Wenn das Geschehene vom älteren Menschen ‚verbannt' worden ist, verbal nicht greifbar ist, kann dies durch das freie Improvisieren zugänglich gemacht werden, denn „die musikalische Improvisation [kann] wie unbeabsichtigt gerade das wieder ins Spiel bringen, was jemand nicht leiden kann, was er aus seinem seelischen Haushalt zu verbannen sucht" (Tüpker 1989, 18). Die Chance der musiktherapeutischen Improvisation liegt darin, dass durch sie – vielleicht bereits festgewordene – ‚Dinge', wie vielleicht die durch den Hörverlust erfahrene Kränkung des Ich und die daraus entstandenen Gefühle der Verbitterung und Hilflosigkeit, bewegt werden können. Sie vermag es, etwas „in die Schwebe" zu bringen und starre Bezüge aufzulösen, wobei sie gleichzeitig „sinnlich wahrnehmend für Gelegenheiten und Gegebenheiten, für Anhalte und Wendepunkte, für neue Formen [macht]" (Weymann 2000, 199). Auch bietet Improvisieren in der Musiktherapie die Möglichkeit von der Hörminderung verursachte psychosoziale Konflikte aufzugreifen und zum Entstehen eines Gemeinschaftsgefühles beizutragen und damit einem weiteren Rückzug Altersschwerhöriger in die Isolation entgegenzuwirken.

Der besondere Vorteil der Musiktherapie in der Arbeit mit alterschwerhörigen Menschen besteht darin, dass zum einen die nach der Hörminderung dringend notwendige psychologische Betreuung erfolgen kann und zum anderen die sich in der rein verbalen Therapie ergebenden Kommunikationsprobleme aufgrund der im Vergleich zu Sprache besseren Zugänglichkeit von Musik (s.o.) ausgeschaltet werden können. Im Gegensatz zur verbalen Situation, bei der der altersschwerhörige Mensch stets unterlegen ist, findet er hier eine autonome, stressfreie Handlungsmöglichkeit, bei der er gleichwertig mit seinem Gegenüber (bzw. den Mitspielern) agieren und kommunizieren kann. Anders als bei Alltagssituationen, bei denen ältere Menschen sich aufgrund ihrer Hörschädigung oftmals in einer Art gezwungenen Regression befinden (indem sie bspw. oftmals wie Kinder angesprochen werden oder indem über sie hinweg gesprochen wird bzw. zensiert wird, was unwichtig ist und

deshalb nicht wiederholt werden muss: „Ach nichts, ist nicht so wichtig!"),
haben sie in der Musiktherapie die Möglichkeit zu entscheiden und zu wählen, etwa inwieweit sie Eigengeschichtliches und persönliche Empfindungen
in der Gruppe teilen möchten (vgl. Towse 1999, 330).

Die Schwierigkeit, aufgrund von Stigmatisierungen keine Hilfe bei der
Bearbeitung des Geschehens (selbst bei starker Traumatisierung durch Hörsturz) in Anspruch nehmen zu können, gilt insbesondere auch für psychologische und psychotherapeutische Hilfe, weswegen Probleme verständlicher-
weise oftmals eher ‚wegrationalisiert‘ und verdrängt werden. Hier bietet
Musiktherapie enorme Möglichkeiten, da sie vom Patienten vielleicht nicht
als stigmatisierend empfunden wird (vgl. auch Metzner 2000, 18), aber eine
Behandlung des Seelischen oder zumindest eine psychologische Begleitung
doch stattfinden kann.

Im Folgenden seien nun unter Berücksichtigung musikbezogener und
kommunikationssituativer Aspekte einige Problembereiche angesprochen
und Implikationen abgeleitet, die sich aus den Wesensmerkmalen der Altersschwerhörigkeit für das Musikerleben und die musiktherapeutische Arbeit
mit älteren schwerhörigen Menschen ergeben.

Grundsätzlich ist darauf zu achten, dass die verwendete bzw. entstehende
Musik sich im für den Altersschwerhörigen gut hörbaren Bereich befindet.
Aufgrund des typischen Steilabfalls der Schallempfindungsschwerhörigkeit
des älteren Menschen (s.o.) bedeutet dies, dass v.a. der höhere Frequenzbereich von der Hörminderung betroffen ist. Damit sind hochfrequente
Instrumente und Klangbereiche wenn möglich am besten auszuschließen
(z.B. Triangeln, Schellen, Flöten, Glockenspiele sowie die hohen Lagen des
Klaviers, falls der Therapeut das Klavier spielt). Da der Großteil aller Altersschwerhörigen vom Phänomen des Recruitments (mit der Folge schmerzhaft
empfundener Klangverzerrungen) betroffen ist, muss besondere Vorsicht
hinsichtlich Intensitäten geboten sein: Instrumente mit genuin hohen Intensitäten (z.B. Gong) wären hier vollkommen ungeeignet und könnten den senso-
rineuralen Schaden der Betroffenen noch erheblich verstärken. Andererseits
muss aufgrund der Hörminderung wiederum eine bestimmte Mindestlaut-
stärke gewährt sein, weswegen ausschließlich der mittlere Lautstärkebereich
(mezzoforte) geeignet ist. Insgesamt ist der Dynamikumfang beim Recruit-
mentgeschädigten erheblich geringer als beim Normalhörenden (s.o.),
wodurch dieser genötigt ist, in Abhängigkeit von der Lautstärke Cluster von
Klangeindrücken zu bilden, was wiederum mit erheblichen Einbußen

hinsichtlich der Klangqualität verbunden ist. Musik (auch Improvisationen) mit großem Dynamikumfang (bspw. Symphoniekonzert) ist daher problematisch.

Auch bei mit Hörhilfen versorgten Nicht-Recruitmentgeschädigten gilt, dass das gleichzeitige Spiel vieler verschiedener Instrumente (Orchester, Improvisation einer großen Gruppe) wie auch eine zu komplexe Musik ungeeignet ist, da sie die Verarbeitungskapazität von Hörhilfen (Hörgeräten, Cochlear-Implantaten) in der Regel übersteigt, was zu Klangverzerrungen führt. Gleiches gilt auch für das Vorspielen von bekannten Musikstücken in der Therapie, das grundsätzlich auch Anknüpfungspunkt für die Verarbeitung des Geschehenen, für das Aufspüren des Vergangenen und die Neufindung und Annahme des Gegenwärtigen sein kann, da über die ausgelösten Emotionen ein Zeitsprung möglich sein kann, der es dem älteren schwerhörigen Menschen ermöglicht, die Geschehnisse in einem anderen Zusammenhang zu sehen (vgl. Bright 1999, 318). Für die Verwendung weniger, ausgewählter Instrumente spricht auch die Tatsache, dass viele Altersschwerhörige, zusätzlich zur Hörminderung, an Tinnitus leiden und von daher schon besonders klangempfindlich sind (zur Musiktherapie als spezielle Behandlungsmethode bei Tinnitus sei an dieser Stelle verwiesen auf Cramer 2002). Klanglich am angenehmsten und am wenigsten anstrengend wird von schwerhörigen älteren Menschen in der Regel das abwechselnde Agieren einzelner Spieler empfunden. Grundsätzlich kann die Musiktherapie mit älteren Menschen im Einzel- wie auch im Gruppensetting stattfinden. Der Rahmen der Einzeltherapie bietet wesentlich bessere Möglichkeiten auf die Hörsituation des Patienten einzugehen, auch wird diese in akuten und besonderen Situationen vorzuziehen sein. Allerdings findet die Musiktherapie mit älteren Menschen häufig in der Gruppe statt, weswegen sich die nachfolgenden Ausführungen auf die Arbeit in der Gruppe beziehen.

Als besonders geeignete Instrumente für das Improvisieren in der Gruppe erscheinen etwa: einfache Rhythmus- und Melodieinstrumente wie Sopran-, Alt- und Baßxylophone, Metallophone, Gitarren und mittelgroße Trommeln. Diese bieten den Vorteil, dass sie dem Spieler neben der auditiven Klanginformation zudem vibratorische Ergänzungsinformationen bezüglich der Musik liefern. Auch aus audiologischer Sicht ist auf den Nutzen der freien Improvisation bei Altersschwerhörigen hinzuweisen, da diese eine Instrumentenauswahl entsprechend den Hörbedürfnissen der betroffenen Gruppenmitglieder ermöglicht. Was das Singen in der Gruppe, in der sich auch altersschwerhörige Menschen befinden, betrifft, so ist Vorsicht geboten:

Singstimmen, v.a. Frauenstimmen werden von Altersschwerhörigen häufig als ‚schrill‘ empfunden. Erschwerend kommt hinzu, dass eigenes Singen aufgrund der gestörten aural-oralen Rückkopplung nicht kontrolliert werden kann (die Stimme bspw. nicht mehr gehalten werden kann), was wiederum zu Unsicherheit führt. Auch befindet sich der Betroffene beim Singen innerhalb der Gruppe in einer vergleichbar unterlegenen, hilflosen und stressbeladenen Situation wie in der verbalen Kommunikation. Um diese Situation zu erleichtern (wenn von den anderen Teilnehmern der Therapiegruppe bspw. gerne ein Begrüßungslied gesungen wird) könnte man etwa durch das simultane Ausüben einiger lautsprachbegleitender Gebärden während des Singens dem altersschwerhörigen Gruppenteilnehmer visuelle Ergänzungsinformationen geben, die diesem beim Singen in der Gruppe nicht zum stimmlichen Mitsingen zwingen, sondern vielmehr eine alternative Handlungsmöglichkeit bieten, wodurch auch dieser die Möglichkeit erhält, Gemeinschaftsgefühl zu erleben. (Informationen bezüglich lautsprachbegleitender Gebärden kann der Musiktherapeut leicht über den Kontakt zum örtlichen Schwerhörigenverein erhalten.)

Was die kommunikative Situation in der Musiktherapie mit altersschwerhörigen Menschen betrifft, so ist es hilfreich, wenn

a)    in einer Gruppe stets möglichst nur eine Person spricht und der Betroffene Blickkontakt zu allen Mitgliedern hat (bspw. Stuhlkreis),

b)    der altersschwerhörige Mensch beim Sprechen angeschaut wird (auch wenn zu einem anderen Menschen gesprochen wird, da der Betroffene Blickkontakt und Mundbild zum Verstehen benötigt),

c)    der Betroffene nicht von hinten oder von der Seite angesprochen wird,

d)    ruhig und etwas langsamer als normal, jedoch nicht zu laut (Schmerzempfindung) gesprochen wird,

e)    das von anderen Gruppenmitgliedern Gesagte wiederholt wird (vgl. Towse 199, 335),

f)    dafür Sorge getragen wird, dass der Betroffene alles versteht (damit dieser Verstehen nicht vortäuschen muss, wie er es in der kommunikativen Alltagssituation häufig tun muss) und Inhalte nicht zensiert werden („Egal, ist nicht so wichtig!“),

g)  auf das Pfeifen von Hörgeräten mit Einfühlungsvermögen hingewiesen und dies korrigiert wird,

h)  Störgeräusche und -lärm weitestgehend ausgeschaltet werden.

Insgesamt ist eine besondere Sensibilität gegenüber altersschwerhörigen Gruppenmitgliedern erforderlich (bspw. würde der Betroffene bloßgestellt werden, wenn man ihn in der Gruppe auf den von ihm versteckten Hörverlust ansprechen würde oder wenn das Simulieren von Verstehen durch Nachfragen enthüllt würde).

Zusammenfassend lässt sich sagen, dass das Musikempfinden altersschwerhöriger Menschen sich gemäß den individuellen Voraussetzungen und den klanglichen Angeboten zwischen den Extremen Unbehaglichkeit ('Strapaze') einerseits und Wohlempfinden ('Genuss') andererseits bewegt (vgl. Herzog 2000, 12). Wenn adäquate Musik – d.h. solche, die den audiologischen Bedürfnissen der Betroffenen Rechnung trägt und damit nicht schmerzhaftes, stressfreies Hören zulässt – zur Anwendung gelangt und kommunikative Besonderheiten Altersschwerhöriger Berücksichtigung finden, bieten sich grundsätzlich die gleichen Möglichkeiten musiktherapeutischer Arbeit wie mit jedem anderen Patientenkreis. Dass Musik, die den Hörbedingungen der Betroffenen entspricht, für Altersschwerhörige eine große Bedeutung haben kann, soll abschließend noch einmal in der Äußerung eines hörprothetisch versorgten Spätertaubten zum Ausdruck gebracht werden: „Immer wieder höre ich Musik. Für mich ist Musik eine Art 'Seelenmassage'. Sie beruhigt mich, bringt mich zum rechten Rhythmus zurück, wenn ich mich in der Rhythmuslosigkeit verirrt habe." (Senn 1995, 301, 303).

## Literatur

Berendt, Joachim-Ernst (1991): Das dritte Ohr. Vom Hören der Welt. Reinbek/Hamburg: Rowohlt Taschenbuch.

Bright, Ruth (1999): Music therapy as a facilitator in grief counselling. In: Wigram, T./Saperston, B./West, R. (Hrsg.): The Art & Science of Music Therapy: A Handbook. Amsterdam: Harwood Academic Publishers: 309-323.

Cramer, Annette (2002): Grundlagen und Möglichkeiten der Musik- und Klangtherapie als Behandlungsmaßnahme bei Tinnitus. Köln: Dohr, in Druck.

Fengler, Jörg (1990): Hörgeschädigte Menschen. Beratung, Therapie und Selbsthilfe. Stuttgart: Kohlhammer.

Gfeller, Kate et al. (1997): Perception of rhythmic and sequential pitch patterns by normally hearing adults and adult cochlear implant users. Ear and Hearing, Vol. 18 (3): 252-260.

Herzog, Hilde (2000): Meine Beziehung zur Klassischen Musik. In: Schnecke, 11. Jg. (Feb.), Nr. 27: 12.

Krause, Christine (2001): Ich frage meine Ohren, was sie mir sagen wollen. In: Süddeutsche Zeitung, Nr. 64, 4: vi.

Krüger, Michael (1982): Der Personenkreis. In: Jussen, H./Kröhnert, O. (Hrsg.): Handbuch der Sonderpädagogik. Bd. 3: Pädagogik der Gehörlosen und Schwerhörigen. Berlin: Marhold: 3-26.

Krüger, Michael (1987): Psychologie der Gehörlosen und Schwerhörigen. In: Fengler, J./Jansen, G. W. (Hrsg.) Handbuch der Heilpädagogischen Psychologie. Stuttgart: Kohlhammer: 43-73.

Metzner, Susanne (2000): Zur Lage der Musiktherapie im deutschen Gesundheitswesen. In: Musiktherapeutische Umschau 21: 5-19.

Prause, Manuela-Carmen (2001a): Musik und Gehörlosigkeit: Therapeutische und pädagogische Aspekte der Verwendung von Musik bei gehörlosen Menschen unter besonderer Berücksichtigung des anglo-amerikanischen Forschungsgebietes. Köln: Dohr (Kölner Studien zur Musik in Erziehung und Therapie, Bd. 5).

Prause, Manuela-Carmen (2001b): Zur Musiktherapie mit Cochlear-Implantat-Patienten. Unveröffentlichte Diplomarbeit im Zusatzstudiengang Musiktherapie der Universität Münster.

Salber, Wilhelm (1969): Charakterentwicklung. Wuppertal: Henn.

Senn, Victor (1995): Cochli-Tagebuch – Ein Erfahrungsbericht. In: Stiftung zur Förderung körperbehinderter Hochbegabter (Ed.): Das Cochlear Implant, eine (neue) Möglichkeit der Begabungsentfaltung bei Hörgeschädigten? Vaduz/Fürstentum Liechtenstein: 283-314.

Towse, Esmé (1999): Listening and accepting. In: Wigram, T./Saperston, B./West, R. (Hrsg.): The Art & Science of Music Therapy: A Handbook. Amsterdam: Harwood Academic Publishers: 324-341.

Tüpker, Rosemarie (1989): Musiktherapeutische Behandlung. In: Materialien zur Morphologie der Musiktherapie. Heft 4, Zwesten: 16-19.

Wedel, von Ulla-Christiane/Wedel, von Hasso (1991): Tinnitus und Menièresche Krankheit als besondere therapeutische Herausforderung. In: Jussen, H./Claußen, W. (Hrsg.): Chancen für Hörgeschädigte. Hilfen aus internationaler Perspektive. München: Reinhardt: 51-58.

Weymann, Eckhard (2000): Sensible Schwebe. Erfahrungen mit musikalischer Improvisation. In: Musiktherapeutische Umschau 21 (3): 195-203.

Wisotzki, Karl-Heinz (1996): Altersschwerhörigkeit. Grundlagen – Symptome – Hilfen. Stuttgart: Kohlhammer.

**Kontaktadressen:**

Hörbehinderten-Beratungs- und Informationszentrum (Hörbiz): Deutscher Schwerhörigenbund e.V. (DSB), Schiffbauerdamm 13, 10117 Berlin, Tel. 030-22522360, Fax 030-22522388.

Bundesverband zur Förderung von Rehabilitation, Selbsthilfegruppen und Nachsorge Hörgeschädigter, Rendsburg e.V. BFRH, Geschäftsstelle, Paradeplatz 3, 24798 Rendsburg, Fax 04331-5897-45.

**Internetadressen:**

www.spektrum-hoeren.de; www.hoerforum.de; www.hoerberatung.ch; www.tinnitus-liga.de

# Musik als Hilfe zur Alltagsbewältigung in lebensgeschichtlichen Krisen

Hans Hermann Wickel
mit Beiträgen von:
Susanne Noltenius
Lieselotte Elfering
Doris Brandt-Eschenbach

*„Musik wurde für mich zur Zuflucht ...*
*Sie war Trost in traurigen Tagen*
*und hat mir geholfen,*
*wieder Anschluss an das Leben zu finden"*

Krisen kennt jeder. Sie kommen, und wenn sie gut bewältigt und verarbeitet werden, gehen sie auch wieder – ob in der Politik oder in unserem Alltagserleben. Eine Krise ist eine Störung, eine schwierige Zeit. Sie kann, wenn sie sich zuspitzt, wenn der kritische Punkt erreicht ist, eine Entscheidung verlangen oder herbeiführen: Die griechische Sprache versteht den Begriff ‚crisis' im ursprünglichen Sinn der Wortbedeutung als Entscheidung (übrigens in einer etwas anderen Bedeutung auch als Scheidung, Trennung). Es entscheidet sich etwas oder wir entscheiden etwas.

Je älter der Mensch ist, desto häufiger wird der erste Fall eintreten: Eine Krankheit im Alter kann den endgültigen Umzug in das Pflegeheim bedeuten, für eigene Entscheidungen bleibt kein oder nur noch wenig Spielraum. Und möglicherweise bleibt die Situation dann auch weiterhin kritisch.

Die Psychologen Dirk Wentura und Werner Greve bezeichnen eine Situation dann als krisenhaft, wenn in ihr „eine belastende Diskrepanz wahrgenommen oder antizipiert wird zwischen dem, was eine Person für gut, wünschens- und erstrebenswert hält, und dem, was in der subjektiven Sicht der Fall ist oder der Fall sein könnte. Belastend wird diese Diskrepanz dadurch, dass die Anforderungen der Situation die aktuell und potentiell verfügbaren persönlichen und sozialen Ressourcen der Person aus ihrer subjektiven Sicht übersteigen" (Wentura/Greve 2000, S. 49).

Das heißt mit anderen Worten, dass wir eine Situation als umso schwieriger und krisenhafter erleben, je weniger wir das Gefühl haben, sie angemessen in den Griff zu bekommen. Dabei lässt sich unterscheiden zwischen Lebensereignissen, die regelmäßig und erwartbar auftreten, z.b. bedingt durch den Auszug der Kinder aus dem Elternhaus oder durch Verrentung und Pensionierung, oder eher unerwartet und selten oder ausnahmsweise geschehen, z.b. durch den plötzlichen Tod des Partners oder durch eine schwere Krankheit. Krisen können punktuell auftreten, etwa bei einem Umzug oder einer akuten Erkrankung, sie können aber auch dauerhaft belastend bleiben, z.b. bei einer chronischen Krankheit (vgl. ebd.).

Unter Bewältigung können einerseits die aktiven Bemühungen verstanden werden, der krisenhaften Entwicklung einen günstigen Verlauf zu geben. Das Missverhältnis zwischen dem Ist-Zustand und dem Soll-Zustand muss durch problembezogenes Handeln verringert werden, und zwar möglichst soweit, dass der als widerwillig erlebte Zustand beendet wird (vgl. ebd.). Eine andere Möglichkeit wäre die adaptive Anpassung „an einen als unabänderlich erlebten ungünstigen Verlauf einer Entwicklung, eine Anpassung, die letztlich zu einer Wiedererlangung von Wohlbefinden und Lebenszufriedenheit führt" (ebd., S. 49). Nach dem Grundsatz, wir können die Ereignisse ohnehin nicht ändern oder zurückdrehen, müssen wir uns ihnen fügen und uns dem neuen Zustand so anpassen, dass wir ihn, vielleicht erst nach und nach, nicht mehr als konkrete Belastung empfinden.

Im zunehmenden Alter häufen sich solche aversiven Lebenslagen: Vereinsamung, Verwitwung, Verrentung, Krankheit, Nachlassen geistiger und körperlicher Leistungsfähigkeit etc. führen zu Einbrüchen in die bisherige Struktur des Lebens und verlangen nach Neuorientierung und Aktualisierung. Die Strategien, Ressourcen und Kompetenzen zur Bewältigung solcher Problemlagen stehen möglicherweise nicht mehr in dem erforderlichen Maße zur Verfügung oder sind verschüttet. Auf der anderen Seite können Lebenserfahrung und die Fähigkeit, die wir umgangssprachlich als Altersweisheit beschreiben, auch emotionale und kognitive Kräfte freisetzen, die in jüngeren Jahren noch nicht bereit standen.

Positiv gewendet lässt sich festhalten, dass subjektives Wohlbefinden und Lebenszufriedenheit als Begleiterscheinungen und Folgen eines erfolgreichen Alterns angesehen werden können (vgl. Erlemeier 1998). Diese Lebenszufriedenheit bezieht sich aber nicht nur auf das gegenwärtige, sondern auch auf das vergangene Leben, das durch Rückschau betrachtet und bewertet oder gegebenenfalls auch neu bewertet werden kann. Insgesamt kann die gelungene Anpassung an Veränderungen, die mit dem Altern einhergehen, „als Gleichgewichtszustand zwischen den Bedürfnissen und Strebungen des alternden Individuums und den inneren und äußeren Anforderungen der Lebenssituation im Alter verstanden werden" (Erlemeier 1998, S. 136).

Folgen wir dem Modell des subjektiven Wohlbefindens von Mayring (1991; hier n. Erlemeier 1998, S. 138f.), so ist das Empfinden von Gefühlen der Freude und des Glücks, möglichst verbunden mit einer positiven Lebensbilanz und dem Freisein von subjektiver Belastung, eine wesentliche Voraussetzung für eine subjektiv erlebte erfolgreiche Bewältigung des Alterns.

Genau hier kann die Musik mit ihren Wirkungen ansetzen. Die handlungsorientierte Zuwendung zu einer musikalischen Betätigung, sei sie rezeptiv und/oder aktiv, kann die beschriebenen Diskrepanzen vermindern helfen, indem Glücks- und Freudengefühle – nun ausgelöst durch Musik bzw. musikalische Betätigung – zum Wohlbefinden beitragen, die Lage stabilisieren helfen und sowohl im psychischen und physischen als auch im sozialen Bereich positive Veränderungen im Erleben der Situationen herbeiführen. Ebenso kann die Begegnung und Auseinandersetzung mit Musik im Laufe der Lebensgeschichte oder in bestimmten Situationen der Biographie – eben auch in Krisensituationen – erinnert werden. Das erleichtert den Zugang zu solchen Situationen oder ermöglicht ihn erst. Gegebenenfalls kann dann das Erinnern zu einer speziellen Bewertung oder Neubewertung dieser Situationen durch den musikalischen Kontext führen.

1996 legte Karl Adamek (Adamek 1996) eine Abhandlung über das Singen als Form der Selbstheilung und Prävention, eben Singen als Lebenshilfe, als Bewältigungsstrategie, vor. Was uns aus der Alltagserfahrung geläufig ist und möglicherweise beim Singen aus Angst im dunklen Keller anfängt und in der Badewanne aufhört, wird von Adamek wissenschaftlich erhärtet: „Singen ist in der Geschichte unterschiedlicher Kulturen eine fundamentale Verhaltensweise, durch die der Mensch seine Entwicklung auf allen Ebenen fördert. Nachgewiesenermaßen kann er durch Singen Zugang zu seelischen Kräften erhalten, die bis in die Wurzeln seiner Existenz reichen (...) Es konnten zahlreiche empirische Belege erbracht werden, die Singen als eine wirkungsvolle Bewältigungsstrategie im Sinne der Regulation von Emotionen qualifizieren, die von vielen in ihrem Lebensalltag genutzt wird und die vorrangig alleine bzw. selbstbezogen stattfindet. Darüber hinaus konnte gezeigt werden, daß durch Singen die psychische und physische Leistungsfähigkeit erhöht werden kann. Schließlich wurde herausgefunden, daß Singen die psychische wie physische Gesundheit fördert. (...) Singen stellt ein Gesundheitsverhalten dar und trägt zur Selbstentfaltung von Körper, Geist und Seele bei." (Adamek 1996, S. 229f.).

Singen ist sicherlich die zugänglichste Form des Musizierens im Alter. Dabei können die Menschen auf vielfältige Erfahrungen aus ihrer Lebensgeschichte zurückblicken. Die meisten haben das Singen quasi nebenbei von der Wiege an durch Nachahmung erlernt, so dass hier auf ein wirklich vorhandenes Potential zurückgegriffen werden kann, das nicht erst mühsam neu erworben werden muss. Das Singen verknüpft außerdem mit Situationen und Personen, in denen bzw. mit denen gesungen wurde, und leistet auf diese Weise auch Beiträge zur Biographiearbeit.

Im Rahmen unserer Tagung „Musik bis ins hohe Alter" wurden drei Kurzreferate gehalten, in denen thematisiert wurde, was eine musikalische Beschäftigung für die Alltagsbewältigung im (zunehmenden) Alter bedeuten kann. Die mündlich und weitgehend spontan gehaltenen Referate wurden für diese Veröffentlichung noch einmal überarbeitet, erweitert und in schriftliche Form gebracht.

Die Texte sprechen für sich und zeichnen das Bild typischer musikalischer „Karrieren", in denen sich viele, die der gleichen Generation angehören, wiederfinden können. Jüngere Menschen, die sich beruflich oder ehrenamtlich mit älteren Menschen und deren Problemen beschäftigen, finden hier reichlich Material, um die Zusammenhänge von Lebensbewältigung und Musik besser zu verstehen.

Die Beiträge zeigen, welche Rolle Musik im Alter auf der Basis früherer, in der Regel schon in der Kindheit erworbener Kompetenzen spielen kann, von der Hinwendung zur Musik als Möglichkeit der Trauerbewältigung bis zum Einsatz der Musik als „intergeneratives Medium", als eine Beschäftigung, die Verbindung zwischen Generationen schaffen und sich wesentlich auf die Beziehungsgestaltung auswirken kann. Das kann aber auch gleichermaßen für Partnerschaften gelten: Musik wird zum gemeinsamen Thema und schafft damit eine der wichtigen Grundlagen für eine intensive Beziehung.

## Susanne Noltenius:

Ich bin Jahrgang 1929 und bereits sehr lange verwitwet. Auch habe ich zwei Töchter durch schwere Krankheiten verloren. Meine älteste Tochter hat lange bei mir gewohnt, bis sie schließlich verstorben ist. Jetzt lebe ich allein.

Welche Rolle spielte Musik in meinem Leben?

Zunächst glaube ich sagen zu können, dass Musik für mich meist nur eine Rolle spielte, wenn ich selber mitmachen konnte, und sei es nur auf unterstem Niveau. Als Kind war es vor allem Spaß und Freude. Ich denke dabei an meinen Großvater, der am Klavier saß und *'Ein Jäger aus Kurpfalz'* mit uns Kindern sang. Uns erschien das als völlig selbstverständlich, dass er das konnte und dass wir sangen. Wenn meine Mutter abends an unseren Betten saß und Wiegenlieder sang, manchmal auch traurige, empfand ich vor allem Geborgenheit.

Als Vorschulkind wünschte ich mir heiß und innig eine Geige, die ich auch bekam. Leider war ich in der Schule schlecht, so dass der Unterricht verschoben wurde. Heute glaube ich, dass der Wunsch nach dem Geigenspiel eher den Grund hatte, mir die Möglichkeit zu geben, mich aus der Reihe der Geschwister herauszuheben, dass ich etwas allein für mich hatte.

Als junges Mädchen im Krieg haben meine Schwester und ich beim Helfen im Haushalt viel mit meiner Mutter zweistimmig gesungen. Noch im Krieg bekam ich dann Geigenunterricht, der auch fortgesetzt wurde, als ich in das Internat einer Klosterschule einzog. Damals begann schon, was auch heute noch für mich wichtig ist: Ich konnte mich mit dem Instrument zurückziehen, in einen Raum ganz für mich allein, ich konnte alles andere abschalten.

Leider konnte ich später den Geigenunterricht nicht weiterführen: Als Schreinerlehrling war ich dazu einfach ständig zu müde, und die Hände wurden zu grob. Heute bedaure ich das natürlich sehr.

In den kommenden Jahren standen dann die Berufsausbildung und der Beruf als Innenarchitektin ganz im Vordergrund. Ich erinnere mich, die „Unvollendete" von Schubert auf dem Heidelberger Schloss schwärmerisch genossen zu haben, und muss vor allem an einige schöne Opernaufführungen in Düsseldorf denken, wo mein Vater die Deutsche Oper am Rhein umzubauen hatte.

Mein Mann liebte Lieder von Schubert. Wir hörten historische Aufnahmen, aber das war eher selten.

Erst als meine Kinder im lernfähigen Alter waren, habe ich mit ihnen wieder angefangen zu singen und zu musizieren. Ich nahm mit einer meiner Töchter zusammen Flötenunterricht, sie hat mich aber bald überrundet und ich musste allein weiter Unterricht nehmen. Später gründete meine Blockflötenlehrerin einen Spielkreis für Erwachsene, jetzt ein Kreis von 8–10 älteren Damen, dem ich immer noch angehöre.

1972 sind dann mein Mann und ich in den Kirchenchor eingetreten. Wir konnten das Haus scheidender Chormitglieder erwerben und wollten im Chor deren Lücke ausfüllen.

Nach dem Tod meines Mannes im Jahre 1976 hat mir der Chor natürlich viel bedeutet, nicht nur der netten Menschen wegen. Die Kirchenmusik ist mir vertrauter und wichtiger geworden. Musikalisch lerne ich viel dabei. Früher habe ich nur Volkslieder gesungen, und das natürlich nach dem Gehör. Jetzt kann ich zwar immer noch nicht nach Noten singen, aber mich doch soweit an den Noten orientieren, dass sie die Melodie vergessener Stücke wieder wachrufen und mich innerlich hören lassen. Sie dann auch alleine zu singen, ist leider noch ein weiterer Schritt, aber ich bin schon erstaunt (und ein wenig stolz), dass ich überhaupt soweit gekommen bin. Es ist für mich auch interessant, modernere Chormusik kennen zu lernen und mich darauf einzulassen und in die Musik einzuhören. Auch Spirituals waren mir fast völlig unbekannt. Wenn man nicht mehr in dem Alter ist, in dem man bei der Arbeit vor sich hinträllert, ist es gut, die Stimme zu üben und geschmeidig zu halten. Ein gutes Training beim Chorsingen ist auch das Hinhören auf die anderen, die ganze Konzentration, die dazu notwendig ist. Dieses Konzentrieren hilft mir auch beim Ausblenden von trüben Gedanken, (zumal ich in letzter Zeit zunehmend unter depressiven Phasen zu leiden beginne). Neben all diesen Dingen wirkt das Chorsingen auf mich sehr befreiend. Außerdem empfinde ich schon Entspannung beim Einsingen, ich glaube auch, dass das tiefe Atmen gut tut.

Inzwischen macht mir auch das Erlernen schwierigerer Stücke Spaß, ich freue mich, wenn wir sie endlich können, empfinde auch manchmal Beschämung, wenn es immer noch nicht richtig klappt. Natürlich erreiche ich die ganz hohen Töne nicht mehr. Daher bin ich dankbar, dass ich trotzdem auch im Alter im Chor weiter mitsingen darf. Es stärkt mich in dem Bewusstsein, dass man auch im Alter noch etwas dazu lernen kann. Oft muss ich mich abends zum Chor etwas aufraffen, aber immer komme ich vergnügt und entspannt nach Hause. Die religiösen Texte, verbunden mit der Musik, geben mir oft mehr als manche Predigt. Auch die naive Frömmigkeit der Spirituals spricht mich sehr an.

Dazu bietet der Chor eine gute Verbindung zur Gemeinde. In Zeiten, in denen gute Bekannte aus Zeitmangel, oder weil sie nicht stören wollen, Blumengrüße vor die Tür stellen, ohne auf ein Wort hereinzuschauen, ist es gut zu wissen, dass man sich im Chor regelmäßig sieht und spricht.

Noch ein Wort zum Blockflötenspiel: Es trainiert auch die Beweglichkeit meiner Finger. Außerdem kann ich mich dabei nicht so gut wie im Chor verstecken, wenn ich alleine oder zu zweit spiele. Das fordert mich dann ständig heraus, zumal der Wechsel zwischen den C- und F-Flöten hinzukommt.

1980 hatte meine Tochter einen schweren Unfall. Ich habe für einige Jahre mit dem Flötenspiel ausgesetzt, es war mir unmöglich, weiterhin zu spielen, nachdem sie es nicht mehr konnte. Aber auf ihr Zureden hin habe ich später wieder Unterricht genommen und übe auch heute noch, wenn es geht täglich.

Was würde man gerne für Musik hören, wenn man mal im Altersheim landen sollte? Vielleicht würde ich gerne Musik hören, die bestimmte Bilder in mir wachrufen könnte. Ich glaube, es sollte heitere Musik sein mit leicht zu verfolgenden Melodien. Meine 98 Jahre alte Mutter sagte, sie habe ihr Leben vergessen. Aber an die Liedtexte aus ihrer Jugend konnte sie sich noch bestens erinnern.


## Lieselotte Elfering:

Wenn ich heute Rückschau halte und meine Beziehung zur Musik betrachte, komme ich zu folgendem Schluss: In der Kindheit, in der ich behütet aufwuchs, war Musik etwas Beschützendes, Geborgenheit Auslösendes. Später, in der aktiven Lebensphase, in der sich auch die Lebensumstände änderten, war Musik etwas Begleitendes, Fröhliches, und heute ist sie etwas Besinnliches, Nachdenkliches und Tröstendes.

Ich lege meine Empfindungen in die gehörte Musik hinein, und diese Stimmungen und Gefühle sind es, die für mich den Wert von Musik ausmachen. Sie hat mich getröstet und manchmal traurig gemacht. Einerseits ist sie Erinnerung an schöne Stunden, auf der anderen Seite macht sie aber auch klar, dass es Vergangenheit ist. Es macht auch einen Unterschied, ob ich aus

einer bestimmten Stimmung heraus – sei es Freude oder Trauer oder Niedergeschlagenheit – mir selbst eine Musik suche, die ich hören möchte, oder ob
es etwas zufällig Gehörtes ist. Im ersten Fall erlebe ich die Musik besonders
aktiv mit. Dann kann sie mir zum hilfreichen Begleiter werden, wenn ich
selbst die Bereitschaft mitbringe, mich zu öffnen und meine Gefühle zu
leben.

Bei uns zu Hause wurde Musik aktiv „gelebt": Im Elternhaus haben wir
viel musiziert, meine Mutter spielte Mandoline und sang gerne dazu, und
mein Vater spielte Geige und Klavier. Sonntags wurde mit Freunden musiziert, und in der Erinnerung verbindet sich damit immer ein Gefühl der
Geborgenheit und der „heilen Welt". So war es selbstverständlich, dass ich
mit 7 Jahren Klavierunterricht bekam. Mit allem, was so dazugehört – Üben
und Nichtüben –, hatte ich wohl an die 10 Jahre Klavierstunden. Im Krieg
änderte sich plötzlich alles: Mein Vater war an der Front, meine Mutter starb.
Musik wurde für mich zur Zuflucht. Sie war der Schlüssel für die Erinnerung
an fröhliche und geborgene Tage.

Das aktive Musizieren ging dann allerdings berufsbedingt stark zurück.
Auch forderte die damals übliche Anpassung an die Vorstellungswelt der
Männer ihren Tribut – ein Verhalten, das für die heutige weibliche Generation sicherlich nur schwer nachvollziehbar ist. Das heißt allerdings nicht, dass
ich ohne jede Beziehung zur Musik durchs Leben gegangen bin. Aber erst
über die eigenen Kinder verlagerte sich das Ganze wieder vom Zuhören zum
Musizieren. Später übernahm die Musik auch die wichtige Aufgabe, mir
Trost in traurigen Tagen zu spenden und zu helfen, durch aktive Mitwirkung
im Chor wieder Anschluss an das gesellschaftliche Leben zu finden.

Jetzt, mit zunehmendem Alter, wird mir immer klarer, wie wichtig es ist,
seinen Alltag so zu strukturieren, dass man bewusst und erfüllt lebt. Dabei
hilft mir die Musik. Selbst bei profanen Dingen ist sie mir schon eine große
Stütze. So verlangt sie mir Disziplin ab, um regelmäßig im Chor zu erscheinen. Meine Aktivität und Anpassung an die Gemeinschaft sind gefordert.
Dafür wird mir die Freude vermittelt, durch Singen etwas gestalten zu dürfen.
Dann gibt es den großen emotionalen Bereich, der mich berührt: angeregt
durch bestimmte Melodien den Mut haben, traurig zu sein, den Mut haben,
sich fallen zu lassen, sich den Gefühlen zu stellen und weinen zu können.
Daneben steht natürlich auch die Seite der Musik, die mich fröhlich macht,
die mir das Glück beschert, Vergangenes wieder lebendig zu machen. Sie lädt
mich zum Träumen ein und hält Erinnerungen wach. So lässt mich die Musik

die Gegenwart aktiv erleben, und sie gestattet mir zudem, auch im Alter noch Zukunftspläne zu schmieden.

So haben alle Bereiche, so unterschiedlich sie auch sind, durch ihren Bezug zur Musik eine Beziehung zueinander.

Abschließend sei bemerkt, dass allein schon das Nachdenken für diesen Beitrag für mich zu einer Reise in die Vergangenheit wurde, da viele Dinge wieder lebendig geworden sind, an die ich lange nicht mehr gedacht hatte.

### Doris Brandt-Eschenbach:

Musik hat mich, fast unbemerkt von mir, durch mein Leben begleitet. Das erkenne ich heute in der Rückbesinnung der nun begonnenen Phase des Älterwerdens.

Meine Liebe zur Musik entwickelte sich während meiner Schulzeit. Als Mitglied des Schulorchesters erlebte ich ein anregendes, oft auch sehr intensives Musizieren in der Gemeinschaft und in der Vorbereitung für Schulveranstaltungen. Mit ähnlicher Freude sang ich in verschiedenen Chören, der gewaltige Klang in einer Kirche hat mich nachhaltig beeindruckt.

Damals wie heute verbinde ich Musik mit tiefen, inneren Beziehungen zu Menschen, die mir nahe stehen, die mich auf meinem Lebensweg begleitet haben. Die gemeinsame Liebe zur Musik hat uns zusammen geführt und lebenslangen Verbindungen Halt, Ausdruck und Wohlbefinden verliehen.

Dabei denke ich besonders an meinen vor drei Jahren verstorbenen Mann. Obwohl wir sehr unterschiedliche Schwerpunkte in unserer Musik hatten, war es gerade Musik, die unser Leben bereichert hat. Gemeinsam eroberten wir die Vorlieben des anderen. Geduldig fuhr mein Mann mit mir in die Indianerreservate Nordamerikas, da ich dort die Ursprungsmusik hören wollte. Ergriffen hörten wir beide die Ausgestaltung von Naturthemen auf der Indianerflöte, es rührte uns gleichermaßen an. Und ich folgte der Leidenschaft meines Mannes zur Opernmusik. Wir setzten uns kritisch mit Aufnahmen und Aufführungen auseinander, hatten lange Gespräche über „unsere Musik", beschäftigten uns mit der entsprechenden Literatur.

Musik hat mir nach dem Tod meines Mannes geholfen, über die erste Zeit des Trauerns hinweg zu kommen. Sie hat mich getröstet. Meine Erinnerung und die Erkenntnis, dass mein Mann für mich eingebunden bleibt in die gemeinsam erlebte Musik, hat mir gut getan, sie hilft mir noch heute, wenn ich Musik höre.

Fast ein kleines Wunder habe ich über die Musik in der Beziehung zu meiner jüngsten Tochter erlebt. Diese hatte lange überhaupt keinen Zugang zur Musik, bis sie sich durch ein Konzerterlebnis als junge Erwachsene dazu entschloss, Klarinette zu spielen. Meine Tochter war ein besonders schwieriges Kind, unser Verhältnis zueinander nicht immer ungetrübt. In unserer gemeinsam entdeckten Vorliebe für die jüdische Musik hat sie mich motiviert, ein Instrument zu erlernen, um eines Tages Klezmermusik mit ihr zusammen zu spielen. Ich habe zum Saxophon gegriffen. Nun treffen wir uns, üben gemeinsam, haben nicht selten die gleichen Schwierigkeiten, auch das verbindet. Und wir haben über die Musik einen besonderen Zugang zueinander gefunden.

Das bedeutet für mich, noch einmal ganz von vorne in der Musik anzufangen. Ich liebe den Klang meines Instrumentes. Wenn ich übe, vergesse ich ab und zu die Zeit, ich bin vertieft in Schwierigkeiten, die ein Anfänger zu überwinden hat. Ich freue mich, wenn etwas schon gelingt, sehe aber auch die Grenzen meiner Möglichkeiten. Während des Übens wird mein Kopf frei von belastenden Gedanken, meine Alltagssorgen werden unwichtig. Dem Ton einen runden, ausdrucksvollen Klang zu geben, das beschäftigt mich intensiv. Gleichzeitig bin ich neugierig auf weitere Spielliteratur. So ist das Saxophon zu einem erfreulichen Teil meines Lebens geworden.

Heute weiß ich, dass ein Leben ohne Musik für mich nicht vorstellbar ist.

**Literatur**

Adamek, Karl (1996): Singen als Lebenshilfe. Zu Empirie und Theorie von Alltagsbewältigung. Münster

Erlemeier, Norbert (1998): Alternspsychologie. Grundlagen für Sozial- und Pflegeberufe. Münster

Wentura, Dirk / Greve, Werner (2000): Krise und Bewältigung. In: Hans-Werner Wahl/Clemens Tesch-Römer (Hrsg.): Angewandte Gerontologie in Schlüsselbegriffen. Stuttgart, 49–53

Neuere Veröffentlichungen des Autors zum Thema s. S. 92

# Zu den Autorinnen und Autoren:

DORIS BRANDT-ESCHENBACH, Jg. 1940: kann sich nach der Erziehung ihrer sechs Kinder nun intensiver der Musik und dem Studium im Alter an der Universität Münster widmen. Sie arbeitet als Amateur-reitlchrerin und ehrenamtlich als Vorsitzende des Vereins Deutsche Staatsbürgerinnen in NRW (ältester deutscher Frauenverband).

DR. SC. MUS. BARBARA DEHM-GAUWERKY, Jg. 1944: Dipl.-Musik-therapeutin; klinische Tätigkeit mit Menschen mit strukturellen Störungen und Migranten; Lehrmusiktherapeutin und Supervisorin am Institut für Musiktherapie der Hochschule für Musik und Darstellende Kunst Hamburg; Mitbegründerin des Norddeutschen Arbeitskreises für Psychodynamische Psychiatrie, NAPP; Mitglied des Arbeitskreises für psychoanalytische Kulturtheorie am Institut für Musiktherapie der Musikhochschule Hamburg.

LIESELOTTE ELFERING, Jg. 1930: absolvierte eine Banklehre und ein Volkswirtschaftsstudium. Nach intensiver Familienphase kann sie sich heute ihren Hobbies, u.a. der Musik, widmen.

MICHAEL HERRLICH, Jg. 1959: Musiktherapeut, ausgebildet in Integrati-ver Musiktherapie an der Europäischen Akademie für psychosoziale Gesundheit und Kreativitätsförderung Düsseldorf/ Hückeswagen. Aufbau des und Mitarbeit im Musiktherapeutischen Dienst des Stif-tungsbereiches Behindertenhilfe der von Bodelschwinghschen Anstalten Bethel in Bielefeld.

NATALIE HIPPEL-LAABS, Jg. 1969: Dipl.-Musiktherapeutin, Musikpäd-agogin (Lehramt SI), Lehrbeauftragte an der Evangelischen Fach-hochschule Bochum, z. Zt. Ausbildung zur approbierten Kinder- und Jugendlichenpsychotherapeutin. Ausbildung in Psychotraumatologie und Traumatherapie. Tätig als Musiktherapeutin in der Kinder- und Jugendpsychiatrie Hamm. Diverse Veröffentlichungen zur Musik-wissenschaft und Musiktherapie.

FRIEDEMANN LAABS, Jg. 1958 in Derby, England: Dipl.-Musiktherapeut, Dipl.-Betriebswirt (VWA), Lehrer für Sonderpädagogik. Studium der Schulmusik, ev. Theologie, Musiktherapie, Sonderpädagogik und Betriebswirtschaftslehre in Bochum, Dortmund und Münster. Seit 1989 im Schuldienst als Sonderpädagoge und Musiktherapeut tätig, Lehraufträge und Fortbildungen im Bereich Altenarbeit, Jugendarbeit und Improvisation, Kompositionen für Theaterprojekte. Diverse Veröffentlichungen zur Musiktherapie.

MARKUS MÜNSTERTEICHER, Jg. 1966: Dipl.-Musiktherapeut, appr. Kinder- und Jugendlichen-Psychotherapeut.

SUSANNE NOLTENIUS, Jg. 1929: absolvierte eine Schreinerlehre und ein Studium der Innenarchitektur an der Kunsthochschule Bremen. Sie spielt Blockflöte und singt seit 1972 im Chor der Friedenskirchengemeinde Münster.

DR. PAED. MANUELA-CARMEN PRAUSE, Jg. 1968: Musikpädagogin (Lehramt); promovierte Heilpädagogin (Heilpädagogische Musikerziehung/Musiktherapie; Hörgeschädigtenpädagogik; Heilpädagogische Psychologie); Dipl.-Musiktherapeutin; arbeitet u.a. als Wissenschaftliche Mitarbeiterin am Seminar für Heilpädagogische Musikerziehung/Musiktherapie an der Universität zu Köln.

MICHAEL SCHMUTTE, Jg. 1960: Kirchenmusikstudium in Graz, Bremen (A-Diplom) und Wien; Diplom-Musiktherapie (Münster 2003), als Dirigent und Kirchenmusiker tätig; Schwerpunkt Chorleitung. Leiter von canticum novum/Wettbewerbspreise

PRIV.-DOZ. DR. PHIL. ROSEMARIE TÜPKER, Jg. 1952: Dipl. Musiktherapeutin – Psychotherapie; Studium der Musik, Musiktherapie, Musikwissenschaft, Psychologie und Philosophie; Praxisbereich: Psychosomatik, Psychotherapie; Mitbegründerin des Instituts für Musiktherapie und Morphologie und der Gesellschaft für Psychologische Morphologie; seit 1990 Leiterin des Studiengangs Musiktherapie an der Universität Münster sowie der dortigen Kontaktstelle Musik bis ins hohe Alter und Mitarbeiterin der Weiterbildung Musikgeragogik an der Fachhochschule Münster.

BARBARA WALSLEBEN, Jg. 1962: Studium der Musikwissenschaft, Germanistik, Pädagogik; einige berufliche Tätigkeiten: Dozentin für musisch-kulturelle Fächer an einem Fachseminar für Altenpflege, Instrumentalmusiklehrerin für Kinder, Jugendliche, Erwachsene, Dozentin für musikgeschichtliche Kurse für Jugendliche und Erwachsene (als Möglichkeit einer rezeptiven Musikbeschäftigung) an einer Musikschule.

PROF. DR. PHIL. HANS HERMANN WICKEL, Jg. 1954: arbeitete nach Musik- (Orgel, Klavier, Musiktheorie) und Universitätsstudium (Musikwissenschaft, Erziehungswissenschaft, Romanistik) und der Promotion als Lehrbeauftragter an verschiedenen Hochschulen und als Lehrer und Erzieher an der Hermann Lietz-Schule Spiekeroog. Nach einigen Jahren als Dozent für Musiktheorie und Gehörbildung an der Hochschule für Musik Detmold, Abt. Münster, lehrt er heute als Professor für Medien- und Musikpädagogik am Fachbereich Sozialwesen der Fachhochschule Münster und leitet dort die Weiterbildung Musikgeragogik.

Rückmeldungen und Anfragen an alle AutorInnen über:

Musiktherapie@uni-muenster.de

# Neuere Literatur zum Thema

(seit 2002, in der Reihenfolge ihres Erscheinens)

Muthesius, Dorothea (2002): Musikerfahrungen im Lebenslauf alter Menschen: Eine Metaphorik sozialer Selbstverortung. Lit, Münster

Aldridge, David (Hg.) (2003): Music Therapy World. Musiktherapie in der Behandlung von Demenz. Books on Demand, Norderstedt

Keller, Barbara (2003): „Musik auf Rädern". Ambulante Musiktherapie in der häuslichen Alten- und Krankenpflege. Diplomarbeit Musiktherapie Uni Münster*

Mutter, Stephanie (2003): Die Rolle der Musiktherapie im Behandlungskonzept der geriatrischen Rehabilitation. Diplomarbeit Musiktherapie Uni Münster*

Pfefferle, Ursula (2003): „Behutsam will ich dir begegnen ..." Musiktherapie im Hospiz. Diplomarbeit Musiktherapie Uni Münster*

Grünberg, Ramona (2005): „Hast du mich wach gesungen?"- Exemplarische Darstellung einer Gruppenmusiktherapie im Altenheim unter Berücksichtigung ihrer Anwendungsmöglichkeiten und Grenzen. Diplomarbeit Musiktherapie Uni Münster*

Hartogh, Theo (2005): Musikgeragogik – ein bildungstheoretischer Entwurf. Musikalische Altenbildung im Schnittfeld von Musikpädagogik und Geragogik. Wißner, Augsburg

Kiewitt, Karsten (2005): Musikbiografie und Alzheimer-Demenz. Zur Wirkung der Rezeption biografisch relevanter Musik auf das emotionale Erleben von Alzheimer-Betroffenen. Dr. Kovač, Hamburg

Muthesius, Dorothea et al. (2005). Balsam für die Seele: Hausmusik. Abschlussbericht des Modellprojekts: Verbesserung der häuslichen Pflegesituation gerontopsychiatrischer Patienten unter Einsatz von Musiktherapie. Kuratorium Deutsche Altershilfe, Köln

Schütt, Marion (2005): Auf der Suche nach den verlorenen Klängen. Vergleichende psychologische Untersuchung der Improvisationen von demenziell Erkrankten. Diplomarbeit Musiktherapie Uni Münster*

Birkebæk, Merete; Linden, Ulrike (2006): Therapeutisches Singen und Musizieren mit Senioren. Eres, Lilienthal

Dehm-Gauwerky, Barbara (2006): Inszenierungen des Sterbens – innere und äußere Wirklichkeiten im Übergang. Eine psychoanalytische Studie über den Prozess des Sterbens anhand der musiktherapeutischen Praxis mit altersdementen Menschen. Tectum, Marburg

Gembris, Heiner (2008): Musik im Alter. Soziokulturelle Rahmenbedingungen und individuelle Möglichkeiten. Lang, Frankfurt am Main

Hartogh, Theo; Wickel, Hans Hermann (2008): Musizieren im Alter. Arbeitsfelder und Methoden. Schott Music, Mainz

Verband deutscher Musikschulen (Hg.) (2008): Musik – Ein Leben lang! Grundlagen und Praxisbeispiele. VdM, Bonn

Ivanov, Ivan Milushev (2009): Alt sein in der Fremde – Musiktherapie mit einer an Demenz erkrankten Iranerin. Dr. Ludwig Reichert, Wiesbaden. In Vorbereitung

Muthesius, Dorothea; Sonntag, Jan; Warme, Britta; Brixel, Martina (2009): Musiktherapie für Menschen mit Demenz.. Mabuse, Frankfurt. In Vorbereitung

*Bestellbar über www.uni-muenster.de/Musiktherapie

Webadressen zur Musiktherapie mit alten Menschen und Musikgeragogik
www.musikgeragogik.de
www.uni-muenster.de/Musiktherapie → Musik im Alter
www.musikaufraedern.de
www.grammophon-mm.de
www.almuth.net (Netzwerk Musiktherapie mit alten Menschen)

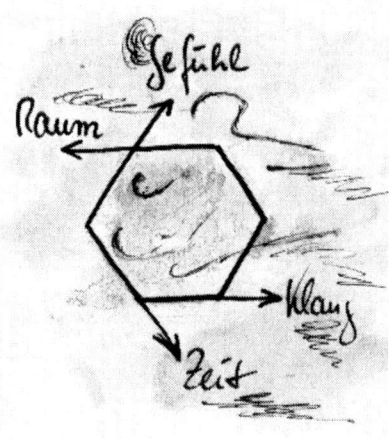

Gefühl

Raum

Klang

Zeit

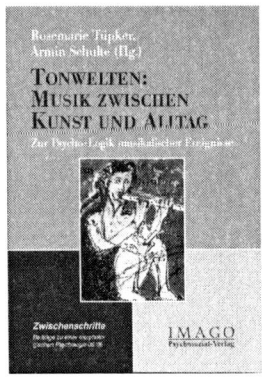

**Rosemarie Tüpker | Armin Schulte (Hg.)**
**Tonwelten: Musik zwischen Kunst und Alltag**
**Zur Psycho-Logik musikalischer Ereignisse**
286 Seiten | Broschur
€ (D) 29,90 | SFr 52,20
ISBN 3-89806-466-2
Psychosozial-Verlag Gießen 2006

Die Beiträge dieses Buches zeigen von unterschiedlichen Seiten her, daß es nicht das ganz Andere ist, was zur Musik wird, sondern daß Musik unsere alltäglichen seelischen Behandlungsmethoden aufgreift, unseren Umgang mit der Welt, unsere Welterfahrung hörbar macht. Das setzt nicht voraus, daß wir uns dessen bewußt sein müssen, weder als Musiker noch als Musiktherapeuten, als Patienten oder als Musikliebhaber. Aber als all diese wissen wir, daß Musik sich nicht jenseits der Grundprobleme menschlicher Leiden und Freuden bewegt, sondern diese spiegelt, zuspitzt und verdichtet – und sie uns so erneut vorsetzt. Die Kunst der Musik besteht darin, daß sie es hinbekommt, daß wir uns das – und damit uns selbst – dennoch gerne anhören: »Wenn die Musik schlägt, fühlt man keinen Schmerz.«